临床疾病护理实践技术

主编 潘霞 等

U0340934

吉林科学技术出版社

图书在版编目（CIP）数据

临床疾病护理实践技术 / 潘霞等主编. -- 长春 ：
吉林科学技术出版社，2023.3
ISBN 978-7-5744-0144-0

Ⅰ．①临… Ⅱ．①潘… Ⅲ．①护理学 Ⅳ．①R47

中国国家版本馆 CIP 数据核字(2023)第 054236 号

临床疾病护理实践技术

作　　者	潘　霞　等	
出 版 人	宛　霞	
责任编辑	练闽琼	
幅面尺寸	185 mm×260mm	
开　　本	16	
字　　数	499 千字	
印　　张	21.75	
版　　次	2023 年 3 月第 1 版	
印　　次	2023 年 3 月第 1 次印刷	

出　　版　吉林科学技术出版社
发　　行　吉林科学技术出版社
地　　址　长春市净月区福祉大路 5788 号
邮　　编　130118
发行部电话/传真　0431-81629529　81629530　81629531
　　　　　　　　　81629532　81629533　81629534

储运部电话　0431-86059116

编辑部电话　0431-81629518

印　　刷　北京四海锦诚印刷技术有限公司

书　　号　ISBN 978-7-5744-0144-0
定　　价　168.00 元

编 委 会

主 编

潘　霞（湖北省荆州市第一人民医院）

郭妍妍（山东省冠县新华医院）

齐美红（山东大学护理学）

米慧娟（高唐县人民医院）

刘　艳（滕州市中医医院）

方迎春（潍坊市人民医院）

副主编

王莉青（上海交通大学医学院附属第九人民医院）

刘明秀（湖北医药学院）

前 言

随着医学的发展，临床医学分工越来越细，但是各个学科的常见疾病是每位临床医师，尤其是基层医务工作者和刚刚走出大学校门的年轻医生们所必须掌握的。只有充分掌握了各门学科常见疾病的知识，才能做出正确的诊断，对各种复合伤不会遗漏。护理工作在我国医疗卫生事业的发展中发挥着重要的作用，广大护理工作者在协助临床诊疗，救治生命，促进康复，减轻疼痛及增进医患和谐方面肩负着重大责任。随着现代医学科学技术的快速发展，新的诊疗技术的不断更新，护士在临床中的护理技术也在不断地提高。人性化、专业化、规范化护理医疗服务是当今护理学发展的必然趋势，疾病种类的不断增多、复杂、进化，致使临床护理中面临的问题也不断增加和多样化，临床护士在护理操作过程中正不断经历着考验。为了将最新的护理技术运用到临床中，快速减轻患者的痛苦，提高护士技能，我们特撰写了此书。本书旨在为临床护理人员提供最新的专业理论和专业指导，帮助护理人员掌握基本理论知识和临床护理技能，提高护理质量。

本书介绍了临床护理的常规操作技能和急救技能，然后重点论述了心内科疾病的护理、胃肠外科护理、精神疾病的护理等各专科疾病的临床护理评估、护理诊断和护理实践。本书向广大读者全面介绍了护理方面的新知识、新理论、新观点、新技术。本书内容全面、层次清晰、视角新颖、深入浅出、可读性强，具有很好的临床实用价值，可供临床医师参考使用，对医学院校的师生也有一定的参考价值。

由于参加撰写的人员较多，文笔不尽一致，繁简程度也不尽相同，加之编者的时间有限，虽经反复多次校稿，克服了重重困难，但难免存在一些不足之处，希望广大读者提出宝贵意见和建议，以便不断完善和改进。

目 录

第一章

临床护理技能及急救技能

第一节　基础护理技术操作

一、手卫生

(一) 目的

1. 一般洗手

洗去污垢、皮屑及暂存细菌，降低院内感染率。

2. 外科手消毒

(1) 清除指甲、手、前臂的污物和暂居菌。

(2) 将常居菌减少到最低限度。

(3) 抑制微生物的快速再生。

(二) 用物

洗手液、流动水、一次性纸巾。外科手消毒时备刷手液、无菌手刷、无菌巾。

(三) 评估

1. 了解手部污染程度。

2. 了解操作范围、目的。

3. 了解手部皮肤及指甲情况。

(四) 操作要点

1. 一般洗手

(1) 取下手表，必要时将衣袖卷过肘。

（2）打开水龙头，淋湿双手，取适量洗手液于掌心，用力搓摩交搓双手掌心；右手掌心覆盖左手背十指交叉，反之亦然；双手掌心相对十指交叉；指背叠于另一手掌心十指相扣；右手握左手大拇指旋转搓摩，反之亦然；右手五指并拢贴于左手掌心正反向旋转搓摩，反之亦然。必要时搓摩腕部，然后在水流下彻底冲洗干净双手。用防止手部再污染的方法关闭水龙头，用一次性纸巾擦手。

（3）注意指尖、指缝、指关节等处，时间不少于15秒；冲洗时肘部应高于手掌位置，让水从指尖处流下。

2. 外科洗手

（1）修剪指甲，清除指甲下的污垢。

（2）按一般洗手法要求洗手，包括前臂、上臂下 1/3，使用流动水冲洗干净，用无菌巾擦干。

（3）如采用揉搓法可取适量手消液，按六步洗手法揉搓双手、前臂、上臂下 1/3，至消毒剂干燥。

（4）如须刷手，刷洗顺序为指尖、手指、指缝、手掌、手背、手腕、前臂、上臂下 1/3，刷洗 3 遍，时间不少于 5 分钟。

（5）冲洗时，让水由指尖流向手臂，用无菌巾擦干双手及上臂。

（6）手消毒后，将双手悬空举在胸前。

（五）注意事项

1. 洗手前应摘掉戒指等首饰，指甲长者应做修剪，并去除指甲下的污垢。
2. 洗手时注意清洗指尖、指缝和关节等部位。
3. 保持手指朝上，将双手悬空举在胸前，使水由指尖流向肘部，避免倒流。
4. 使用后的海绵、刷子等，应一用一消毒。

二、保护性约束方法

（一）目的

主要是限制患者躯体及四肢活动，预防患者自伤、拔管或伤及他人，以保证患者在医院期间的治疗和护理安全。在约束前必须征得患者或亲属的知情同意，签署相关文件方可约束患者。

（二）用物

棉垫、约束带、床挡。

（三）评估

1. 病情、年龄、意识状态、沟通能力、对治疗护理的反应。
2. 肢体活动度。
3. 患者及家属对使用保护用具的理解和合作程度。
4. 约束部位皮肤色泽、温度及完整性等。
5. 需要使用保护具的种类和时间。

（四）操作要点

1. 携物品至病床旁，核对并解释。
2. 取得家属及患者的配合，调整患者适宜体位。
3. 肢体约束暴露患者的腕部或踝部，用棉垫包裹手腕或踝部，宽绷带打成双套结，将双套结套于手腕或踝部棉垫外稍拉紧（使之不脱出，以不影响血液循环为宜），将带子系于床沿上，如用制作好的约束带固定时，应松紧适宜，固定牢固。
4. 肩部约束：暴露患者的双肩，将患者双侧腋下垫棉垫，将保护带（大单）置于患者双肩下，双侧分别穿过患者的腋下，在背部交叉后分别固定在床头，为患者盖好被子。
5. 全身约束：将大单折成自患者肩部至踝部的长度，将患者放于中间，用靠近护士一侧的大单紧紧包裹同侧患者的手足至对侧，自患者腋窝下掖于身下，再将大单的另一侧包裹手臂及身体后，紧掖于靠护士一侧身下，如患者过分活动可用绷带系紧。
6. 患者体位舒适，肢体处于功能位并保护患者安全，整理床单位。

（五）注意事项

1. 使用约束带时，约束带下应垫衬垫，固定须松紧适宜，其松紧度以能伸入1～2手指为宜，保持功能位。
2. 注意每15～30分钟观察1次受约束部位的血液循环，包括皮肤的颜色、温度、活动及感觉等。
3. 每两小时定时松解1次，并改变患者的姿势及给予受约束的肢体运动，必要时进行局部按摩，促进血液循环。

三、铺床法

（一）目的

更换污染的床单、被褥，以保持床铺清洁、干燥，患者舒适。

（二）用物

清洁大单（床套）、中单、被套、枕套，床刷套上湿布套或扫床湿毛巾。

（三）评估

1. 评估患者病情、意识状态、合作程度、自理程度、皮肤情况及管路情况。
2. 评估床单安全、方便、整洁程度。

（四）操作要点

1. 备用床和暂空床

（1）移开床旁桌椅于适宜位置，将铺床用物放于床旁椅上。

（2）从床头至床尾铺平床褥后，铺上床单或床罩。

（3）将棉胎或毛毯套入被套内。

（4）两侧内折后与床内沿平齐，尾端内折后与床垫尾端平齐。

（5）暂空床的盖被上端内折1/4，再扇形三折于床尾并使之平齐。

（6）套枕套，将枕头平放于床头正中。

（7）移回床旁桌、椅。

2. 麻醉床

（1）同"备用床和暂空床"步骤的"（1）（2）"。

（2）根据患者手术麻醉情况和手术部位铺单。

（3）盖被放置应方便患者搬运。

（4）套枕套后，将枕头平放于床头正中。

（5）移回床旁桌、椅。

（6）处理用物。

3. 卧床患者更换被单

（1）与患者沟通，取得配合。

（2）移开床旁桌、椅。

（3）将枕头及患者移向对侧，使患者侧卧。

（4）松开近侧各层床单，将其上卷于中线处塞于患者身下，清扫整理近侧床褥；依次铺近侧各层床单。

（5）将患者及枕头移至近侧，患者侧卧。

（6）松开对侧各层床单，将其内卷取出，同法清扫和铺单。

（7）患者平卧，更换清洁被套及枕套。

（8）移回床旁桌、椅。

（9）根据病情协助患者取舒适体位。

（10）处理用物。

（五）注意事项

1. 密切观察约束部位皮肤颜色、温度，必要时进行按摩，促进血液循环，以保证患者的安全和舒适。

2. 保护性约束用具只能短期使用，并定时松解约束带及防止约束性伤害，协助患者翻身。

3. 记录使用保护性约束用具的原因、时间、约束部位皮肤状况、解除约束的时间并做好交接班。

4. 使用时肢体处于功能位置；约束带下垫衬垫，松紧适宜。

四、移动患者

（一）目的

运送由于病情或治疗要求身体不能自行移动的患者。

（二）用物

平车及被服。

（三）评估

1. 病情、意识状态。

2. 体重、躯体活动能力、皮肤情况。

3. 了解评估有无约束、各种管路情况、身体有无移动障碍。

4. 患者移动的目的、活动耐力及合作程度。

（四）操作要点

1. 携物至病床旁，核对并解释，取得患者的配合，妥善固定好患者身上的导管、输液管等。

2. 搬运患者：移开床旁桌、椅，松开盖被，协助患者穿好衣服，移至床边。

3. 挪动法：将平车紧靠床边，大轮端靠床头，轮闸制动。协助患者按上半身、臀部、下肢的顺序依次向平车挪动，让患者头部卧于大轮端。将平车推至床尾，使平车头端与床尾呈钝角，轮闸制动。

4. 一人法：协助患者屈膝，一臂自患者腋下伸至对侧肩部外侧，一臂伸入患者大腿下，嘱患者双臂交叉于搬运者颈后，移步转身轻放平车。

5. 两人法：两人站在床的同侧，一名护士一手托患者颈肩部，另一手托腰部；另一名护士一手托臀部，另一手托膝部，使患者身体向搬运者倾斜，同时移步，合力抬起患者轻放平车上。

6. 三人法：一名护士一手托头、颈、肩，另一手托胸背部；另一名护士一手托腰部，另一手托臀部；第三名护士一手托腘窝，另一手托小腿部，使患者身体向搬运者倾斜，合力抬起患者轻放平车上。

7. 四人法：将平车紧靠床边（大轮端靠床头），患者腰、臀下铺中单，一名护士托患者头、颈肩部；另一名护士托双腿；另两名护士分别站于床及平车两侧，紧握中单四角，合力抬起患者轻放平车上。

8. "过床易"使用法：适用于不能自行活动的患者，将平车与床平行并紧靠床边，平车与床的平面处于同一水平，固定平车和床。护士分别站于平车与床的两侧并抵住，站于床侧护士协助患者向床侧翻身，将"过床易"平放在患者身下 1/3 或 1/4 处，向斜上方 45°轻推患者；站于车侧护士，向斜上方 45°轻拉协助患者移向平车，待患者上平车后，协助患者向床侧翻身，将"过床易"从患者身下取出。

9. 妥善安置各种管路，为患者盖好盖被。

10. 观察输液畅通情况。

（五）注意事项

1. 搬运患者时动作轻稳，协调一致，确保患者安全舒适。

2. 尽量使患者靠近搬运者，以达到节力。

3. 将患者头部置于平车的大轮端，以减轻颠簸与不适。

4. 推车时车速适宜。护士站于患者头侧以观察病情，下坡时应使患者头部在高处一端。

5. 对骨折患者应在平车上垫木板，并固定好骨折部位再搬运。

6. 在搬运患者过程中保证输液和引流的通畅。

五、无菌技术

（一）目的

保持无菌物品和无菌区域不被污染，防止病原微生物侵入或传播给他人。

（二）用物

无菌钳及镊子罐、无菌治疗巾、无菌手套、无菌容器、无菌溶液、治疗盘、污物碗。

（三）评估

操作环境：操作台宽阔、清洁、干燥，治疗室光线明亮，在 30 分钟内无打扫。

（四）操作要点

1. 无菌持物钳

（1）核对无菌钳包有无破损及消毒日期。

（2）打开无菌钳包。

（3）取出镊子罐立于治疗台面上。

（4）标明打开日期及时间。

2. 取无菌治疗巾及铺无菌盘

（1）检查无菌包及包皮有无破损，核对灭菌日期。

（2）检查治疗盘是否清洁、干燥。

（3）无菌治疗巾包应放在清洁、干燥、平坦宽敞处。

（4）打开无菌治疗巾包，取出治疗巾并铺于无菌盘中，应在清洁、干燥、平坦宽敞处操作。

3. 取无菌溶液

（1）核对及检查所用溶液瓶签、名称、浓度、有效期、瓶子有无裂缝，检查溶液有无沉淀、混浊及变色。

（2）按要求打开溶液瓶，取无菌溶液无污染。

（3）倒无菌溶液置入无菌容器内，将治疗巾盖好，注明开瓶时间。

4. 戴无菌手套

（1）取下手表，洗手。

（2）核对手套包上的号码和灭菌日期。

（3）按要求戴手套，将手套的翻转处套在工作服衣袖外边。

（4）脱手套方法正确。

（五）注意事项

1. 治疗盘必须清洁干燥，无菌巾避免潮湿。

2. 铺巾时不可触及无菌面，覆盖无菌巾时对准边缘，一次盖好，避免污染。

3. 无菌盘有效期时间为 4 小时。

4. 无菌持物钳取时不可触及容器口边缘及溶液以上的容器内壁。使用时应保持钳端向下，不可倒转向上，用后立即放入容器中。如到远处夹取物品时，无菌持物钳应连同容器一并搬移，就地取出使用。无菌持物钳只能用于夹取无菌物品，不能用于换药和消毒皮肤。

5. 不可将无菌物品或非无菌物品伸入无菌溶液瓶内蘸取或直接接触瓶口倒液。

6. 倒出的无菌溶液不可倒回瓶内。

7. 未戴手套的手不可触及手套外面，戴手套的手则不可触及未戴手套的手及手套的里面。

8. 手套破裂或污染，立即更换。

六、住院患者清洁护理方法

（一）全身沐浴

1. 目的

（1）清除皮肤污垢，保持皮肤清洁，使患者舒适。

（2）增强皮肤血液循环及排泄功能，预防皮肤感染及压疮发生。

（3）观察和了解患者的一般情况，满足身心需要。

2. 用物

脸盆、肥皂、面巾、浴巾、大毛巾、清洁衣裤及拖鞋等。

3. 操作要点

（1）观察患者一般情况，决定能否入浴。

（2）调节浴室温度至 22～24℃，水温以 40℃左右为宜。

（3）携物送患者入浴室。交代注意事项，如调节水温方法、呼叫铃的应用、注意安全、贵重物品保管等。

（4）对体弱患者给予必要协助，避免患者过劳。

（5）浴室不可锁门，可在门外挂牌示意，以便护士随时观察，避免意外。

（6）注意患者入浴时间，若时间过久应予询问。

（7）沐浴后，观察患者一般情况，必要时做记录。

4. 注意事项

（1）空腹或饱餐后避免沐浴。7 个月以上孕妇禁盆浴，衰弱、创伤及心脏病须卧床休息的患者不宜自行沐浴。

（2）防止患者受冻、烫伤、跌滑、眩晕等意外情况发生，一旦发生异常及时处理。

（3）视患者情况指导患者选择盆浴或沐浴。

（二）床上擦浴

1. 目的

同全身沐浴。

2. 用物

护理车上备热水壶、污水桶、毛巾、清洁衣裤、50%酒精、便器及爽身粉，必要时备小剪刀、屏风，以及患者自己的面巾、肥皂（沐浴液）、梳子、脸盆。

3. 操作要点

（1）向患者解释，关闭门窗，用屏风遮挡患者。室温在24℃左右。

（2）按需给便器。

（3）根据病情放平床头及床尾，松床头，盖被。

（4）备水，水温一般50℃左右。试温，以患者耐受度及季节调温。

（5）将擦洗毛巾折叠成手套形，浴巾铺于擦洗部位下面，擦洗顺序为眼、鼻、耳、脸、上肢、双手、胸腹、背部、下肢、会阴部，手脚可直接浸泡在盆内清洗。

（6）擦洗方法

①先用擦上肥皂的湿毛巾擦洗。

②清洁湿毛巾擦净肥皂。

③拧干毛巾后再次擦洗。

④用大毛巾边按摩边擦干。

（7）骨隆凸处擦洗后用50%酒精按摩。

（8）必要时梳发、剪指甲、换清洁衣裤。

4. 注意事项

（1）注意保暖，每次至暴露正在擦洗的部位，并防止不必要的暴露及湿污床单。

（2）擦洗动作平稳有力，以刺激循环并减少瘙痒感。

（3）体贴患者，保护患者自尊；减少翻动次数，不要使患者过度疲劳。

（4）仔细擦净颈部、耳后、腋窝、腹股沟皮肤褶皱处。

（5）擦洗过程中，及时更换热水及清水。保持水温适宜。

（6）注意观察患者情况，出现不适，立即停止擦洗，及时给予处理。

（7）皮肤有异常应予记录，并采取相应措施。

（8）护士注意节力。擦浴时使患者移近护士，减少不必要的劳动，并避免不必要的走动。

（三）足浴

1. 目的

（1）促进末梢循环，保持局部皮肤清洁，预防压疮。

（2）使患者舒适，易于入睡。

（3）促进炎症吸收，治疗局部疾患。

2. 用物

足盆内盛热水（42℃左右），小毛巾、大毛巾各 1 条，橡皮单，50%酒精，必要时备肥皂。

3. 操作要点

（1）向患者解释以取得合作，患者仰卧屈膝。

（2）脚下垫橡皮单、大毛巾，放上足盆。水温适合，防烫伤。

（3）双足浸泡片刻后擦洗，酌情用肥皂。勿溅湿床单。

（4）用大毛巾擦干双足，必要时内外踝用 50%酒精按摩。

（四）床上洗头

1. 目的

清除污秽，增进头发血液循环。预防头部寄生虫及皮肤感染。

2. 用物

马蹄形垫或洗头器、橡皮单、毛巾、浴巾、别针、污水桶、纱布或眼罩、棉球、洗发液、梳子、热水、脸盆。有条件者可备电吹风、洗头车，更便于操作。

3. 操作要点

（1）调节室温，以 24℃左右为宜。

（2）向患者解释，移开床旁桌椅。

（3）帮助患者头靠近床边，屈膝仰卧。肩下置橡皮单，解开衣领，颈部围毛巾，并用别针固定。

（4）马蹄形垫用塑料布包裹后置于颈后，开口朝下，塑料布另一头形成槽下部接污水桶。

（5）棉球塞两耳，纱布或眼罩遮住双眼。

（6）试水温后湿润头发，使用洗发液从发际向头部揉搓，用梳子梳理除去脱发，放于污物袋。

（7）用热水冲洗头发，直到洗净为止。

（8）擦干头发及面部，撤去用物。

4. 注意事项

（1）注意保暖，时间不宜过长，洗发后及时擦干头发以防着凉。

（2）注意保护被褥、衣服清洁干燥，勿使水流入患者眼、耳内。

（3）注意水温，防止烫伤。

（4）注意观察病情变化。

（5）不宜给衰弱患者洗发。

第二节 常用急救护理技术

一、气道通路的建立

（一）人工气道概述

人工气道是指上呼吸道及气管受阻，其通畅受到威胁或者需要机械通气治疗时，在生理气道与大气或其他气源之间建立的有效连接。为了达到充分氧合的目的，保护和控制气道是急危重症患者急救处理中的关键。

（二）人工气道建立的适应证

各种原因导致气道通气受阻或可能受阻，或呼吸衰竭需要机械通气。①无论任何原因引起的呼吸停止。②心搏骤停。③上呼吸道梗阻。④伴舌后坠或气道保护性反射减退的严重意识障碍。⑤颅脑伤、颌面伤、颈部伤危害气道。⑥凡疑有颈椎损伤者均应在颈椎保护下建立人工气道。⑦喉损伤、气道灼伤。⑧大咯血，口、鼻腔大出血。⑨严重酒精中毒导致误吸或有误吸危险的。⑩拟行有创机械通气者或需要镇静、麻醉镇痛者。

（三）人工气道通路建立方式

1. 气管插管术

（1）物品准备

选择适合于患者型号的气管插管、喉镜、牙垫、导管芯、插管钳、胶布、注射器、简易呼吸器、喷雾器、表面麻醉剂、吸引器、吸氧设备及其他必备药物。

（2）患者准备

对意识清醒者，给予必要的解释、安慰，取得患者的信任和合作。对家属说明插管的必要性，以取得理解和支持。

（3）术前准备

①检查气囊是否漏气：将气囊充气后放在盛有灭菌蒸馏水的治疗碗内，无气泡逸出，证明气囊完好。

②用麻醉润滑油润滑气管插管前端至气囊上部3～4cm处，插入金属导管芯，调好解剖弧度，备用。

③安装好喉镜，检查电池、灯泡及喉镜各部位，确保其性能良好。

④患者去枕平卧，头后仰，肩下垫一小枕，使口、咽、气管3条轴线重叠成一条直线。

⑤用吸引器吸净口鼻腔、咽部分泌物。意识清醒的患者，插管前用1%丁卡因（地卡因）或2%利多卡因做喉部局部喷雾麻醉，以减少呛咳反应。

⑥吸入100%氧数分钟，对无自主呼吸的患者则用简易呼吸器及纯氧进行人工呼吸数分钟，最大限度地提高患者血氧饱和度。

（4）气管插管方法

①开放口腔：术者位于患者头侧，右手拇指推开患者的下唇和下颌，示指抵住上门齿，开放口腔。

②暴露会厌：左手拿喉镜，经患者右口角置入，同时将舌体推向左侧，缓缓向下推进，见到腭垂后，镜叶移向正中线，继续前进到会厌窝处，见会厌边缘，它是暴露声门的标志。

③暴露声门：看到会厌后，上提喉镜，显露声门。声门呈白色，透过声门可见呈暗黑色的气管。声门下方是食管，呈红色、关闭状。

④插入导管：暴露声门后，右手持已经润滑过的气管导管尾端，对准声门，紧贴镜片，在左声门开大时轻轻插入，当导管进入声门1cm左右，拔出导管芯，将导管继续旋转深入气管，成年人5cm，小儿2～3cm。

⑤确认插管位置：导管插入气管后，从导管旁放入牙垫，退出镜片。检查导管在气管内，而非食管内的方法是听诊双肺。若双肺呼吸音对称，提示位置适当；若不对称，说明插管过深，应拔出导管少许；若未闻及呼吸音者，提示误入食管，应退出重插。

⑥固定：妥善固定导管和牙垫，还原患者体位。

⑦气囊充气：使用气囊压力表向气管气囊内充气，充气至安全压力范围内，起到封闭气道的作用。

（5）护理要点

①气管插管要固定牢固并保持清洁，要随时观察固定情况和导管外露的长度。

②保持人工气道和呼吸道通畅，防止管道扭曲，及时根据患者的实际情况进行吸痰，注意口腔、鼻咽部的护理，气道保持适当的湿化，防止气管内分泌物稠厚结痂而影响通气。

③患者病情稳定时每2小时翻身、拍背1次，同时评估皮肤情况。

④注意观察气道压力，定时使用气囊压力表检查气管套管气囊压力是否在安全范围。

⑤做好患者的心理护理，以取得患者的理解和配合，双手适当给予约束，以提醒和防止患者意外拔管。

⑥重视患者主诉，选择适当的方式使者与医务人员沟通。

（6）气管插管的气管内吸痰术流程和关键环节

①吸痰前向患者（意识清晰）及其家属做好解释工作，取得患者及其家属的配合。

②用物准备：吸痰管、无菌手套、无菌生理盐水2瓶、负压装置和集痰器、简易呼吸皮囊。

③吸痰前洗手、戴无菌手套：吸痰时严格按照无菌要求操作，保护患者和护士不被污染。

④检查负压吸引器的性能是否良好：吸痰时成年人负压为 150～200mmHg，小儿负压<100mmHg。负压过大可损伤气道黏膜，引起气道出血；同时也会使远端肺泡闭合，严重者出现人为的肺不张。

⑤成年人吸痰小于 15 秒，小儿吸痰小于 10 秒。吸痰避免操之过急，以免吸痰过深刺激迷走神经而诱发心律失常、缺氧或心搏骤停，以及肺动脉高压危象。

⑥吸痰时观察患者的心律、心率、血压及口唇颜色、氧饱和度、痰液的色质量，如出现血压下降、氧饱和度<95%、心率增快、心律不齐，应立即停止吸痰。

⑦若呼吸道分泌物较黏稠，可向呼吸道内注入无菌生理盐水 3～5mL，以稀释痰液。此时需要鼓肺吸痰，由两名护士共同完成，一名护士吸痰，一名护士使用氧气皮囊供氧，以免患者缺氧。

⑧吸痰后应清洁口腔、鼻咽腔的分泌物，并进行肺部听诊，评价吸痰效果。

2. 气管切开术

（1）物品准备

麻醉药物和用物、气管切开包、无菌手套、皮肤消毒用品、气管导管、气囊压力表、吸痰用物（如生理盐水、吸痰管、负压吸引器等）、纱布等。

（2）患者准备

患者多为急危重症，气管切开术又是创伤性手术，患者心理负担很重，因此，术前、术后要注意安慰和鼓励患者，给予足够的心理支持，以配合手术。向家属说明手术的必要性，取得家属的理解和支持。

（3）术前准备

检查气管导管气囊是否漏气，将气囊充气后放在盛有灭菌蒸馏水的治疗碗内，无气泡逸出证明气囊完好。体位：取仰卧位、垫肩、头后仰，保持正中位，但不可过分后仰。

（4）气管切开方法

①麻醉：一般采用局部浸润性麻醉，患者躁动抽搐或不能配合以及儿童可用全身麻醉，昏迷者不必麻醉。

②消毒铺巾：颈部手术区常规消毒，铺无菌巾。

③切开气管：自环状软骨下缘至胸骨上凹一横指处做 3～5cm 正中切口，逐层切开、分离、止血，暴露气管。切开第 3～4 或第 4～5 气管软骨环，吸出气管内分泌物和血液。

④插入气管导管：将口径恰当、带导芯的气管导管置入，迅速拔出导芯，插入内套管。

⑤固定：将套管的带子缚于颈后固定，用剪开的纱布夹于导管两侧，覆盖切口。

⑥气囊充气：使用气囊压力表向气管气囊内充气，充气至安全压力范围内，起到封闭气道的作用。

（5）护理要点

①体位：患者取半卧位，头颈不可过仰或过屈，以免套管角度变动太大压迫及损伤气管内壁，同时防止气管套管移位、贴壁、脱出，造成患者气道出血，引起窒息。

②保持呼吸道通畅：根据患者的实际情况按需吸痰，及时清理气道分泌物。

③气道湿化：呼吸道的充分湿化对气管、支气管黏膜具有保护作用，也能提高患者舒适度。

④每天检查气管切开套管固定带的松紧，以能容一小指为宜：如果过松，套管易脱出；如果过紧，易压伤皮肤。

⑤气管切开处伤口的护理：定时更换伤口敷料垫，首先用无菌生理盐水清洁伤口，并用消毒液消毒切口周围的皮肤，如被分泌物污染时应及时更换。

⑥保持安全的气囊内压力：定期进行放气和充气，防止气管黏膜损伤，防止气管套管意外脱出。

⑦严密观察病情变化：如患者发生烦躁不安、大汗、憋气、气急，甚至发绀，首先检查气管套管的位置有无移位、脱出、痰痂堵塞、贴壁等情况，并立即报告医生。

⑧防止误吸：气管切开，意识清醒的患者可适当进食。进食时，注意防止误吸。

⑨护患沟通：气管切开患者交流困难，给予患者手写板、呼叫拍，方便护患沟通。

（6）气管切开常见并发症及护理

①皮下、纵隔气肿：常因气管与所选择的气管套管不匹配、切口缝合太紧引起。一般无须特殊治疗，可在一周左右自行吸收。气肿严重者有纵隔压迫症状并影响呼吸循环时应实施减压术，将气体放出。

②气胸：若手术分离偏向右侧，位置较低，易伤及胸膜顶引起气胸。若双侧胸膜顶均受损伤形成双侧气胸，患者可立即死亡。轻度气胸可密切观察；张力性气胸立即用较粗的针头行胸腔穿刺，抽出空气或行胸腔闭式引流。

③支气管肺部感染：肺部感染是最常见的并发症。严格执行无菌操作，预防吸入性肺炎和胃内容物反流，及时吸净气囊以上的滞留物，避免口咽部分泌物进入下呼吸道，防止冷凝水倒流，加强口腔护理。

④气管狭窄：气囊压力过高压迫气管黏膜上的毛细血管，致使此位置的循环中断，由此产生局部缺血、结痂和狭窄；不适当的导管移位、导管每次细微的移动都会给气管造成微小的创伤，最终致气管狭窄，形成瘢痕。护理时掌握正确的气囊充气方法，告知患者正确的体位，当连接、脱离呼吸机时，必须固定好导管，套管与皮肤应该保持90°角。

⑤气囊疝：气囊压力过高，可以在它所置处引起疝。护理中注意正确的气囊充气方法。

⑥气管食管瘘：这是较少见但很严重的并发症。对疑有气管食管瘘患者可行食管吞碘造影，明确后禁食。轻者可更换短的气管套管，留置鼻饲管，使糜烂处的刺激减少得以休息，加强营养，待其自愈。

3. 经皮穿刺气管套管置管术

（1）物品准备

经皮穿刺气管套管置换术器械包一套，包括手术刀、套管针、10mL 注射器、导引钢丝、皮下软组织扩张器、扩张钳、气管套管、消毒用品、无菌手套、无菌手术巾、麻醉药品和用品、生理盐水等。

（2）患者准备

多为急危重症患者，心理负担很重。气管切开术又是创伤性手术，因此，术前术后要注意安慰和鼓励患者，给予足够的心理支持，使其配合手术。向家属说明手术的必要性，取得家属的理解和支持。

（3）术前准备

检查气管套管气囊是否漏气，将气囊充气后放在盛有灭菌蒸馏水的治疗碗内，无气泡逸出证明气囊完好。体位：仰卧位，肩背部垫一小枕，头颈后仰，下颌、喉结、胸骨切迹呈一直线。

（4）操作步骤

①穿刺点：颈部正中第 1、第 2 或第 2、第 3 气管软骨环。

②常规皮肤消毒、局部麻醉。手术刀横行或纵行切开穿刺点皮肤 1.5～2.0cm，并做钝性分离。

③套管针接有生理盐水的注射器，在正中穿刺，针头向尾侧略倾斜。

④有突破感回抽有气体进入注射器，证实套管针已进入气管。

⑤固定外套管，退出注射器及穿刺针。

⑥插入导引钢丝 10cm 左右并固定。

⑦用扩张器穿过导引钢丝尾端，扩张软组织及气管壁。

⑧退出扩张器，进一步用扩张钳扩张。

⑨气管套管穿过导引钢丝，放置气管套管并退出导引钢丝及内套管。及时清除气道内分泌物，保证气道通畅。

⑩气管套管气囊注气：使用气囊压力表向气管气囊内充气至安全压力范围内，起到封闭气道的作用。

二、静脉输液通路的建立

（一）静脉输液通路概述

静脉输液通路的建立，在临床实际工作中广泛应用，是急诊患者，尤其是抢救危重患者的一条重要生命线。常用的经皮静脉通道建立有以下几种途径：周围静脉置管、中心静脉置管、经外周静脉中心静脉置管（PICC）、植入式静脉输液港（IVPA）等。

（二）常见静脉输液通路的建立

1. 周围静脉通路建立

周围静脉输液法主要是指采用手背静脉网、尺静脉、桡静脉、贵要静脉、正中静脉以及足背静脉网、大隐静脉、小隐静脉等作为穿刺部位进行输液的方法。

周围静脉输液法又可分为密闭式输液法和开放式输液法，前者是指利用原装密封瓶或塑料袋（瓶）插管输液的方法，其操作简单、污染机会少，目前临床应用广泛。

选择血管和静脉穿刺的技巧：

（1）选择血管的技巧

①尽量避免一个穿刺点多次重复穿刺，选择血管时应避开关节处及肢体内侧血管。

②由于长期输液，血管破坏较多，常规选择部位难以穿刺成功者，可选择手足背下 1/2 至指趾处的静脉血管进行逆行穿刺。

（2）静脉穿刺的技巧

①不同血管的穿刺技巧：对血管粗而明显易固定者，应以 20°角正面或旁侧进针；对皮下脂肪少静脉易滑动者，要左手拉紧皮肤以固定血管，以 30°角从血管右侧快速进皮刺入血管；糖尿病患者因血流处于高凝状态，如血管过细，可使针头阻塞，造成穿刺失败，应选粗直的血管；血管情况较差的，可采用局部湿热敷，局部涂擦阿托品或 1% 硝酸甘油，待血管扩张充盈时再行穿刺。

②穿刺方法：穿刺时针头斜面可略偏向左，这样可以减少针尖对组织的切割和撕拉，达到减轻疼痛、减少组织损伤的目的。

2. 中心静脉置管

急重症患者的长期液体治疗、血流动力学监测或肠外营养支持中，以及在需要外科手术的患者治疗中，中心静脉穿刺置管的应用最为普遍，一般可通过锁骨下静脉、颈内静脉、股静脉置管等途径。

（1）颈内静脉置管

①穿刺路径：前路，常于胸锁乳突肌的中点前缘入颈内静脉；中路，胸锁乳突肌的胸骨头、锁骨头与锁骨上缘构成颈动脉三角，在此三角形顶点穿刺；后路，在胸锁乳突肌的外侧缘中下 1/3 交点，约锁骨上 5cm 处进针。

②操作步骤：患者取仰卧头低位，头后仰并转向对侧，必要时将肩部垫高；常规消毒皮肤、铺巾、局部麻醉；常取中路进针，边进边回抽，并保持一定的负压，抽到静脉血时，固定穿刺针的位置；经穿刺针插入导引钢丝，插入至 30cm 刻度，退出穿刺针；从导引钢丝尾插入扩张管，按一个方向旋转，将扩张管旋入血管后，左手用无菌纱布按压穿刺点并拔出扩张管；将导管顺导引钢丝置入血管中，同时将导引钢丝自导管的尾端拉出，边插导管边退出导引钢丝；将装有生理盐水的注射器连接导管尾端，在抽吸回血后，向管内

注入 2～3mL 生理盐水，锁定卡板，换上肝素帽；将导管固定片用缝针固定在接穿刺点处，用棉球擦干穿刺处及缝合处，透明胶膜固定；连接输液器。

（2）锁骨下静脉置管

①穿刺路径：锁骨下，锁骨中、内 1/3 交界处的锁骨下 1cm 处为穿刺点；锁骨上，胸锁乳突肌锁骨头外侧缘的锁骨上约 1cm 处为穿刺点。

②操作步骤：患者肩部垫高，头转向对侧，取头低位；消毒皮肤，铺巾，穿刺点局部麻醉，穿刺工具同"颈内静脉穿刺"；按锁骨下或锁骨上径路穿刺；其余同"颈内静脉插管术"。

（3）股静脉置管

①穿刺路径：于腹股沟韧带中点的内下方 1.5～3.0cm（股动脉搏动之内侧约 0.5cm）处定为穿刺点，顺血流方向进针。

②操作步骤：消毒，铺巾，戴无菌手套。患者取平卧位，穿刺侧下肢轻度外展、外旋，膝关节略屈曲，充分暴露腹股沟；使用淡肝素预冲穿刺针筒和套管针；右手持穿刺针管，向左手中、示指两指间股静脉穿刺点处刺入，进针方向为穿刺针与皮肤呈 30～40°角，针尖指向患者脐部，边进针边抽吸，缓慢刺入；当穿刺针进入股静脉时，即有静脉血回流入注射针管内，从穿刺针中插入导丝，退出穿刺针，顺导丝用扩张器扩张皮肤和皮下组织，撤出扩张器，顺导丝置入深静脉套管针，插入股静脉 15～18cm，拔出导丝，用淡肝素封管，上肝素锁，缝皮；消毒，即穿刺点覆盖小方纱，贴 3M 透明敷贴。

（4）中心静脉置管的护理

①固定好静脉导管，各接头衔接牢固，防止移位或脱出而引起出血。

②保证静脉导管通畅，若发生输液管道不通畅时应查看导管有无堵塞、扭曲，各开关是否打开。

③使用各类药物应标明药物名称、配置的方法、剂量及浓度。

④保持穿刺部位干燥、清洁，每天用消毒液消毒局部，并用无菌敷料覆盖，如遇污染应及时更换。

⑤管道脱出，试行回抽无血或穿刺部位出现红、肿、疼痛等炎症反应时，应及时拔掉导管。

⑥每天补液结束使用淡肝素或生理盐水正压封管。

⑦拔管前应消毒局部皮肤，拔管后局部压迫 3～5 分钟，用无菌敷料覆盖 24～48 小时。

3. 经外周静脉中心静脉置管

经外周静脉中心静脉置管（PICC）是一种由肘正中静脉、贵要静脉、头静脉置管插入导管，尖端定位在中心静脉的静脉置管技术。PICC 留置时间>3 个月。PICC 专门用于长期补液、静脉营养、抗生素治疗、化疗、疼痛治疗等。操作步骤如下：

（1）选择合适的静脉，一般选择贵要静脉为最佳穿刺血管。

（2）定位测量置入长度，测量时手臂外展呈 90°角，应当注意外部测量不能精确地显示体内静脉的解剖。①上腔静脉测量法：从预穿刺点，沿静脉走向到右胸锁关节，再向下至第 3 肋间隙。②锁骨下静脉测量法：从预穿刺点，沿静脉走向到胸骨切迹，再减去 2cm。

（3）穿刺置入导管：建立无菌区→穿刺点的消毒→预冲导管，按预计导管长度修剪导管→缚上止血带→去掉保护套→施行静脉穿刺→从导引套管内取出穿刺针→置入 PICC→退出导引套管→劈开并移去导引套管→置入导管→移去导引钢丝→抽吸与封管→清理穿刺点→固定导管，覆盖无菌敷料。

（4）X 线检查和记录。

（5）PICC 常见并发症的预防和护理如下：

①穿刺部位出血及血肿：穿刺完毕嘱患者避免肢体过度外展及剧烈活动，局部加压包扎，注意观察有无渗血及血肿，置管术后 24 小时可适当握拳，做肢体屈伸活动。

②机械性静脉炎：与操作中损伤血管内膜、手套上滑石粉未冲洗干净、患者血管条件差、PICC 置管后血流缓慢、导管在血管内异物刺激有关。已发生静脉炎者，抬高患肢，局部用 50%硫酸镁湿热敷，每天 3 次，每次 30 分钟，经上述处理 3～5 天后症状会得以改善。

③导管堵塞：与导管的维护欠妥、输入药物种类及输注血制品有关。输液前后，必须用淡肝素液脉冲式冲管并正压封管，使用正压接头。注意药物之间的不相容性，合理安排输液顺序，注意药物间配伍禁忌，输血制品、高浓度药物尤其是脂肪乳、完全胃肠外营养液后应及时冲管。

④导管移位或脱出：PICC 置管后应妥善固定，外露导管部分用绷带包裹，发现敷贴松动时应及时更换，换药时敷贴应朝向心方向撕开。当导管外移导致抽回血不利及输液不畅时，必须拔除导管，必要时重新置管。

⑤导管相关的感染：外在因素包括护士操作不规范、消毒不严格、日常护理不到位等。护士在置管和日常维护中，应严格遵守操作要求，选择合适、有效的消毒剂和正确的皮肤消毒方法。内在因素包括患者年龄过大、体质差、凝血功能障碍、免疫力低下等。怀疑导管相关性败血症时，应对静脉血进行细菌培养，确认后应拔除导管，对导管进行细菌培养，全身应用抗生素。

4. 植入式静脉输液港

植入式静脉输液港（IVPA）又称植入式中央静脉导管系统（CVPAS），是一种可以完全植入体内的闭合静脉输液系统，可为患者提供长期的静脉血管通道。

植入式静脉输液港是指利用小手术方法将导管经皮下穿刺置于人体大静脉中，如锁骨下静脉、上腔静脉，部分导管埋藏在皮下组织，将另一端的穿刺座留置在胸壁皮下组织中并缝合固定。手术后皮肤外观只看到一个小的缝合伤口，愈合拆线后患者体表可触摸到一凸出圆球。治疗时从此定位下针，将针经皮穿刺垂直进入穿刺座的储液槽，既可以方便地进行注射，又可以长时间连续输液和采血。IVPA 适用于输注高浓度的化疗药物、完全胃肠外营养液、血液制品。因为导管末端在大静脉中，能够迅速稀释药物浓度，避免对血管壁的刺激和损伤，IVPA 血管硬化的机会比一般静脉输液减少。使用 IVPA，患者的日常生活不受限制，接受药物治疗方便又轻松，大大提高生活质量，且该导管可在人体内存留使用 5 年甚至更长的时间。该技术在国外已有 20 多年的应用经验，在国内则刚开始应用于临床治疗和护理。

三、洗胃术

洗胃术是指将含有一定成分的液体灌入胃内，混合胃内容物后再抽出，如此反复多次直至抽出澄清液。

急性中毒主要由吞服有机磷、无机磷、生物碱、巴比妥类药物等引起。洗胃是一项极其重要的抢救措施。洗胃术主要包括口服催吐洗胃术、胃管洗胃术两种。胃管洗胃术又包括注射器抽吸洗胃法、漏斗胃管洗胃法、电动洗胃机胃管洗胃法三种。

（一）洗胃的目的、适应证

1. 清除胃内毒物或其他有害物质。
2. 幽门梗阻伴有明显胃潴留扩张者。
3. 某些手术或检查前的准备。

（二）洗胃的禁忌证

1. 吞服强酸、强碱等腐蚀性药物者，切忌洗胃，以免造成穿孔。
2. 食管静脉曲张、食管阻塞、胃癌和消化道溃疡者慎行胃管插入。
3. 胸主动脉瘤、重度心功能不全、呼吸困难者。

（三）用物准备

张口器、药碗、听诊器、胃管、洗胃机、液状石蜡、一次性尿垫等。洗胃液的种类如下：

1. 温水或生理盐水：对毒物性质不明的急性中毒者，应抽出胃内容物尽快送检，洗胃液选用温开水（25～38℃）或生理盐水。待毒物性质确定后，再采用对抗药洗胃。

2. 碳酸氢钠溶液：一般用 2%～4% 溶液洗胃，常用于有机磷农药中毒，能促使其分解从而失去毒性。但美曲膦酯（敌百虫）中毒时禁用，因美曲膦酯在碱性环境中能变成毒性更强的敌敌畏。

3. 高锰酸钾溶液：为强氧化剂，一般用浓度为 1∶5000 溶液，常用于急性巴比妥类药物、阿托品及覃类中毒。但有机磷对硫磷（1605）中毒时，不宜用高锰酸钾溶液洗胃，因能使其氧化成毒性更强的对氧磷（1600）。

（四）洗胃的操作方法

根据患者情况及急救场所与设备条件采用不同的洗胃方法。

1. 催吐法

适用于神志清醒尚能合作的患者。方法：先让患者快速口服大量洗胃液，然后可用压舌板压迫舌根部或刺激咽喉部引起呕吐，使患者吐出胃内液体。如此反复进行，直至呕吐液与洗胃液的颜色、澄清度相同为止。

2. 洗胃法

神志清醒的患者取坐位，如患者不能坐起或昏迷则取侧卧位，头部稍低，保持口低于咽喉部以防胃液进入气管。将涂有液状石蜡的胃管由口或鼻腔插入，同时嘱患者做吞咽动作；昏迷患者可用张口器撬开口腔，用弯钳将胃管缓缓送入。进管 50～60cm 时，可先经胃管试抽吸，如能抽出胃内容物则证实胃管已进入胃内。此时，根据设备条件采用以下方法洗胃。

（1）电动洗胃机胃管洗胃法：将胃管与电动洗胃机输液管相连接，打开洗胃机开关，使洗胃液注入胃内，停止 3～5 分钟后再开动转换开关将胃内液体抽入另一瓶内，每次灌入液量 300mL 左右，不宜过多，以避免毒物进入肠内。

（2）漏斗式胃管洗胃法：胃管（带有漏斗）插好后固定于口角，然后将胃管漏斗端高过头部 30～50cm，由漏斗部灌入洗胃液 300～500mL，当漏斗内尚余少量液体时，将漏斗部放至低于胃水平，利用虹吸作用将胃内液体吸出。

（3）注射器抽吸洗胃法：适用于重度衰竭或休克的患者。方法：用 50mL 注射器经胃管注入洗胃液 300～500mL，再用注射器抽吸。

以上方法反复进行，直至排出液与洗胃液的颜色、澄清度相同为止。

（五）洗胃的注意事项及护理

1. 对急性中毒者，应从速采用口服催吐法。必要时洗胃，以减少中毒物的吸收。插胃管时，动作要轻快，切勿损伤食管黏膜，遇患者恶心或呛咳，应立即拔管，休息片刻后再插，以免误入气管。

2. 当中毒物质不明时，洗胃液可用温水或等渗盐水，待毒物性质明确后，再采用对抗剂洗胃。

3. 吞服强酸或强碱等腐蚀性药物，禁忌洗胃，以免造成穿孔。可按医嘱给药或迅速给予对抗剂，如牛奶、豆浆、蛋清（用生鸡蛋清加水至 200mL）、米汤等以保护胃黏膜。

4. 给幽门梗阻患者洗胃时，应记录胃内滞留量，以了解梗阻情况，供临床输液参考，同时洗胃宜在饭后 4～6 小时或空腹进行。

5. 患者出现腹痛、血性引流液时，则停止洗胃。孕妇不宜采用电动洗胃机胃管洗胃法。

6. 洗胃时，应注意观察病情，保持呼吸道通畅，注意观察洗出液的性质、颜色、气味和数量。重度衰竭或休克的患者应取侧卧位，宜采用注射器抽吸洗胃法和漏斗式胃管洗胃法，避免发生吸入性肺炎或胃内容物反流窒息。

7. 插入胃管后应尽可能抽出胃内容物送检，抽不出时，用温开水或 0.9%氯化钠溶液灌入，然后再抽出送检。

8. 洗胃液温度尽可能保持在 37～38℃（冰水洗胃止血除外），抽出量应等于灌入量。

9. 第一次灌入量不宜太多，以免将胃内毒物驱入肠道。

10. 电动洗胃机洗胃时抽吸负压不宜过大，以免过度损伤胃黏膜。

四、穿刺技术

（一）腰椎穿刺术

腰椎穿刺术是诊断颅内及椎管内疾病最简单和最常用的检查方法，对神经系统疾病的诊断和治疗均有重要的意义。

1. 适应证

（1）鉴别脑血管病变为出血性或缺血性。

（2）鉴别各种中枢神经系统感染性病变。

（3）明确脊髓病变的性质为出血性、感染性、脱髓鞘性或变性。

（4）测定颅内压力，了解蛛网膜下隙阻塞情况。

（5）施行椎管内脊髓造影或脑室造影，明确阻塞原因。

（6）蛛网膜下隙注入抗生素或抗癌药等，以治疗某些疾病。

（7）腰椎麻醉。

2. 禁忌证

（1）穿刺部位软组织或相应脊柱有感染病灶者不宜穿刺。

（2）颅内占位性病变引起颅内压力增高，尤其是有早期脑疝迹象者不宜穿刺。

（3）高度怀疑有脑大池粘连者。

（4）全身严重感染者，如败血症等不宜穿刺，以免发生中枢神经系统感染。

3. 用物准备

腰椎穿刺包（内有 7 号和 9 号腰椎穿刺针各 1 支、弯盘、镊子、纱布、药杯、洞巾、测压管等）、无菌手套、无菌注射器、无菌试管、局部麻醉药等。

4. 操作方法

（1）患者左侧卧于硬板床上，背部和床板垂直，头向胸部屈曲，双手抱膝紧贴腹部，使脊柱间隙增宽，便于进针。

（2）以第3或第4腰椎间隙为最佳穿刺点（两侧髂前上棘连线和脊柱交点为第3腰椎间隙）。体形高大健壮者可上移一个腰椎间隙，体形较矮者可下移一个腰椎间隙。常规消毒皮肤后戴手套与盖洞巾，用2%利多卡因或1%～2%普鲁卡因（须做皮试）做局部麻醉，深达韧带。

（3）术者左手固定穿刺点的皮肤，右手持腰穿针，取与皮肤垂直或针尖稍偏向头部的方向缓慢刺入（成年人进针4～6cm，儿童进针2～4cm）。缓慢刺入韧带时可感到一定阻力，当针尖穿过韧带与硬脑膜时，可感到阻力突然消失，即"落空感"，此时将针芯慢慢抽出，即可有脑脊液流出。

（4）测压，收集脑脊液标本送检。

（5）术毕插入针芯，拔出腰穿针，碘酊消毒穿刺点，覆盖消毒纱布，用胶布固定。

5. 注意事项及护理

（1）术后，患者宜去枕平卧4～6小时，最好24小时内勿下床活动；多进饮料，以免出现穿刺术后头痛等。如出现头痛，应卧床休息，静脉滴注0.9%氯化钠溶液和5%葡萄糖溶液以改善症状。颅内压较高者则不宜多饮水，严格卧床的同时密切观察意识、瞳孔及生命体征的变化，尽早发现脑疝前驱症状，如意识障碍、剧烈头痛、频繁呕吐、呼吸加深和血压升高等。

（2）术中发现颅压过高时，可用针芯尖端堵住针座的出口，以控制脑脊液的流速，防止脑脊液突然大量喷出。收集脑脊液标本时不宜过多、过快。

（3）术中必须密切观察患者，如出现呼吸、脉搏、血压等改变时，应立即停止操作并做相应处理。

（4）如须给药时，先缓慢放出等量脑脊液，再注入稀释药液。

（二）胸腔穿刺术

胸腔穿刺术是通过胸腔穿刺检查，尽快做出临床诊断，并为进一步治疗提供的一种手段，同时可减轻呼吸困难等压迫症状，挽救生命。

1. 适应证

（1）诊断性胸腔穿刺，以明确诊断。

（2）气胸及血胸所致胸腔压迫症状者。

（3）急性脓胸大量渗出液或纤维素期。

（4）胸腔内注射某种治疗药物。

2. 禁忌证

（1）既往胸腔穿刺有过敏史或胸膜休克者。

（2）穿刺部位胸壁或附近皮肤有感染者。

（3）病情危重，有严重出血倾向、大咯血者。

3. 用物准备

胸腔穿刺包（内有 12 号和 16 号胸腔穿刺针各 1 支、弯盘、镊子、血管钳、纱布、药杯、洞巾、橡皮管等）、无菌手套、无菌注射器、无菌试管、局部麻醉药等。

4. 操作方法

（1）胸腔积液者取坐位，面朝椅背，向前俯伏于椅背。重症患者及气胸者可取半卧位，将其前臂置于枕部。

（2）穿刺应在胸部扣诊实音最明显处进行，可予 B 超定位，并做标记。气胸者取患侧第 2 肋间锁骨中线处为穿刺点。

（3）常规消毒皮肤后戴手套与盖洞巾，用 2% 利多卡因或 1%～2% 普鲁卡因（须做皮试）在穿刺点沿肋骨上缘做局部麻醉至胸膜。

（4）用左手示指和中指固定穿刺处皮肤，将针尾套有橡皮管和附有血管钳夹闭的穿刺针从麻醉处沿肋骨上缘缓慢刺入，当胸膜壁层被穿过，针头抵抗感突然消失，则针头已入胸腔。这时取注射器接于橡皮管，助手放开夹住橡皮管的血管钳，用血管钳固定穿刺针，即可抽液。抽取的胸液量应记录并送检。如抽液毕须注药，则接上有药液的注射器，将药液注入。

（5）术毕拔出胸穿针，碘酊消毒穿刺点，覆盖消毒纱布，用胶布固定。嘱患者卧床休息。

5. 注意事项及护理

（1）穿刺前必须向患者做必要的说明和解释，以利消除紧张和恐惧情绪，争取患者积极配合。

（2）穿刺时，局部麻醉应充分。患者应避免移动体位、咳嗽或深呼吸，必要时可先给予可待因镇静止咳。

（3）操作时应不断观察患者的面色与反应，如有头晕、面色苍白、出汗、心悸、胸部压迫感、剧烈疼痛和晕厥等胸膜过敏现象，或连续咳嗽、咳泡沫痰等抽液过多现象时，应立即停止抽液，并进行对症处理。

（4）放液不要过多、过快，一般第 1 次 ≤600mL，以后每次 ≤1000mL。诊断性抽液 50～100mL 即可。

（5）穿刺及抽液时，应注意无菌操作，防止空气进入胸腔。

（6）穿刺完毕嘱患者平卧或半卧位休息，密切观察患者的生命体征。

（7）注意观察穿刺点有无渗血或液体渗出。

（8）如属治疗性穿刺，应观察有无不良反应。

（三）腹腔穿刺术

腹腔穿刺术是临床上常用的诊疗方法之一，对于急腹症的诊断尤为重要，同时通过穿刺放液可减轻压迫症状。

1. 适应证

（1）诊断性腹腔穿刺，取液化验以明确诊断。

（2）排放腹水减压，以达缓解压迫症状的目的。

（3）腹腔内注射某种治疗药物。

2. 禁忌证

（1）高度腹胀的患者。

（2）有肝性脑病先兆者，禁放腹水。

（3）腹部多次手术的患者。

（4）局部皮肤感染或皮炎的患者。

（5）有不能纠正的出血性疾病的患者。

（6）妊娠后期的患者。

（7）疑有卵巢囊肿或多房性肝棘球蚴病（肝包虫病）者。

3. 用物准备

腹腔穿刺包（内有腹腔穿刺针一支、弯盘、镊子、直弯血管钳、纱布、药杯、洞巾、橡皮管等）、无菌手套、无菌注射器、无菌试管、无菌容器、腹带、局部麻醉药等。

4. 操作方法

（1）患者取仰卧位、侧卧位或坐位。

（2）诊断性腹腔穿刺选择左下腹脐与髂前上棘连接线上、中 1/3 与外 1/3 相接处或脐水平线与腋前线交叉处为穿刺点。穿刺点也可用 B 超定位。放腹水多选择脐耻连线中上 1/3 交界处。

（3）常规消毒皮肤后戴手套与盖洞巾，用 2% 利多卡因或 1%～2% 普鲁卡因（须做皮试）局部麻醉至腹膜壁层。

（4）用穿刺针缓慢刺入腹壁，当腹膜壁层被穿过，针头抵抗感突然消失，则针头已入腹腔，可用注射器抽取少量腹水于无菌试管中送实验室检查。然后于穿刺针末尾接橡皮管，引腹水入置于地上的无菌容器中。

（5）术毕拔出腹穿针，碘酊消毒穿刺点，覆盖消毒纱布，用胶布固定，并用腹带将腹部包扎。

5. 注意事项及护理

（1）腹腔穿刺前先嘱患者排空尿液，以免穿刺时损伤膀胱。

（2）操作时应不断观察患者有无头晕、恶心、心悸等症状，并密切观察患者的呼吸、脉搏及面色等情况。严重者应立即停止操作，并做对症处理。

（3）放液不要过多、过快，一般以一次≤5000mL 为宜，肝硬化时≤3000mL。

（4）腹腔内注射药物要谨慎，很多药物不宜腹腔注射。

（5）术前、术后测量腹围，计算放液量及复查腹部体征，以便观察病情变化。

（6）严格无菌操作，避免腹腔感染。

（7）穿刺后嘱患者平卧休息8～12小时。

（8）观察穿刺点有无渗液，同时警惕有否诱发肝性脑病。如有腹水外溢，及时处理伤口，更换敷料，以免伤口感染。

（四）心包穿刺术

心包穿刺术在心脏破裂的诊断及缓解心包填塞危及病情方面具有重要意义，并能确定心包积液的性质或缓解大量心包积液引起的心脏压塞症状。

1. 适应证

（1）帮助诊断，明确积液的性质及其病因。

（2）缓解大量心包积液引起的心包填塞症状。

（3）化脓性心包炎亟须穿刺排脓者。

（4）向心包内注入药物。

2. 禁忌证

（1）慢性缩窄性心包炎。

（2）风湿性心包炎。

3. 用物准备

心包穿刺包（内置心包穿刺针、弯盘、镊子、直弯血管钳、纱布、药杯、洞巾、橡皮管等）、无菌手套、无菌注射器、无菌试管、无菌容器、局部麻醉药、心电图机、除颤器等。

4. 操作方法

（1）患者取坐位或半卧位。

（2）心尖部穿刺点可在左侧第5或第6肋间的心脏绝对浊音界的外侧。剑突下穿刺点在胸骨剑突与左肋弓缘夹角处之下界。

（3）常规消毒皮肤后戴手套与盖洞巾，用2%利多卡因或1%～2%普鲁卡因（须做皮试）局部麻醉至心包壁层。穿刺针的针尾套有橡皮管，用血管钳夹团。

（4）从心尖部进针时，针尖由下而上，沿肋骨上缘向脊柱方向缓慢刺入心包，进针约3cm。剑突下进针时，穿刺针头与腹壁呈30～40°角，向上、向后并稍向左进入心包腔后下部，进针3～5cm。当阻力感突然消失，则表明已刺入心包腔。如针尖有心脏搏动感，或发现心电监护出现异常图形时，提示针尖已接触心肌，应将针后退些许。

（5）取注射器接于橡皮管，助手放开夹住橡皮管的血管钳，用血管钳固定穿刺针即可抽液。记录抽出液的性质和量，并送检。

（6）术毕拔针，碘酊消毒穿刺点，覆盖消毒纱布，用胶布固定。

5. 注意事项及护理

（1）心包穿刺有一定的危险，故穿刺指征必须明确。术前须行 X 线及超声检查，估计积液量并确定穿刺点。

（2）术前应向患者做好解释以消除顾虑，并嘱患者在穿刺时切勿咳嗽或深呼吸。如抽出为鲜血，应立即拔出穿刺针，并严密观察有无心包填塞体征出现。

（3）麻醉要完善，以免因疼痛引起的神经源性休克。

（4）抽液过程中应注意夹闭橡皮管，以免空气进入心包内。

（5）首次抽液量<100mL，再次抽液量≤300～500mL，抽液速度应缓慢。

（6）术中和术后须密切观察呼吸、血压、脉搏及面色的变化。如有呼吸困难或胸痛等，给予氧气吸入或遵医嘱给予镇静剂。

（7）及时做好各种记录，如生命体征、穿刺液颜色和量及病情变化。

第二章

心内科疾病的护理

第一节　心力衰竭患者护理

心力衰竭简称心衰，是各种心脏结构或功能性疾病导致心室充盈和（或）射血能力受损而引起的一种临床病理生理综合征。心室收缩功能下降可使射血功能受损，从而心排血量不能满足肌体代谢的需要，器官、组织血液灌注不足，出现肺循环和（或）体循环淤血造成心力衰竭，故心力衰竭又称为充血性心力衰竭，其临床表现主要是呼吸困难、乏力、体力活动受限和水肿。少数情况下心肌收缩力尚可使射血功能维持正常，但由于心肌舒张功能障碍，左心室充盈压异常增高，使肺静脉回流受阻，而导致肺循环淤血。此型常见于冠心病和高血压心脏病心功能不全的早期或原发性肥厚型心肌病，称为舒张期心力衰竭。

一、慢性心力衰竭

慢性心力衰竭（CHF）又称慢性充血性心力衰竭，是大多数心血管疾病的最终归宿，也是最主要的死亡原因。

（一）病因与发病机制

1. 病因

慢性心力衰竭主要是原发性心肌损害及心脏负荷过重所致。原发性心肌损害包括缺血性心肌损害（以冠心病最常见）、心肌炎、心肌病、心肌代谢障碍性疾病等。心脏负荷过重包括压力负荷（后负荷）和容量负荷（前负荷）过重。压力负荷常见于高血压、主动脉瓣狭窄、肺动脉高压、肺动脉瓣狭窄等。容量负荷过重常见于心脏瓣膜关闭不全、先天性心血管病、全身血容量增多或循环血量增多的疾病等。

2. 诱因

使心力衰竭发生或加重的常见诱因如下：

（1）感染（最常见），尤其是呼吸道感染。

（2）各种类型的心律失常，尤以心房纤颤为甚。

（3）静脉输液速度过快、输液量过多，钠盐摄入过多等，可导致血容量的增加。

（4）妊娠、分娩、过度劳累或情绪激动等。

（5）不恰当停用洋地黄或利尿药、降血压药等治疗不当。

（6）原有心脏病变加重或并发其他疾病等。

3. 发病机制

心功能受损时，肌体首先发生多种代偿机制，使心功能在一定时间内维持在相对正常水平。但这些代偿机制也均有其负性效应使心功能逐渐失代偿。

（1）Frank-Starling 机制增加心脏的前负荷，可使回心血量增多，心室舒张末期容积增加，从而增加心排血量及心脏做功量，但当随之升高的心房压、静脉压达到一定高度时，即出现肺的阻性充血或腔静脉系统充血。

（2）心肌肥厚：心脏后负荷增加时常以心肌肥厚作为主要代偿机制。肥厚心肌收缩力增强，克服后负荷阻力，使心排血量在一定时间内维持正常，可无心力衰竭症状，但心肌从整体上显得能源不足，长期负荷过重最终导致心肌细胞死亡。

（3）神经体液的代偿机制：交感神经兴奋性增强，可使心肌收缩力加强、心率加快，心排血量增加，导致心肌耗氧量增加，且有促心律失常作用。肾素—血管紧张素—醛固酮系统（RAAS）激活，可使心肌收缩力增强，周围血管收缩，同时促进醛固酮分泌，使水、钠潴留，增加总体液量及心脏前负荷，对心力衰竭起到代偿作用。RAAS 被激活后，血管紧张素Ⅱ及醛固酮分泌增加可导致细胞和组织的重塑。长期作用后会加重心肌损伤和心功能恶化，后者又进一步激活神经体液机制，如此形成恶性循环，使病情恶化。近年来不断发现一些新的肽类细胞因子如心房钠尿肽和脑钠肽、精氨酸加压素、内皮素等，参与心力衰竭的发生和发展。

在心腔扩大、心室肥厚等代偿性变化的过程中，心肌细胞、胞外基质、胶原纤维网等均有相应变化，也就是心室重塑过程。心肌细胞减少使心肌整体收缩力下降；纤维化的增加又使心室的顺应性下降，重塑更趋明显，心肌收缩力不能发挥其应有的射血效应，如此形成恶性循环，最后发展到不可逆性心肌损害的终末阶段。

（二）临床表现

1. **左心衰竭**

左心衰竭主要表现为肺淤血及心排血量降低。

（1）症状

①呼吸困难：程度不同的呼吸困难是左心衰竭最主要的症状。劳力性呼吸困难：最早出现与体力劳动后回心血量增加有关，休息后可缓解。端坐呼吸：肺淤血达到一定的程度时，患者平卧后横膈上抬、回心血量增多，呼吸困难加重，常须高枕卧位、半卧位，甚至端坐时方可稍缓解。夜间阵发性呼吸困难：患者入睡后突然因憋气而惊醒，被迫采取坐

位，呼吸深快。重者可有哮鸣音，称为心源性哮喘。其原因除睡眠平卧后血液重新分配使肺血量增加外，夜间迷走神经张力增加，小支气管收缩，横膈高位，肺活量减少等也是促成因素。大多于端坐休息后可自行缓解。急性肺水肿：心源性哮喘的进一步发展，是左心衰呼吸困难最严重的形式。

②咳嗽、咳痰：肺泡和支气管黏膜淤血导致咳嗽、咳痰，白色浆液性泡沫状痰为其特点。开始常于夜间发生，坐位或立位时可减轻。长期慢性淤血，肺静脉压力升高，支气管黏膜下扩张的血管破裂可引起大咯血。

③乏力、疲倦、头晕、心悸：因心排血量下降，器官、组织灌注不足及代偿性心率加快所致。

④少尿及肾功能损害症状严重左心衰竭时，肾的血流量明显减少，可出现少尿。长期慢性肾血流量减少可导致血尿素氮、肌酐升高并出现肾功能不全症状。

（2）体征

①肺部湿啰音：肺毛细血管压增高，液体渗出到肺泡可导致肺部湿啰音。随着病情由轻到重，肺部啰音可从局限于肺底部直至全肺。

②心脏体征：除基础心脏病的固有体征外，可有心脏扩大、肺动脉瓣区第二心音亢进及舒张期奔马律。

2. 右心衰竭

以体静脉淤血表现为主。

（1）症状

①消化道症状：食欲不振、恶心、呕吐、腹胀等是右心衰最常见的症状，是胃肠道及肝脏淤血导致。

②劳力性呼吸困难：多见于继发于左心衰竭的右心衰。由分流性先天性心脏病或肺部疾病所致的单纯性右心衰竭亦可出现明显呼吸困难。

（2）体征

①水肿：由体静脉压力升高导致。首先出现于身体最低垂的部位，呈对称性、可压陷性。胸水以双侧多见，若为单侧，则以右侧多见，可能与右膈下肝淤血有关。

②颈静脉征：颈静脉搏动增强、充盈、怒张是右心衰竭的主要体征，肝颈静脉反流征阳性则更具特征性。

③肝脏肿大：肝脏因淤血肿大，常伴压痛。持续慢性右心衰竭可致心源性肝硬化，晚期可出现黄疸、肝功能受损及大量腹水。

④心脏体征：除基础心脏病的固有体征外，可有右心室扩大、三尖瓣关闭不全的反流性杂音。

3. 全心衰竭

右心衰竭继发于左心衰而形成全心衰，左、右心衰的临床表现可同时存在。当右心衰出现后，右心排血量减少，阵发性呼吸困难等肺淤血症状反而会有所减轻，但发绀加重。

（三）护理评估

1. 健康史

（1）询问患者有无冠心病、高血压、风湿性心瓣膜病、心肌炎、心肌病等病史，有无呼吸道感染、心律失常、过度劳累、妊娠或分娩等诱因。

（2）呼吸困难情况，包括呼吸困难的急缓、时间、严重程度、缓解及加重的因素等，是否影响睡眠，有无咳嗽、咳痰、乏力等伴随症状，痰液的性状和量；有无烟酒嗜好，日常休息情况及活动量、活动耐力情况；既往及目前检查、用药和治疗情况。

2. 身体状况

（1）一般状态：生命体征是否稳定、意识是否清醒、精神状态如何、体位是否采取半卧位或端坐位。

（2）心肺：肺部有无湿啰音或哮鸣音。心脏有无扩大，心尖部有无舒张期奔马律、病理性杂音，有无心律失常等，有无身体低垂部位水肿等。

（3）其他：有无颈静脉充盈、怒张；肝颈静脉反流征是否阳性；肝脏有无肿大及压痛；水肿的部位及程度，有无浆膜腔积液；有无皮肤黏膜发绀。

3. 实验室和其他检查

评估心肺 X 线检查、超声心动图有无异常，以判断有无心力衰竭及病情严重程度，有无肺部感染、胸水或心包积液。血氧饱和度、血气分析，判断缺氧程度及酸碱平衡状况。

4. 心理社会资料

心力衰竭长期反复发作、日常生活及体力活动受限、睡眠欠佳等，容易导致患者焦虑。病情的加重及进展可导致患者恐惧及绝望。家人因长期照顾患者，容易焦躁，容易忽视患者的心理感受。应注意患者是否精神紧张、焦虑甚至悲观绝望。

（四）常用护理诊断

1. 气体交换受损：与肺淤血致气体弥散功能下降有关。
2. 体液过多：与体循环淤血、水钠潴留、低蛋白血症有关。
3. 活动无耐力：与心排血量下降有关。
4. 潜在并发症：洋地黄中毒。
5. 焦虑：与慢性病程、病情反复、担心预后有关。
6. 知识缺乏：缺乏对心力衰竭的诱因及用药知识的了解。

（五）护理目标

1. 患者呼吸困难减轻或缓解，肺部啰音消失，无缺氧表现，血气指标正常。

2. 患者能够叙述限制钠盐摄入的重要性，并执行低盐饮食计划，水肿、腹水减轻或消失。

3. 患者能够说出限制最大活动量的指征，遵循活动计划，主诉活动耐力增加，能进行正常自理活动。

4. 患者能够说出内心感受，焦虑减轻，治疗疾病信心增强。

5. 患者能够叙述洋地黄中毒的表现，无洋地黄中毒发生，或一旦发生能及时发现和控制。

（六）护理措施及依据

1. 气体交换受损

（1）一般护理

病房保持安静、室温适宜、空气新鲜。患者应进低热量、低钠、高蛋白质、产气少、易消化饮食，并根据病情适当限制水的摄入。根据心力衰竭程度控制钠盐的摄入：心功能Ⅰ级、Ⅱ级者控制在 5g/d 以下，使用利尿剂者可适当增加；心功能Ⅲ级者控制在 2.5～3g/d；心功能Ⅳ级者控制在 2g/d 以下。避免食用含钠量高的腌制品、碳酸饮料等；宜少食多餐，不易过饱。注意保持大便通畅。

（2）用药护理

血管紧张素转换抑制剂（ACEI）最常见的不良反应是干咳，其次有低血压、肾功能一过性恶化、高钾血症等。临床上无尿性肾衰竭、妊娠哺乳期妇女及对 ACEI 过敏者禁用本类药物。双侧肾动脉狭窄、血肌酐水平明显升高（225μmol/L 以上）、高血钾（5.5mmol/L 以上）及低血压者亦不宜使用。用药期间须监测血压，避免体位的突然改变，监测血钾水平和肾功能。干咳不能耐受者可改用肾素—血管紧张素系统（ARB）。μ 受体阻滞剂的不良反应包括心动过缓、低血压、心功能恶化等。在用药期间应监测心率和血压，当心率低于 50 次/分时，暂停给药。为减轻其负性肌力作用，待心力衰竭稳定、无体液潴留后，由小剂量开始，逐渐加量，适量维持，用药初期心力衰竭症状可能会加重，注意监测心功能变化。逐渐减量停药，突然停药可导致撤药综合征，诱发急性心血管事件的发生。硝酸酯制剂的不良反应主要是头痛、面红、心动过速、血压下降等，注意监测患者的心率和血压。

2. 体液过多

使用利尿剂护理：指导患者遵医嘱正确使用利尿剂，监测体重和腹围，记录 24h 液体出入量以观察利尿疗效。用药时间应尽量在早晨及日间，以免夜间频繁排尿而影响患者休息。噻嗪类和袢利尿剂主要的不良反应是低钾血症，可诱发心律失常或洋地黄中毒；氨苯蝶啶和螺内酯主要的不良反应是高钾血症。故用药期间应注意监测血钾变化。血管紧张素转换抑制剂、肾素—血管紧张素系统等有较强的保钾作用，应注意避免与保钾利尿剂合用。

3. 活动无耐力

（1）制订活动计划，根据患者心功能情况安排患者活动与休息：①心功能Ⅰ级者不限制一般的体力活动，积极参加体育锻炼，但避免剧烈运动和重体力活动；②心功能Ⅱ级者适当限制体力活动，增加午睡时间，强调下午休息，可从事较轻体力工作和家务劳动；③心功能Ⅲ级者严格限制一般体力劳动，充分休息，日常生活可自理或在他人协助下自理；④心功能Ⅳ级者绝对卧床休息，患者采取坐位或半卧位，生活由他人照顾。对绝对卧床休息的患者须加强床旁护理，在病情许可情况下应鼓励患者做下肢被动或主动运动，以防止静脉血栓形成。待病情好转可循序渐进地增加活动量。

（2）活动过程中监测：注意观察患者有无呼吸困难、胸痛、心悸、头晕、疲劳、大汗、面色苍白、低血压等情况，若出现上述情况则及时停止活动，并通知医生。

4. 潜在并发症（洋地黄中毒）

（1）观察洋地黄作用：食欲增加、心率减慢、呼吸困难减轻、肝体积缩小、尿量增多、水肿减轻等均表示洋地黄治疗有效。

（2）预防洋地黄中毒：低血钾是洋地黄中毒的常见原因。老年人、心肌缺血缺氧、重度心力衰竭、低镁血症、肾功能减退等因素也是洋地黄中毒的原因，与奎尼丁、胺碘酮、维拉帕米、阿司匹林、硝苯地平、钙剂、抗甲状腺药等药物合用可增加洋地黄中毒机会。给药前询问有无上述因素及药物用药史，用药期间监测血钾。

（3）观察洋地黄中毒表现：①各类心律失常：频发室性期前收缩呈二、三联律最常见，亦可出现非阵发性交界区心动过速、房性期前收缩、心房颤动及房室传导阻滞等心律失常，快速房性心律失常又伴有传导阻滞是洋地黄中毒的特征性表现。②胃肠道反应：食欲下降、恶心、呕吐。③中枢神经系统症状：头痛、倦怠、视力模糊、黄视、绿视等。每次用药前应做到询问患者有无胃肠道和神经系统症状，并监测心率、心律变化。若心率<60次/分或突然明显增快，或节律出现变化，均应暂停给药，检查心电图并及时报告医生，配合治疗。

（4）正确给药：口服药漏服后不能补服。毛花苷C或毒毛花苷K应稀释后缓慢（10～15min）静脉注射，并记录给药时间，同时监测心率、心律及心电图变化。

（5）洋地黄中毒的处理：①立即停用洋地黄及排钾利尿剂。②快速性心律失常合并低血钾者可口服或静脉补钾，无低血钾者可用利多卡因或苯妥英钠治疗。③传导阻滞及缓慢性心律失常者可用阿托品0.5～1.0mg皮下或静脉注射，一般无须安置临时心脏起搏器。④电复律因易致心室颤动而禁用。

5. 焦虑

做好心理护理。告知患者及家属烦躁、焦虑和情绪激动可导致心脏负荷增大，病情加重。护士应给予患者足够的关心和信任感，帮助患者认识本病的特点，鼓励患者表达内心感受；针对患者实际情况指导患者自我心理调整，保持情绪稳定、乐观；适当与家属交流，动员家属安慰并陪伴患者，进行心理安慰，以增强其治疗的自信心。

（七）护理评价

1. 患者呼吸困难和发绀减轻或消失，肺部啰音消失，血气分析指标恢复正常。
2. 患者能复述低钠饮食的重要性，水肿、腹水减轻或消失。
3. 患者主诉活动耐力增加，活动时无明显不适。
4. 情绪稳定、乐观，配合治疗。
5. 未发生洋地黄中毒。

（八）健康教育

1. 告知患者及家属控制血压、血糖和血脂异常，积极治疗原发病的必要性，指导患者积极治疗原发病。避免感染（尤其是呼吸道感染）、过劳、情绪激动、输液过快过多等诱因，预防感冒，家里经常通风，尽量不去公共场所，避免交叉感染。育龄妇女应在医生指导下决定是否可以妊娠和自然分娩。

2. 低盐、低脂、低热量、高维生素、清淡、易消化饮食。少食多餐，避免过饱。多食蔬菜、水果，防止便秘。根据心功能严格限制钠盐摄入，切忌盐腌食物。使用排钾利尿剂者，多进食含钾丰富的食物，如西红柿、香蕉、马铃薯等。避免吸烟、饮酒等高危因素。

3. 保证充足的睡眠。根据心脏功能和体力状况，选择适当的运动方式及运动量，注意劳逸结合。心功能不全时注意休息，必要时绝对卧床休息。平时合理安排活动和休息，避免重体力劳动和剧烈运动。在心功能恢复后可从事轻体力劳动或工作，并循序渐进地进行运动锻炼，活动量以不出现心悸、气急为度。

4. 告知患者坚持遵医嘱服药的重要性以及服用药物的药名、剂量、用法。严格按医嘱服药，不能擅自加减药品、剂量或停药。教会患者及家属观察疗效和副作用，尤其是洋地黄类药物的毒副反应的识别。教会患者服用地高辛前自测脉搏，当脉搏小于60次/分时或脉率增快，节律改变，有厌食、恶心、腹泻、视物不清、黄视、绿视、心悸等症状时应暂停用药，并立即到医院就诊。

5. 护士应指导家属给予患者积极的支持，让患者保持情绪稳定、乐观，提高对治疗的依从性。

6. 学会自我监护，及时发现病情变化。当发现体重或症状有明显变化时应及时就诊。定期到门诊复查。

（九）预后

慢性心力衰竭的总体预后较差，其长期的心性死亡率和总死亡率、心血管事件发生率、再入院率均很高，患者的生活质量差，因此，慢性心力衰竭是危害严重的临床综合征。一旦诊断，约有半数患者在 5 年内死亡，重症患者 1 年死亡率高达 50%。不可逆心力衰竭患者大多是病因无法纠正的，如扩张型心肌病、晚期缺血性心肌病患者，心肌情况已至终末状态不可逆转。

二、急性心力衰竭

急性心力衰竭（AHF）是指由于急性心脏病变引起的心排血量显著、急骤降低导致组织器官灌注不足和急性淤血综合征。临床上急性左心衰竭常见，其主要表现是肺水肿或心源性休克。

（一）病因与发病机制

心脏解剖或功能的突发异常，心排血量急剧降低和肺静脉压突然升高可导致急性左心衰竭。

1. 急性弥漫性心肌损害：弥漫性心肌损害→心肌收缩无力→左心排血量急剧下降→肺静脉压力陡升而发生急性肺循环淤血，可引起急性左心衰竭，常见病因有冠心病急性广泛前壁心肌梗死、乳头肌梗死断裂、急性心肌炎等。

2. 急性而严重的心脏负荷增加：如静脉输液过多、过快，急性心肌梗死或感染性心内膜炎致瓣膜性急性反流等，使容量负荷急剧增加；严重的二尖瓣狭窄者突然过度体力活动，突然动脉压显著增高或高血压危象等，可使心脏后负荷增高，导致急性左心衰竭。

3. 严重心律失常：如持续发作的快速心律失常（心率大于 180 次/分）或严重缓慢性心律失常（心率小于 35 次/分）。其中，快速心律失常最常见，由于心率过快，左心室充盈障碍，左心室排血量显著减少，肺循环压力升高，引起肺水肿。

（二）临床表现

1. 症状：急性左心衰竭主要表现为急性肺水肿。患者突发严重呼吸困难，呼吸频率可达 30～40 次/分，端坐呼吸，频繁咳嗽，咳大量泡沫状黏液痰，典型为粉红色泡沫状痰，严重时可由口、鼻涌出。面色灰白、口唇发绀、大汗淋漓、皮肤湿冷、烦躁不安、有濒死感，极重者可因脑缺氧而神志模糊，甚至休克。

2. 体征：血压可一过性升高，随病情进展，血压可持续下降直至休克。两肺满布湿啰音和哮鸣音，心率增快，心尖部第一心音减弱，可闻及舒张期奔马律，肺动脉瓣第二心音亢进。

（三）常用护理诊断

1. 气体交换受损：与急性肺水肿有关。

2. 恐惧：与病情突发、严重，极度呼吸困难及窒息感有关，与抢救时的紧张气氛有关。

（四）护理目标

1. 能维持良好的气体交换状态。
2. 情绪逐渐稳定，表情安静。

（五）护理措施

1. 一般护理：安置患者进危重监护病房，协助患者取坐位，双腿下垂。必要时四肢轮流结扎，即扎止血带于四肢近心端，轮流结扎三个肢体，每隔 5min 换一个肢体，平均每个肢体扎 15min，放松 5min，结扎不宜过紧，也不宜过久，以免引起动脉供血障碍和坏疽。

2. 氧疗护理：迅速开放气道，立即 6～8L/min 高流量鼻导管给氧。氧气湿化瓶内加入 20%～30%酒精，以降低肺泡内泡沫的表面张力，使泡沫破裂有利于改善通气。注意保持呼吸道通畅和鼻导管通畅，间断吸取气道分泌物，做好口、鼻腔护理。患者持续高浓度吸氧可出现衰弱无力、恶心、呕吐、干咳、胸骨后疼痛及抽搐等氧中毒征象，故高浓度吸氧时间不宜过长。若 PaO_2 仍小于 60mmHg，则应给予机械通气辅助呼吸，常用呼气末正压通气（PEEP），加压给氧以降低吸氧浓度，提高肺泡内压力，减少浆液渗出，改善肺泡换气功能。

3. 用药护理：迅速建立静脉通道，按医嘱及时准确给予强心、利尿、镇静、血管扩张剂等药物，并观察疗效和不良反应。如应用扩血管药要严格遵医嘱用药，并定时监测血压，根据血压调节剂量，尽量用输液泵控制滴速。硝普钠稀释后溶液不稳定，故应现用现配；硝普钠见光易变质分解，应避光滴注；硝普钠含有氧化物，大剂量长期使用会发生硫氰酸中毒，故连续用药不宜超过 24h。多巴酚丁胺可使心律失常发生率增加，所以应注意监测心率和心律的变化。

4. 病情观察：严密监测生命体征、血氧饱和度、心电图、血电解质、血气分析等变化；准确记录 24h 液体出入量；观察意识、皮肤温度颜色和肺部湿啰音等的变化；出现休克表现时，应立即报告医生，并配合抢救；对安置漂浮导管者监测血流动力学指标的变化。

5. 心理护理：鼓励患者说出内心感受，尽量陪护患者，耐心与患者交谈，讲解急性心力衰竭的有关知识，以消除患者恐惧心理。医护人员避免在患者面前讨论病情，必要时留陪护。护士应与家属密切接触，提供情感支持。抢救患者时必须保持镇静、操作熟练、忙而不乱，给患者以信任、安全感。

（六）护理评价

1. 无呼吸困难、缺氧。肺部湿啰音及哮鸣音消失。

2. 血气分析正常。

3. 情绪稳定、乐观。

（七）健康教育

1. 向患者及家属介绍急性心力衰竭的病因，指导其针对基本病因进行治疗、避免诱因。如控制高血压、积极治疗原发心脏疾病等。

2. 嘱患者在静脉输液前主动向医护人员说明心脏病史，及时控制输液量及速度。

3. 嘱患者定期门诊复查，观察患者进展情况，出现频繁咳嗽、气急、咳粉红色泡沫痰时应立即取端坐位，及时到医院就诊。

（八）预后

急性心力衰竭的近期预后与基础病因，心功能恶化程度及抢救是否及时、合理等因素有关。由于某些因素，如血压急剧升高，严重心律失常，输液过多、过快等造成的急性左心衰竭较易控制，预后相对较好。急性心肌梗死造成的急性心力衰竭，心源性休克死亡率较高。心脏瓣膜病合并急性左心衰竭病死率高。心肌疾病出现急性左心衰竭后大多逐渐发展为顽固型心力衰竭，预后甚差。

第二节　心律失常患者护理

心律失常是指心脏冲动的频率、节律、起源部位、传导速度与激动顺序的异常。正常心律起源于窦房结，频率为 $60 \sim 100$ 次/分钟（成人），比较规则。窦房结冲动经正常房室传导系统顺序激动心房和心室，传导时间恒定（成人 $0.12 \sim 1.21s$）；冲动经束支及其分支以及浦肯野纤维到达心室肌的传导时间也恒定（小于 $0.10s$）。

心律失常按照发生时心率的快慢可分为快速性心律失常和缓慢性心律失常两大类。快速性心律失常，如期前收缩、阵发性心动过速、扑动和颤动等；缓慢性心律失常，如窦性心动过缓、房室传导阻滞等。

一、窦性心律失常

窦性心律冲动起源于窦房结，属于正常节律。其频率因性别、年龄、体力活动等不同而有显著差异。心电图特征：窦性心律的 P 波（Ⅰ、Ⅱ、aVF 导联直立，aVR 导联倒置）规律出现，成人频率为 $60 \sim 100$ 次/分钟。

（一）窦性心动过速

成人窦性心律的频率超过 100 次/分钟称为窦性心动过速，是最常见的一种心动过速。

1. 病因与发病机制

窦性心动过速常与交感神经兴奋性增高或迷走神经张力降低有关，是多种原因引起。

（1）生理性：如由吸烟、饮茶或咖啡、饮酒、体力活动或情绪激动等引起。

（2）病理性：发热、贫血、甲状腺功能亢进、呼吸功能不全、心力衰竭、心肌缺血、低钾血症、休克等时极易发生。

（3）药物：应用肾上腺素类、异丙肾上腺素、阿托品等引起。

2. 临床表现

通常逐渐开始和终止，常无症状或偶感心悸、出汗、头昏、眼花、乏力等。

（二）窦性心动过缓

成人窦性心律的频率低于 60 次/分钟称为窦性心动过缓，常同时伴发窦性心律不齐（同一导联上不同 PP 间期的差异大于 0.12s）。

1. 病因与发病机制

（1）生理性：常见于健康的青年人、运动员、老年人与睡眠状态等。

（2）病理性：见于窦房结病变、急性下壁心肌梗死、颅内疾患、严重缺氧、甲状腺功能减退、阻塞性黄疸等病理状况。

（3）药物：应用拟胆碱药、胺碘酮、β 受体阻滞剂、洋地黄或非二氢吡啶类钙通道阻滞剂等药物时，亦可发生窦性心动过缓。

2. 临床表现

多无自觉症状，当心率过于缓慢（少于 40 次/分钟），出现心排血量不足时，患者可有胸闷、头晕甚至晕厥等症状。

（三）窦性停搏

窦性停搏亦称窦性静止，是指窦房结不能产生冲动，使心脏暂时停搏，或由低位起搏点（如房室结）发出逸搏或逸搏心律控制心室。频发窦性停搏是一种严重的心律失常，是窦房结功能衰竭的表现。

1. 病因与发病机制

（1）生理性：多是迷走神经张力增高或颈动脉窦过敏所致，如咽部受刺激、气管插管、按压颈动脉窦或眼球等。

（2）病理性：见于急性心肌梗死、窦房结变性与纤维、脑血管病变等。

（3）药物：应用洋地黄、乙酰胆碱等药物亦可引起窦性停搏。

2. 临床表现

若窦性停搏时间过长且无逸搏发生时，患者可出现头晕、黑矇、晕厥，严重者可发生

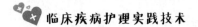

阿—斯综合征（由于心排血量突然下降所导致的晕厥，又称心源性脑缺血综合征），甚至死亡。

（四）病态窦房结综合征

病态窦房结综合征（SSS）简称病窦综合征，是由于窦房结或其周围组织的器质性病变导致的功能障碍而产生多种心律失常的综合表现。

1. 病因与发病机制

（1）窦房结或周围组织病变：冠心病、心肌炎（尤其是病毒性心肌炎）、心肌病等疾患可累及窦房结及其周围组织，为 SSS 常见病因；淀粉样变性、甲状腺功能减退、纤维化与脂肪浸润、硬化与退行性变等病变均可损害窦房结；窦房结动脉供血减少、窦房结周围神经和心房肌的病变亦可导致窦房结功能障碍。

（2）其他迷走神经张力增高，某些抗心律失常药物抑制窦房结功能，也可导致窦房结功能障碍。

2. 临床表现

起病隐袭，进展缓慢。患者可出现心、脑等脏器供血不足的症状，如发作性头晕、黑矇、乏力等，严重者可发生晕厥、阿—斯综合征。

二、期前收缩

期前收缩也称过早搏动（简称早搏），是由于窦房结以外的异位起搏点提早发出的冲动控制心脏收缩所致，为最常见的心律失常之一。期前收缩按其发生部位可分为室性、房性、房室交界性三类，其中以室性最常见，房性次之，房室交界性最少见。

（一）病因与发病机制

1. 功能性：可出现于健康人精神或体力疲劳、紧张、过多吸烟及过量饮用酒、茶、咖啡等，故也称为生理性期前收缩。

2. 器质性：可由许多心内、外疾病所引起，如冠心病、风湿性心瓣膜病、心肌炎、心肌病、甲状腺功能亢进、高血压病，以及败血症、药物作用和电解质紊乱等引起，也称为病理性期前收缩。

（二）临床表现

患者可无明显症状，部分患者有心脏停跳感，当期前收缩频发或连续发作时可有心悸、乏力、胸闷、恶心、晕厥、心绞痛症状。心脏听诊时心律不规则，提前出现搏动的第一心音增强，而第二心音减弱或消失，其后有一较长间歇。

三、阵发性心动过速

阵发性心动过速是一种阵发性快速而规律的异位心律，由连续三个或三个以上的期前收缩形成。根据异位起搏点的部位，可分为房性、房室交界区性和室性。由于前二者心电图难以区别，故统称为阵发性室上性心动过速（PSVT）。

（一）病因与发病机制

1. 阵发性室上性心动过速（PSVT）大多发生在无明显器质性心脏病的患者，也可见于风湿性心脏病、冠心病、甲状腺功能亢进、预激综合征、洋地黄中毒等患者。

2. 阵发性室性心动过速（PVT）大多见于有器质性心脏病的病人，最常见的为冠心病、急性心肌梗死，其他如心肌病、心肌炎、风湿性心脏病、洋地黄中毒、电解质紊乱、奎尼丁或胺碘酮中毒，亦有个别为病因不明的室性心动过速。

（二）临床表现

1. 阵发性室上性心动过速：突然发作、突然终止，持续数秒、数小时甚至数日，发作时患者可感心悸、头晕、胸闷、心绞痛，甚至发生心衰、休克，症状轻重取决于发作时的心率及持续时间。听诊心尖部第一心音强度恒定，心室率可达150～250次/分钟，心律绝对规则。

2. 阵发性室性心动过速：可因发作时心室率、发作持续时间、原有心脏病变而异。由于室性心动过速可严重影响心室排血量，使心、脑、肾血流供应骤然减少，临床上可出现严重心绞痛、呼吸困难、发绀、低血压、晕厥、意识障碍、休克甚至猝死。听诊第一心音强度不一致，心率多在140～220次/分钟，心律稍不规则。

四、扑动与颤动

当自发性异位搏动的频率超过阵发性心动过速的范围时，形成扑动或颤动。根据异位搏动起源的部位不同，可分为心房扑动（atrial flutter，简称房扑）与心房颤动（简称房颤）、心室扑动（简称室扑）与心室颤动（简称室颤）。心房颤动是仅次于期前收缩的常见心律失常，心室扑动与颤动是极危重的心律失常。

（一）病因与发病机制

1. 心房扑动与心房颤动的病因基本相同，绝大多数见于器质性心脏病，最常见于风湿性心脏病二尖瓣狭窄、冠心病、心肌病，亦常见于甲状腺功能亢进、洋地黄中毒、缩窄性心包炎等。偶可发生于无器质性病变而病因不明者。

2. 心室扑动与心室颤动常为器质性心脏病及其他疾病患者临终前发生的心律失常，

临床上多见于急性心肌梗死、心肌病、严重低血钾、洋地黄中毒以及胺碘酮、奎尼丁中毒等。

（二）临床表现

1. 房扑：心室率不快者多无明显症状，心室率快者可有心悸、胸闷，甚至诱发心衰、心绞痛、低血压等。听诊时心律可规则或不规则。

2. 房颤：心房颤动的症状取决于心室率快慢。特发性房颤和心室率不快时可无症状；当心室率大于150次/分钟时，可有心悸、气促、乏力和心前区不适感，甚至发生左心衰竭、心绞痛或心源性休克等。房颤是左心衰竭最常见的诱因之一。此外，房颤时易形成左心房血栓，脱落时常发生动脉栓塞，尤以脑栓塞的发生率、致死率和残疾率最高。心脏听诊时第一心音强弱不等、心律绝对不规则、有脉搏短细。

3. 室扑与室颤：一旦发生，患者迅速出现意识丧失、抽搐，继之呼吸停顿、心音消失、脉搏消失、血压测不出。

五、心脏传导阻滞

根据阻滞发生部位分为窦房传导阻滞、房室传导阻滞（AVB）、房内传导阻滞和室内传导阻滞。其中房室传导阻滞又称房室阻滞，是指冲动从心房传入心室过程中受到不同程度的阻滞。按阻滞严重程度分为三度：第一度传导阻滞的传导时间延长，全部冲动仍能传导。第二度传导阻滞分为两型，即莫氏Ⅰ型（文氏型）和莫氏Ⅱ型。莫氏Ⅰ型阻滞表现为传导时间进行性延长，直至一次冲动不能传导；莫氏Ⅱ型阻滞表现为间歇出现的传导阻滞。第三度又称完全性传导阻滞，此时全部冲动不能被传导。

（一）病因与发病机制

正常人或运动员可发生文氏型房室阻滞（莫氏Ⅰ型），与迷走神经张力增高有关，常发生在夜间。亦可见于病理情况下，如急性心肌梗死、冠状动脉痉挛、病毒性心肌炎、心肌病、急性风湿热、先天性心血管病、原发性高血压、心脏手术、电解质紊乱、药物中毒等。

（二）临床表现

1. 第一度房室传导阻滞：除原发病症状外，通常无其他症状。因PR间期延长，听诊时心尖部第一心音减弱。

2. 第二度房室阻滞：可无症状，或有心悸。Ⅰ型患者有心搏脱漏感，预后较好；Ⅱ型患者亦可有心搏脱漏感，常有乏力、头晕、胸闷、晕厥等，易发展为完全性传导阻滞，预后较差。

3. 第三度房室阻滞：临床症状取决于心室率的快慢与伴随病变，症状包括疲乏、头晕、晕厥、心绞痛、心力衰竭等。若心室率过慢导致脑缺血，患者可出现暂时性意识丧失，甚至抽搐，即阿—斯综合征，严重者可猝死。听诊第一心音强度经常变化，可闻及心房音，心率通常在 20～40 次/分钟，血压偏低。

（三）护理评估

1. 健康史

（1）询问患者有无有关病因，例如：有无冠心病、心力衰竭、心肌病、心肌炎、药物中毒等，有无电解质紊乱和低氧血症、酸碱平衡失调等，职业情况、工作环境如何，有无吸烟、饮茶或咖啡嗜好。

（2）心律失常既往有无类似发作情况及缓解方式，对日常生活、工作有无影响。既往发作时是否伴有呼吸困难、胸痛、头晕、黑矇或晕厥、抽搐等，是否与精神情绪、吸烟、饮茶或咖啡有关。有晕厥史的患者，要向患者及其知情者询问晕厥发作前有无诱因及先兆症状，了解晕厥发作时的体位、晕厥持续时间、伴随症状等。既往及目前检查、用药和治疗情况。

2. 身体状况

（1）心律失常的发作频率、持续时间。

（2）发作时的主要症状及伴随症状，是否伴有胸痛、极度乏力、呼吸困难、意识丧失、晕厥、发热、抽搐等症状。

（3）检查脉搏、呼吸、心率、心律、心音、血压，以及有无突眼、甲状腺肿大等。

3. 实验室及其他检查

（1）心电图检查（常规心电图、24h 动态心电图、心电监护）明确有无心律失常及心律失常发生的特点。

（2）胸部 X 线及超声心动图检查协助判断心律失常的病因。

4. 心理社会资料

心律失常反复发作或发作持续时间长的患者，由于心前区不适感常引起焦虑和恐惧等不良情绪。因此，应主要了解心律失常发作时与正常生活和工作的关系，患者近期有无不安和恐惧等情绪改变，患者有哪些需求及患者家属、社会对患者的关心程度。

（四）常用护理诊断

1. 活动无耐力：与严重心律失常导致心排血量减少有关。

2. 潜在并发症：猝死。

3. 有受伤的危险：与心律失常引起的头晕、晕厥有关。

4. 恐惧：与严重心律失常反复发作，对治疗缺乏信心有关。

（五）护理目标

1. 患者活动耐力增加。

2. 心律失常的危险征兆能被及时发现并得到处理，未发生猝死。

3. 未发生跌倒、受伤。

4. 焦虑、恐惧情绪减轻或得到控制，积极配合治疗。

（六）护理措施

1. 活动无耐力

（1）环境与饮食：保持环境安静、舒适，限制探视，减少不良刺激，以保证患者充足的睡眠和休息。给予高蛋白质、高维生素、低脂肪、低钠饮食，不宜过饱；戒烟戒酒，不饮浓茶、咖啡等兴奋饮料。保持大便通畅。

（2）休息与活动：非器质性心脏病、症状较轻的心律失常患者，鼓励其正常工作和生活，注意劳逸结合，避免过度劳累。阵发性室性心动过速、窦性停搏、第二度Ⅱ型或第三度房室传导阻滞等严重心律失常患者应绝对卧床休息，卧床期间协助加强生活护理。伴胸闷、心悸、头晕等不适时，应采取高枕卧位、半卧位或其他舒适体位，尽量避免左侧卧位，因左侧卧位时患者常能感觉到心脏的搏动而加重不适感。有头晕、晕厥发作或曾有跌倒病史者，避免剧烈活动、情绪激动或紧张、快速改变体位等，一旦有头晕、黑矇等先兆时立即平卧，以免跌伤。嘱患者不要单独外出，防止意外。

（3）给氧：伴呼吸困难、发绀等缺氧表现时，给予 2～4L/min 氧气吸入。

（4）用药护理：立即建立静脉通道，为用药、抢救做好准备。几乎所有抗心律失常药物都有致心律失常作用，有些药物还可能致死（如奎尼丁等），因此，护士不仅要观察药物的疗效，更要严密观察药物的副作用，以便及时停用，并得到及时有效的处理。

①及时遵医嘱给予抗心律失常药物。告诉患者心律失常常用药物名称、剂量、用法、不良反应，必要时提供书面资料。口服药要定时定量，用餐时或用餐后服用可减少胃肠道反应。静脉给药要注意浓度和速度。严格按时按量用药，静脉注射时速度宜慢，静脉滴注药物时尽量用输液泵调节速度。

②密切观察用药后疗效和不良反应，给予相应的护理。a. 奎尼丁：可出现神经系统方面改变，也可致血压下降、QRS 波增宽、Q-T 间期延长，故给药时须定期测心电图、血压、心率、心律，若血压下降、心率减慢或心律不齐应暂停给药。b. 利多卡因：可致头晕、嗜睡、视物模糊、抽搐和呼吸抑制，故静脉注射后 1h 之内的总量不宜超过 300mg。c. 苯妥英钠：可引起皮疹、粒细胞减少等，故用药期间须定期复查白细胞计数。d. 普罗帕酮：易致恶心、口干、头痛、眩晕等，常饭后服用。e. 维拉帕米：可致眩晕、恶心、呕吐、便秘、心悸、血压下降、心动过缓、传导阻滞，甚至停搏，严重不良反应须紧急治疗。f. 腺苷：常见面部潮红、呼吸困难、胸部压迫感，通常 1～2min 内消失，也可有短

暂的窦性停搏、室性期前收缩等，须注意观察。

2. 潜在并发症（猝死）

（1）病情观察

①评估危险因素：监测并及时纠正致心律失常的各种危险因素（如冠心病、心力衰竭、心肌病、低血钾、低血镁、药物中毒等），监测血流动力学变化。

②心电监护：对严重心律失常者，应持续心电监护，及时发现心律失常变化和危急征兆。发现频发（每分钟发生 5 次以上）、多源性、成对的或呈 RonT 现象的室性期前收缩，阵发性室性心动过速，窦性停搏，第二度 II 型或第三度房室传导阻滞等，应立即报告医生，并积极协助处理。

③严密监测用药前、中、后患者的心率、心律、心电图、生命体征、血氧饱和度变化。房颤患者要同时测量心率和脉率。

（2）配合抢救

建立静脉通道，准备好抗心律失常药物、其他抢救药品、除颤器及临时起搏器等。遵医嘱给予药物治疗和抢救，发生心室颤动者应立即施行胸外心脏按压或非同步直流电除颤，必要时配合临时心脏起搏治疗。

3. 有受伤的危险

（1）评估危险因素：向患者及知情者询问晕厥发作前有无诱因及先兆症状，了解晕厥发作时的体位、持续时间、伴随症状等。必要时心电监护，动态观察心律失常的类型。

（2）避免诱因：嘱患者避免剧烈活动、情绪激动或紧张、快速改变体位等。一旦有头晕、黑矇等先兆时应立即平卧，以免跌伤。

（3）休息与活动：有头晕、晕厥发作或跌倒病史者应卧床休息，加强生活护理。嘱患者不要单独外出，防止意外。

（4）遵医嘱治疗：心率显著缓慢者可给予阿托品、异丙肾上腺素等药物或人工心脏起搏治疗，对其他心律失常患者可遵医嘱给予抗心律失常药物。

4. 恐惧

鼓励患者及家属表达对本病感受。给予心理安慰，减轻患者心理压力，避免情绪紧张。执行任何治疗护理操作前应对患者耐心解释，加强护患间的交流，取得患者信任，以提高其安全感。向患者介绍病情、治疗及预防等知识，鼓励患者参与制订护理计划，鼓励患者、工作人员及家属之间多方面地交流，以增强其战胜疾病的信心。

（七）护理评价

1. 患者自诉活动耐力增加，活动时无不适。

2. 未发生猝死。

3. 未发生跌倒、受伤。

4. 焦虑、恐惧情绪减轻或消失，对疾病治疗充满信心。

（八）健康教育

1. 向患者及家属介绍心律失常的常见病因、诱因及防治知识。

2. 指导患者少食多餐，选择清淡、易消化、低脂肪和富营养的饮食，避免饱食及进食刺激性饮料（如浓茶、咖啡等）、禁止吸烟和酗酒。多食纤维素丰富的食物，保持大便通畅，心动过缓患者避免排便时屏气，以免兴奋迷走神经而加重心动过缓。心力衰竭患者应限制钠盐的摄入，对服用利尿剂患者应多进食含钾盐食物，如橘子、香蕉等，避免低钾性心律失常。

3. 指导患者根据病情安排休息与活动。鼓励无器质性心脏病者积极参加体育锻炼。有器质性心脏病者，根据心功能情况适当活动。有晕厥史者避免从事驾驶、高空作业等有危险性的工作。头晕、黑矇时立即平卧，以免摔伤。

4. 告知患者生活应有规律，保证充足的休息和睡眠；保持情绪稳定，最大限度减少不良刺激；避免劳累、感染，防止诱发心力衰竭。心动过缓患者要保持大便通畅，避免排便时过度屏气，以免兴奋迷走神经而加重心动过缓。

5. 教会患者自测脉搏的方法以利于自我监测病情，每日至少测量脉搏 1 次，每次应在 1 分钟以上。告诉患者家属心律失常复发时，如何采取适当措施。如尝试采取刺激迷走神经的物理方法终止阵发性室上性心动过速的发作。对反复发生严重心律失常危及生命者，教会家属心肺复苏术以备应急。告诉患者及家属出现下列情况应及时就诊：脉搏小于 60 次/分钟，伴头晕、目眩感；脉搏大于 100 次/分钟，休息及放松后仍不减慢；脉搏节律不齐，有漏搏，期前收缩现象每分钟发生 5 次以上。

6. 告诉患者药物疗效及不良反应，不可自行增减药量、停药或擅自改用其他药物，有异常时及时就诊。定期接受医院随访，定期复查心电图。

（九）预后

心律失常的预后主要取决于心律失常的类型及并发其他器质性心脏病的严重程度。人工心脏起搏治疗或射频消融术，可使部分心律失常患者获得根治或极大提高生活质量，延长寿命，但亦有部分严重心律失常如室性心动过速，可演变为心室颤动而猝死。

第三节　心脏瓣膜病患者护理

心脏瓣膜病是由于炎症、退行性改变、黏液样变性、缺血性坏死、先天性畸形、创伤等引起的单个或多个瓣膜结构（包括瓣叶、瓣环、腱索或乳头肌）的功能或结构异常，导致瓣口狭窄及（或）关闭不全。心室和主、肺动脉根部严重扩张亦可产生相应房室瓣和半月瓣的相对性关闭不全。

一、治疗要点

1. 预防疾病的关键在于积极防治风湿热，在瓣膜病变已形成后，仍应积极防止风湿活动。合理安排休息与劳动，提高肌体抵抗力，积极预防呼吸道感染。

2. 积极防治并发症，包括心功能不全的治疗、急性肺水肿的抢救、心房颤动的控制和消除等。

3. 外科及介入治疗：无症状者，一般不需要手术。有症状且属手术适应证者，可选择扩瓣术、瓣膜成形术、瓣膜置换术，对瓣膜狭窄者可行经皮穿刺球囊瓣膜扩张术等。

二、护理评估

（一）健康史

1. 询问有无风湿热或慢性咽炎、扁桃体炎等链球菌感染史，近期有无风湿活动、呼吸道感染、心律失常、过度劳累及情绪激动等使病情加重的情况。

2. 既往体质如何，是否易患上呼吸道感染和扁桃体炎，有无关节炎等病史，治疗情况如何。疾病的发生及病情的进展情况，有无并发症的出现，过去的治疗情况及疗效等。患者的职业与工作环境、运动锻炼与耐受程度等情况如何。有无烟酒嗜好。

（二）身体评估

1. 有无心源性呼吸困难、咳泡沫状痰、肺淤血及肺水肿等表现，有无乏力、心悸、心绞痛、晕厥等心、脑供血不足的表现，有无少尿、水肿、食欲不振、恶心、呕吐等体循环淤血的表现。

2. 有无充血性心力衰竭、心律失常、栓塞、亚急性感染性心内膜炎、肺部感染、急性肺水肿等并发症。

（三）实验室及其他检查

X线检查、心电图检查、超声心动图检查、心导管检查等有无上述异常改变。

（四）心理社会资料

询问患者及家属：①是否因病程漫长，反复发作，社会支持差，甚至发生并发症，而有焦虑不安、神经过敏、压抑等心理反应。②患病对工作、交际和家庭生活带来的影响，是否影响个人能力的发挥，自我评价是否改变。③对治疗护理的要求。④对预后的信心。⑤患者的认识及重视程度，家庭居住条件，家庭能否为患者提供照顾。⑥社区卫生服务机构能否为患者提供服务。

三、常用护理诊断

1. 心排血量减少：与瓣膜狭窄或血液反流使心排血量减少，并发心力衰竭、心律失常有关。

2. 有感染的危险：与长期肺淤血、抵抗力下降及风湿活动有关。

3. 焦虑：与病情反复，经济困难，担心工作、生活和前途有关。

4. 潜在并发症：心力衰竭、心律失常，亚急性感染性心内膜炎、血栓栓塞、肺部感染。

5. 知识缺乏：与患者不了解疾病过程、治疗手段有关。

6. 家庭应对无效：与长期照顾患者导致其家庭人力、精力及经济负担过重有关。

四、护理目标

1. 患者心排血量正常。

2. 患者自我保护意识增强，未发生感染。

3. 焦虑情绪减轻或消失。

4. 无并发症发生，或一旦发生能及时发现和配合医生处理。

5. 患者了解疾病的特点、治疗方法，能积极配合治疗。

6. 家庭成员能从各方面给予患者支持，积极配合医院治疗。

五、护理措施

（一）一般护理

1. 休息

可减轻心脏负荷，防止心力衰竭及并发症。应根据心功能状态安排休息与活动。心功能代偿期一般不限制体力活动，可以适当锻炼，参加轻工作，因为适当活动可改善心肌代谢，增加抵抗力，预防感染。活动量以不感到心悸、气急、疲劳为度，但应避免剧烈活动和过度劳累，保持充足的睡眠。心功能失代偿期，应根据病情，增加休息、限制活动，心功能Ⅳ级应绝对卧床休息，患者取坐位或半卧位。保持病室安静，限制探视。

2. 饮食护理

应给予低钠、低脂肪、高蛋白质、高纤维素、易消化的清淡饮食，以加强营养，增强肌体抵抗力；心力衰竭者每餐不宜过饱，多食新鲜蔬菜、水果，保持大便通畅，以减轻心脏负荷。

（二）对症护理

1. 风湿症状

风心病患者风湿症状反复出现。风心病患者应绝对卧床休息至症状消失，至实验室指标恢复正常后 3～4 个月才可逐渐增加活动量；风湿性关节炎患者应尽量减少关节活动，并下垫软垫，可局部热敷，以促进血液循环，减轻肿痛；发热患者应观察热型及伴随症状，体温超过 38.5℃时应给予物理降温，并记录降温效果，4h 测体温 1 次，并做好口腔及皮肤护理。

2. 吸氧

合并心力衰竭时可给予适当吸氧。

（三）用药护理

遵医嘱给予抗生素及抗风湿药物治疗。应用苄星青霉素 120 万 U，每 4 周肌内注射 1 次，可长期甚至终生使用。该药溶解后为白色乳剂，易堵塞针头，尤其是在寒冷季节注射时，应选择 9 号针头，用 8～12mL 生理盐水稀释，更换 8 号针头快速肌内注射。阿司匹林可致胃肠道反应、牙龈出血、血尿、柏油样便等不良反应，应饭后服药并观察有无出血。

（四）病情观察

①密切观察体温、咳嗽、咳痰、呼吸音等状况的变化，以便及时发现肺部感染。②观察有无心功能不全的表现，当出现劳力性或夜间阵发性呼吸困难、乏力、尿量减少等症状时，应及时报告医生处理；如出现极度呼吸困难、端坐呼吸、咳粉红色泡沫状痰等急性肺水肿表现时，在报告医生的同时，应准备抢救物品，配合抢救。③注意脉搏、心率和心律的变化，以便及时发现心律失常。④密切观察有无栓塞的征兆，及时发现脑栓塞、四肢动脉栓塞、肾栓塞、脾栓塞、肺栓塞，以利紧急处理和做好相应护理。⑤对不明原因发热的患者，应注意观察有无皮肤黏膜淤点、贫血、脾大、杵状指等表现，并遵医嘱采血送血细菌培养，以及时诊断亚急性感染性心内膜炎和正确使用抗生素；注意红细胞沉降率和抗链球菌溶血素 "O" 滴度的检测结果，以及时诊断风湿症状和采取相应的治疗、护理措施。

（五）心理护理

告知患者预防感冒，防止风湿症状出现；如果条件允许，介入和手术治疗是治疗本病的有效方法，可以提高患者的生活质量和远期存活率；多安慰、鼓励患者，消除其焦虑、悲观等情绪。

六、护理评价

1. 患者晕厥发作减少或无再次发作，心排血量正常。

2. 体温正常。

3. 情绪稳定，能积极配合治疗。

4. 无并发症发生或能及时发现并配合医生处理。

5. 患者了解疾病的有关知识，并能积极配合治疗。

七、健康教育

1. 告知患者及家属本病病因及进程特点，说明治疗风心病的长期性和艰巨性，有手术指征者，应动员其尽早手术，以提高生活质量。鼓励患者正确对待疾病，积极配合治疗，树立战胜疾病的信心。

2. 预防风湿活动反复发作，改善居住环境，保持室内空气流通、阳光充足、温暖，注意防寒保暖，避免劳累和精神紧张。嘱患者在拔牙、分娩以及接受导尿术、内镜检查、人工流产等手术操作前，要把风心病史告诉医生，以便预防性地使用抗生素；育龄妇女应根据心功能情况在医生指导下控制好妊娠和分娩时机（心功能Ⅲ、Ⅳ级的患者最好不要生育）。扁桃体炎反复发作的患者，最好在风湿症状控制后 24 个月手术摘除扁桃体。

3. 指导患者限制食盐及脂肪的摄入，饮食以少量多餐为原则，多食动物性蛋白质，以增加患者的抵抗力。

4. 帮助患者协调好活动与休息，做到既不因过度操劳而加重病情，又不因过分休息而致抵抗力下降。女性患者不要因繁重的家务劳动而使病情加重，做好家属工作，使之能够理解、支持并照顾好患者。

5. 告诉患者坚持按医嘱服药的重要性，详细介绍所用药物的名称、用法、疗效及不良反应。

6. 定期门诊复查，病情变化时及时就医。

八、预后

各种风湿性心脏瓣膜病病程长短不一，有的可长期处于代偿期而无明显症状，有的则病情进展迅速，最常见的死亡原因是心力衰竭。手术治疗可显著提高患者生活质量和存活率。

第四节 冠状动脉粥样硬化性心脏病患者护理

冠状动脉粥样硬化性心脏病是指冠状动脉粥样硬化使血管腔狭窄或阻塞，或（和）因冠状动脉痉挛导致心肌缺血、缺氧或坏死而引起的心脏病，统称冠状动脉性心脏病，简称冠心病，亦称缺血性心脏病。

本病多发生于 40 岁以后的脑力劳动者，男性发病多于女性，是严重危害人类健康的常见病，在我国发病率呈增长趋势。

一、病因与发病机制

（一）病因

1. 年龄与性别：多见于 40 岁以上的中、老年人，近年来临床发病年龄有年轻化趋势。男性多于女性，女性更年期后发病率增加。

2. 血脂异常：脂质代谢异常是动脉粥样硬化最重要的危险因素。总胆固醇（TC）、甘油三酯（TG）、低密度脂蛋白（LDL）或极低密度脂蛋白（VLDL）增高，相应的载脂蛋白 B（ApoB）增高；高密度脂蛋白（HDL）、载脂蛋白 A（ApoA）降低都被认为是危险因素。此外，脂蛋白（a）〔Lp（a）〕增高也被认为是独立的危险因素。

3. 高血压：血压增高是本病最常见的危险因素。60%～70% 的冠状动脉粥样硬化患者有高血压，高血压患者患本病较血压正常者高 3～4 倍。

4. 吸烟：吸烟者比不吸烟者发病率和病死率增高 2～6 倍，且与每日吸烟支数呈正比。

5. 糖尿病：糖尿病患者本病患病率较非糖尿病者高出两倍。

6. 其他因素：肥胖，体力活动过少，高热量高动物脂肪饮食方式，摄糖、摄钠过多，遗传，A 型性格，胰岛素抵抗，某些微量元素摄入不足等也与本病有关。

（二）发病机制

上述危险因素损伤动脉内膜，动脉内膜下的巨噬细胞吞噬侵入的脂质，并刺激平滑肌细胞增生，最终引起动脉粥样硬化的形成；同时，内膜下胶原纤维暴露，血小板黏附聚集，形成附壁血栓，血小板可释出许多细胞因子。这些因子进入动脉壁，也对促发粥样硬化病变中平滑肌细胞增生起重要作用。冠状动脉发生粥样硬化后，出现管腔狭窄，甚至闭塞而引起心肌缺血，导致冠心病的发生。

（三）临床分型

冠心病可分为：①无症状心肌缺血；②心绞痛；③心肌梗死；④缺血性心肌病；⑤猝死。近年心血管病专家趋向于将冠心病分为急性冠脉综合征（ACS）和慢性冠脉病（CAD）或称慢性缺血综合征（CJS）两大类。ACS 包括不稳定型心绞痛（UA）、非 ST 段抬高性心肌梗死（NSTEMI）和 ST 段抬高性心肌梗死（STEMI）。CAD 包括稳定型心绞痛、冠脉正常的心绞痛、无症状性心肌缺血和缺血性心力衰竭（缺血性心肌病）。

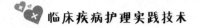

二、护理评估

（一）健康史

1. 询问患者有无高血压、高血脂、吸烟、糖尿病、肥胖等危险因素，了解患者的年龄、饮食习惯、生活方式、工作性质及性格，有无劳累、情绪激动、饱食、寒冷、吸烟、心动过速及休克等诱发因素。

2. 重点评估：患者胸痛的部位、性质、持续时间、诱发因素及缓解方式，有无向其他部位放射，与以往发作有何不同，发作的频率和药物治疗效果；心绞痛的临床类型辨别。

（二）身体状况

注意评估患者的心率、血压、额外心音以及心脏杂音。

（三）实验室及其他检查

重点评估：心电图（静息、运动及动态）的变化特点，行选择性冠状动脉造影病人的血管病变部位和狭窄程度，201TI-心肌显像所示的缺血部位和范围等。

（四）心理社会资料

注意评估心绞痛引起的紧张、焦虑和濒死感所致的恐惧心理。

三、主要护理诊断

1. 疼痛（胸痛）：与心肌缺血、缺氧有关。
2. 潜在并发症：急性心肌梗死。

四、目标

1. 能避免各种诱因，胸痛缓解或消失。
2. 住院期间未发生心肌梗死。

五、护理措施

（一）疼痛（胸痛）

1. 休息与活动

心绞痛发作时应立即停止活动，就地或卧床休息。采取中等流量吸氧。给予低盐、低脂肪、高维生素、易消化的饮食。保持大便通畅，避免用力排便。

2. 病情观察

注意观察心绞痛的发生部位、性质、持续时间及缓解方式，密切监测生命体征及心电图变化，观察有无心律失常、不稳定型心绞痛和急性心肌梗死等的发生，发现异常立即报告医生并协助处理。

3. 用药护理

应用硝酸酯制剂含化时，口腔应保持一定量的唾液以利于溶解，勿急于咽下。发作频繁者，可静脉滴注。该类药物的主要副作用是头痛、面红、心悸及血压下降。为防止低血压，应减慢滴速，取平卧位，变换体位，动作宜缓慢。

4. 心理护理

向患者解释紧张、焦虑可增加心肌氧耗、加重心肌缺血，甚至诱发心肌梗死，不利于病情稳定，故心绞痛发作时应由专人陪护，给予心理安慰，指导患者放松身心，缓解焦虑和恐惧。

（二）潜在并发症（急性心肌梗死）

1. 休息与活动

已经确诊心绞痛的患者，应避免劳累、情绪激动、饱食、寒冷、吸烟等诱发因素，适当增加休息时间，调整工种（避开重体力、精神过度集中的工作），以免并发急性心肌梗死。

2. 病情观察

密切观察心绞痛发作的特点有无改变，一旦出现较以往发作频繁、程度较剧、持续时间较久、硝酸甘油疗效差、诱发因素不明显，应警惕并发急性心肌梗死的可能。若心电图出现 ST 段一时性明显抬高或压低，T 波倒置或增高，应立即住院，按急性心肌梗死治疗及护理。

3. 心理护理

向患者及家属介绍心绞痛的基本知识，告知患者避免各种诱发因素、严格遵医嘱应用药物控制本病的危险因素（如高血脂、高血压等），保持平和的心绪，就可避免心肌梗死的发生，以解除患者因担心并发心肌梗死产生的恐惧心理。

六、护理评价

1. 患者胸痛缓解或基本消失，并能避免各种诱因。

2. 患者病情稳定，未发生心肌梗死。

七、其他护理诊断

1. 活动无耐力：与活动时诱发心绞痛有关。

2. 焦虑：与心绞痛反复发作及担心预后有关。

3. 知识缺乏：患者缺乏控制心绞痛的诱发因素及预防性用药的知识。

八、健康教育

1. 疾病知识介绍：与患者和家属共同寻找并控制冠心病的危险因素，避免各种诱发因素。教会病人和家属心绞痛发作时的缓解方法。指导患者正确用药，学会观察药物疗效和不良反应。嘱患者随身携带硝酸酯类药物以备急救，一旦心绞痛发作频繁、程度加重、持续时间延长、休息或硝酸甘油不能缓解，应警惕急性心肌梗死发生，立即护送就医。应定期门诊复查。

2. 调节生活方式：生活规律，按时作息。饮食应低热量、低脂肪、低胆固醇及低盐，戒烟限酒。适当运动，控制体重，减轻精神压力。

九、预后

多数心绞痛患者发病之后经积极治疗仍能从事一般性体力劳动，且能存活多年。部分患者有发生心肌梗死或猝死的危险，尤其是 ACS 患者。故应积极控制基本病因——冠状动脉粥样硬化。

第五节　原发性高血压患者护理

原发性高血压是以血压升高为主要表现的综合征，通常简称高血压。高血压是多种心脑血管疾病的重要病因和危险因素，影响重要脏器，如心、脑、肾的结构与功能，最终导致这些器官的功能衰竭。另有约 5% 的血压增高的患者，是某些疾病或病因引起的，称为继发性高血压。

一、护理评估

（一）健康史

1. 询问患者有无高血压家族史，有无摄盐过多、摄钙和摄钾过低、摄高蛋白质饮食和摄饱和脂肪酸过多的不良习惯，有无烟酒嗜好；了解患者个性特征、职业、人际关系，是否从事脑力劳动，或从事精神紧张度高的职业和长期在噪声环境中工作，有无肥胖、心脏病、肾脏疾病、糖尿病、高脂血症及痛风等病史及用药情况。

2. 评估患者头晕、头痛发生的时间、严重程度，以及与体位的关系，有无较重的视力模糊、鼻出血以及恶心、呕吐等症状。

（二）身体状况

评估血压波动情况，有无心界扩大、心尖搏动左下移位、心尖部第一心音增强、主动脉瓣区第二心音亢进、心脏杂音等；注意肢体有无感觉、运动障碍情况。

（三）实验室及其他检查

注意评估尿常规、肾功能有无异常，血糖、血脂、血尿酸是否增高，心电图、X 线有无心脏增大的表现。

（四）心理社会资料

高血压是一种须终生服药的慢性疾病，病情迁延不愈，且并发症多而严重，故须评估患者有无紧张、烦躁、焦虑和忧郁等不良心理。

二、常用护理诊断

1. 疼痛（头痛）：与血压升高有关。
2. 有受伤的危险：与头晕、视力模糊、意识障碍或发生体位性低血压有关。
3. 潜在并发症：如高血压急症等。

三、目标

1. 血压控制在目标范围，头痛减轻。
2. 头晕时未跌倒。
3. 住院期间未发生高血压急症。

四、护理措施

（一）疼痛（头痛）

1. 休息与活动：保持环境安静、舒适，减少探视，避免各种不良刺激。头痛时卧床休息，抬高床头，改变体位时动作应缓慢。护理操作应相对集中，动作轻巧，防止过多打扰患者，给予患者充分的休息。

2. 病情观察：定时测量血压，观察头痛的部位、性质及持续时间，有无心悸、乏力、恶心、呕吐等症状，密切注意患者的神志、呼吸、肢体活动及视力的变化，一旦发现异常及时报告医生。

3. 用药护理：遵医嘱用药，观察药物疗效及不良反应。部分降压药（如硝苯地平）有致头痛的副作用，应向患者说明，一旦头痛加重，应及时调换药物。

4. 心理护理：向患者及家属解释头痛主要与高血压有关，血压恢复正常且平稳后头痛即可减轻或消失。精神紧张、情绪激动会升高血压而加重头痛，故应避免。教会患者放松术，如心理训练、听音乐、深呼吸等。

（二）有受伤的危险

1. 安全防护：密切观察血压变化。患者出现头晕眼花、耳鸣、视力模糊等症状时，应卧床休息，下床活动必须有人陪伴，若头晕严重应严格卧床。生活必需品及呼叫器应置于伸手可及处以防坠床，必要时加用床栏。活动场所应光线充足、地面防滑、有扶手以防跌倒。

2. 直立低血压的预防及护理：告诉患者及家属应避免长时间站立，尤其在服降压药期间，长时间站立时，由于重力的作用，血液淤积于下肢，脑部血流量减少而致乏力、头晕、心悸、出汗、恶心、呕吐等，一旦发生应立即指导患者采取抬高下肢平卧位，以利于下肢血液回流。服用降压药应注意首剂效应，服药后宜卧床休息一段时间再下床活动，如为睡前服药，夜间起床排尿应注意动作缓慢；改变姿势，尤其是从卧、坐位起立时动作宜缓慢；不洗蒸汽浴或用过热的水洗澡；还应避免酗酒。

（三）潜在并发症（高血压急症）

1. 避免诱因：高血压患者大都具有个性过强、容易激动、遇事急躁、难以自抑等 A 型性格特点，应指导患者改变性格，保持心绪平和、轻松和稳定，避免情绪激动。严格按医嘱服用降压药物，不可擅自增减药量，更不可突然停药，以免血压突然急剧增高。同时应避免过劳、寒冷刺激等。

2. 病情监测：定时监测血压，一旦发现血压急剧升高、剧烈头痛、呕吐、出汗、视力模糊、神志改变、肢体运动障碍等，立即通知医生。

3. 急症护理：绝对卧床休息，抬高床头，避免一切不良刺激和活动，必要时遵医嘱给予镇静剂。保持呼吸道通畅，吸氧。严密观察神志、瞳孔及生命体征变化，进行呼吸、血压、心电监护。迅速建立静脉通道，维持输液通畅，遵医嘱给予降压、脱水、镇静治疗，注意血压不可骤降。

五、护理评价

1. 患者血压控制在目标范围内，头痛减轻或消失。

2. 患者病情稳定，无跌倒现象。

3. 患者能按医嘱服药，病情稳定。

六、健康教育

1. 疾病知识介绍：向患者及家属介绍高血压的相关知识，教会患者正确测量血压的方法。说明控制血压需要终生坚持服药，说明将血压控制在正常范围内可预防和减轻靶器官损害。教会患者自我心理调节，避免情绪激动。

2. 生活方式指导：①限制钠盐摄入，每日氯化钠应低于 6g。②合理膳食，多食富含钾、钙的绿色蔬菜，以及水果、豆类食物、油菜、香菇、木耳、大枣等；减少脂肪摄入，补充适当优质蛋白质。增加粗纤维食物摄入，以预防便秘。③戒烟限酒。④控制体重。⑤合理运动，根据患者年龄和血压水平选择适宜的运动方式，运动强度、时间和频度，以不出现不适为度。

3. 用药指导：强调长期药物治疗的重要性和必要性，教会患者观察药物疗效及不良反应，遵医嘱服药，不可随意增减药量、漏服、补吃药物或突然停药。

4. 定期复诊：根据患者危险度分层决定复诊时间。低危或中危者，可每 1~3 个月随诊一次；高危者，至少每个月随诊一次。出现血压波动等异常情况时，随时就诊。

七、预后

大部分高血压患者经积极的心理调节、生活和饮食方式转变、适当的体育锻炼、合适的药物治疗，均能满意地控制血压在目标范围内。少部分患者会因并发心力衰竭、脑血管意外或肾功能衰竭而死亡，也可因脑血管意外反复发生而遗留残疾。

第六节　病毒性心肌炎患者护理

病毒性心肌炎是指嗜心肌性病毒感染引起的，以心肌非特异性间质性炎症为主要病变的心肌炎。病毒性心肌炎分为无症状的心肌局灶性炎症和心肌弥漫性炎症所致的重症心肌炎。本病可发生于任何年龄阶段，但以儿童和青少年多见，是该年龄段最主要的猝死原因。

一、护理评估

（一）健康史

1. 评估患者发病前有无上呼吸道或肠道感染史，有无导致心肌炎发病的病毒感染、营养不良、剧烈运动、过度疲劳、寒冷、酗酒、妊娠和缺氧等诱因。

2. 评估患者有无心悸、胸闷、乏力等症状，着重观察有无心律失常、心力衰竭和心源性休克以及阿—斯综合征的表现。

（二）身体评估

评估有无与体温升高不相称的心动过速、心脏扩大、第一心音减弱、心脏杂音等。

（三）实验室及其他检查

重点评估心肌细胞损害引起的心肌酶、心肌肌钙蛋白增高的程度，注意心电图的异常，以及心内膜心肌活检的结果等。

（四）心理社会资料

评估患者有无因担心影响学业或工作而心神不宁，有无因担心留下后遗症或危及生命焦虑不安、忧心忡忡。

二、主要护理诊断

1. 活动无耐力：与心肌受损、并发心律失常或心力衰竭有关。
2. 潜在并发症：心律失常、心力衰竭。

三、目标

1. 活动耐力增强，生活能自理。
2. 住院期间未发生并发症或一经发生立即处理。

四、护理措施

（一）活动无耐力

1. 休息与活动：向患者及家属强调合理休息是本病康复的关键，它可减轻心脏负荷，降低心肌耗氧量，有利于心功能恢复，防止病情加重或转为慢性。轻症者急性期须卧床休息1个月；重症患者应卧床休息3个月以上，直至症状消失，各项检查指标恢复正常后方可逐渐增加活动量。保持环境安静，限制探视。保证充分的休息和睡眠。

2. 活动计划：病情稳定后，与患者及家属共同制订并安排每日的活动计划，要求逐渐增加活动量，以活动时不出现胸闷、心悸、呼吸困难、心律失常等表现为宜。

3. 饮食护理：摄取高蛋白质、高维生素、易消化的食物，尤其应补充富含维生素 C 的食物如新鲜蔬菜、水果，以促进心肌代谢与修复。戒烟酒、浓茶和咖啡。

4. 心理护理：告知患者体力恢复需要一定时间，不要急于求成，当活动耐力有所增加时，应及时予以鼓励。对不愿活动或害怕活动的患者，应给予心理疏导，督促患者完成耐力范围内的活动量。或采取游戏的方式，激发患者的活动兴趣。

（二）潜在并发症（心律失常、心力衰竭）

1. 病情观察：急性期应持续心电监护直至病情稳定。严密观察心率、心律、心电图变化，以及生命体征、尿量、意识、皮肤黏膜颜色，注意有无呼吸困难、咳嗽、发绀、颈静脉怒张、水肿、奔马律、肺部湿啰音等表现。备好抢救仪器及药品，一旦发生严重心律失常或急性心力衰竭，应立即通知医生并配合抢救。

2. 用药护理：遵医嘱正确使用洋地黄和抗心律失常药物时，应注意观察疗效和不良反应，出现异常情况应立即通知医生及时处理。静脉输液时，要注意输液速度和输液量，防止因输液速度过快或量过多而诱发或加重心力衰竭。

五、护理评价

1. 患者活动耐力增加，生活自理能力增强。
2. 病情稳定，未发生心律失常和心力衰竭。

六、其他护理诊断

1. 焦虑：与担心疾病预后、影响学习和前途有关。
2. 知识缺乏：患者缺乏配合治疗和自我护理等方面的知识。

七、健康教育

1. 活动指导：急性病毒性心肌炎患者出院后须继续休息3～6个月，无并发症患者可考虑恢复学习或轻体力工作，6个月至1年内避免剧烈运动或重体力劳动、妊娠等。

2. 饮食指导：多进食营养丰富、易消化的食物，补充富含维生素C的新鲜蔬菜和水果，戒烟酒和刺激性食物。

3. 自我保健：告知患者适当锻炼身体可以增加抵抗力。注意保暖，预防呼吸道感染。教会患者及家属测脉率、节律，发现异常或有胸闷、心悸等不适及时就诊。

八、预后

绝大多数患者经适当治疗后痊愈，部分患者心律失常尤其是各型期前收缩常持续存在，并易在感冒、劳累后加重，如无不适不必用抗心律失常药物干预。少数患者在急性期可因严重心律失常、急性心力衰竭和心源性休克而死亡。部分患者经过数周至数月后病情可趋稳定，但可能留有一定程度的心脏扩大、心功能减退、伴或不伴有心律失常或心电图异常等，经久不愈，形成慢性心肌炎，临床上很难与扩张型心肌病鉴别。

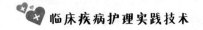

第七节　心肌病患者护理

心肌病是指伴有心肌功能障碍的心肌疾病。心肌病可分为五型，即扩张型心肌病、肥厚型心肌病、限制型心肌病、心律失常型右室心肌病以及未定型心肌病，以扩张型心肌病最常见，其次为肥厚型心肌病。近年来心肌病发病率有增加的趋势。

一、扩张型心肌病患者

扩张型心肌病（DCM）主要特征是单侧或双侧心腔扩大，心肌收缩期功能减退，常伴有充血性心力衰竭、心律失常，病死率较高。发病率男多于女，尤以青年男性为多。

（一）护理评估

1. 健康史

询问家族中有无相似的患者，有无病毒感染、中毒及代谢紊乱等情况，有无加重心肌病的诱因，如劳累、感染、毒素作用及酒精中毒等；重点评估患者气急、乏力、胸闷、水肿等心力衰竭的表现。

2. 身体评估

注意评估患者脑、内脏及四肢动脉栓塞的表现。注意评估心律改变、心脏杂音及第3、4心音等体征。

3. 实验室及其他检查

评估患者胸部 X 线片（心影增大、心胸比大于 50%）、心电图（各种心律失常）、超声心动图（各心腔增大、室壁变薄、动度变弱）。

4. 心理社会资料评估

评估患者有无因病程长、疗效差，加之反复的心力衰竭影响生活和工作，而产生的焦虑、烦躁和忧郁，甚至绝望的心理。

（二）主要护理诊断

1. 气体交换受损：与心力衰竭有关。
2. 活动无耐力：与心脏排血量减少有关。

（三）目标

1. 能维持良好的气体交换状态，呼吸困难减轻或消失。
2. 活动耐力逐渐增加。

（四）护理措施

1. 气体交换受损

（1）休息与活动

卧床休息可减轻心脏负荷，缓解肺、体循环淤血，增加肺气体交换，缓解缺氧引起的症状，并发心力衰竭者宜绝对卧床。活动量应视心功能情况而定。

（2）饮食护理

给予低盐、高蛋白质、高维生素清淡饮食，限制水分摄入量，多食蔬菜、水果和粗纤维食物，少食多餐，避免饱餐和刺激性食物。

（3）病情观察

密切观察生命体征，注意气急、乏力、胸闷和水肿的变化，做好液体出入量记录；注意动脉栓塞及心律失常的发生。

（4）用药护理

遵医嘱用药，观察药物疗效及不良反应。因对洋地黄药物耐受性差，故用药期间应密切观察有无洋地黄毒性反应。应用β受体阻滞剂，注意有无心动过缓等不良反应。应用抗心律失常药物时，要密切观察心率、心律及不良反应，发现异常及时向医生报告。

（5）心理护理

多陪伴患者，介绍疾病相关知识，给予心理安慰，解除因胸闷、心悸、呼吸困难造成的紧张、焦虑心理，鼓励患者树立战胜疾病的信心。

2. 活动无耐力

评估患者的心功能分级，根据其分级与患者及家属制订切实可行的活动计划。告知患者，体力恢复需要一定时间，不可操之过急，当活动耐力有所增加时，应及时给予鼓励；活动时必须由护士严密监测心率、心律、血压变化，若出现胸闷、心悸、呼吸困难、心律失常等，应立即停止活动，并以此作为限制最大活动量的指征。

（五）护理评价

1. 患者呼吸困难减轻或消失，发绀消失，肺部啰音消失。
2. 患者疲乏消失，活动时无不适感，活动耐力增加。

（六）其他护理诊断

1. 潜在并发症：心力衰竭、栓塞、心律失常。
2. 焦虑：与疾病呈慢性过程、病情日渐加重有关。

（七）健康教育

1. 疾病知识介绍：病毒感染不但可引发本病，在病程中还可加重本病，应告诉患者及家属避免受凉感冒、劳累及酗酒，合理安排休息，减轻心脏负担。

2. 用药指导：嘱患者院外严格按照出院医嘱服用药物，学会观察药物疗效及不良反应，发现异常及时复诊。

3. 生活指导：保持居室空气流通、阳光充足，预防上呼吸道感染。指导患者合理膳食，以促进心肌代谢，增强肌体抵抗力。

（八）预后

本病的病程长短不等，充血性心力衰竭的出现频度较高，预后不良。死亡原因多为心力衰竭和严重心律失常，不少患者猝死。

二、肥厚型心肌病患者

肥厚型心肌病（HCM）是以左心室和（或）右心室肥厚为特征，常为不对称性肥厚并累及室间隔，左心室血液充盈受阻、舒张期顺应性下降为基本病态的心肌病。根据左心室流出道有无梗阻又可分为梗阻性肥厚型和非梗阻性肥厚型心肌病。本病常为青年猝死的原因，后期可出现心力衰竭。

（一）护理评估

1. 健康史

本病遗传倾向大，故应询问患者家族中有无其他人患有相同的心肌病，有无代谢异常、情绪激动、高强度运动及高血压等诱因；评估患者的心悸、胸痛、劳力性呼吸困难及眩晕的特点、发作时间以及与体位的关系。

2. 身体状况

重点评估患者胸骨左缘第 3～4 肋间收缩期杂音的变化，杂音是否受药物、体位的影响。

3. 实验室及其他检查

重点评估超声心动图（室间隔的非对称性肥厚，舒张期室间隔的厚度与后壁之比大于或等于 1.3，间隔运动低下、心室腔变小）、心电图（左心室肥大、深而不宽的 Q 波或胸导联巨大的倒置 T 波）。

4. 心理社会资料

评估患者有无因病程长、反复胸痛，甚至晕厥、猝死而产生的焦虑、忧郁，甚至恐惧的心理。

（二）常用护理诊断

1. 疼痛（胸痛）：与肥厚心肌耗氧量增加、冠状动脉供血相对不足有关。

2. 有受伤的危险：与梗阻性肥厚型心肌病所致眩晕及晕厥有关。

3. 潜在并发症：晕厥、猝死。

（三）目标

1. 胸痛减轻或消失。

2. 住院期间未发生并发症。

（四）护理措施

1. 疼痛（胸痛）

（1）病情观察：密切观察胸痛的部位、性质、程度、持续时间、诱因及缓解方式，监测患者的血压、心率、心律及心电图变化。

（2）发作时护理：嘱患者立即停止活动，卧床休息；向患者及家属解释胸痛的原因，使之缓解紧张情绪；遵医嘱使用 β 受体阻滞剂或钙通道阻滞剂，注意有无心动过缓等不良反应；不宜用硝酸酯类药物，以免加重左心室流出道梗阻；吸氧，氧流量为 3～4L/min。

（3）防止诱因：向患者及家属说明，剧烈运动、突然屏气或站立、负重、情绪激动、饱餐、寒冷刺激、酗酒、吸烟等均可诱发心绞痛，应予避免。当患者胸痛加重或伴有冷汗、恶心、呕吐时，应向医生报告并协助处理。

2. 潜在并发症（晕厥、猝死）

（1）评估危险因素：向患者及知情者询问晕厥发作前有无诱因及先兆症状，了解晕厥发作时的体位、持续时间、伴随症状等。必要时心电监护，动态观察心律失常的类型。

（2）避免诱因：嘱患者避免剧烈活动、情绪激动或紧张、快速改变体位等。一旦有头晕、黑矇等先兆时应立即平卧，以免跌伤。

（3）休息与活动：有头晕、晕厥发作或跌倒病史者应卧床休息，加强生活护理。嘱患者不要单独外出，防止意外。

（4）遵医嘱治疗：心率显著缓慢者可给予阿托品、异丙肾上腺素等药物或人工心脏起搏治疗，对其他心律失常患者可遵医嘱给予抗心律失常药物。

（五）健康教育

1. 疾病知识介绍：向患者及家属介绍本病的相关知识，说明突发晕厥或猝死是本病最大的威胁，应避免情绪激动、突然用力或提取重物及剧烈运动等诱因。有晕厥史者，避免单独外出，以免发生意外。

2. 用药指导：教会患者及家属观察药物疗效及不良反应，嘱咐患者硝酸酯类药物属禁忌药物，应避免服用，定期门诊随访。

（六）预后

本病的预后因人而异，可从无症状到心力衰竭、猝死。心房颤动可促进心力衰竭的发生。少数患者可并发感染性心内膜炎或栓塞等。一般成人病例 10 年存活率为 80%，小儿病例为 50%。成人死亡多为猝死，而小儿则多为心力衰竭，其次为猝死。猝死在有阳性家族史的青少年中尤其多发。猝死原因多为室性心律失常，特别是心室颤动。

第八节　感染性心内膜炎患者护理

感染性心内膜炎（IE）是指微生物感染心内膜，并形成赘生物。赘生物为形态不一的血小板和纤维素团块，内含大量微生物和炎症细胞。炎症最常累及瓣膜，也可发生在心内其他部位。根据病程分为急性和亚急性感染性心内膜炎，以后者多见。根据瓣膜类型又分为自体瓣膜、人工瓣膜和静脉药瘾者的心内膜炎。

一、治疗要点

（一）抗生素治疗

抗生素治疗是最重要的治疗措施。用药原则为早期、联合、大剂量、长疗程、选用杀菌剂、静脉用药为主，并根据血清杀菌滴度调整药物剂量。药物应根据血培养和药敏试验选择，因本病大多数致病菌对青霉素敏感，可作为首选或联合庆大霉素、氨苄西林、万古霉素等静脉滴注，真菌感染者选用两性霉素 B，所有患者至少用药 4 周。

（二）外科手术治疗

对抗生素治疗无效、有严重心脏内并发症者（如腱索断裂等）应考虑手术治疗。

二、护理评估

（一）健康史

①询问患者有无心脏瓣膜病、先天性心脏病等病史。病前有无上呼吸道感染、咽峡炎、扁桃体炎等化脓菌感染，近期是否做过扁桃体切除术、拔牙、泌尿道器械检查及心脏手术等，有无静脉药瘾。②评估患者的热度、热型，是否影响到食欲而导致体重减轻；有无背痛、肌肉关节痛。

（二）身体状况

注意评估患者心脏杂音的变化、微血管炎所致的周围体征以及动脉栓塞的表现，评估有无心力衰竭、细菌性动脉瘤及转移性脓肿等并发症。

（三）实验室及其他检查

评估血培养结果及药敏试验，可明确致病菌并对药物选择起指导意义；评估尿常规检查可了解有无肾炎或肾梗死；本病可有进行性贫血、免疫球蛋白增高等；超声心动图可检出赘生物的大小、位置。

（四）心理社会资料评估

评估患者有无因病程长、病情反复或疗效不佳而产生的焦虑、烦躁或恐惧、悲观甚至绝望的心理。

三、主要护理诊断

1. 体温过高：与感染有关。
2. 潜在并发症：动脉栓塞。

四、目标

1. 感染得到控制，体温恢复正常。
2. 病情稳定，未发生并发症。

五、护理措施

（一）体温过高

1. 休息与活动：高热患者宜卧床休息，体温正常后亦应避免剧烈运动和情绪激动等。
2. 饮食护理：给予高热量、高蛋白质、高维生素、清淡、易消化的半流质或软食；鼓励患者多饮水，做好口腔护理。有心力衰竭的患者按心力衰竭患者饮食进行指导。
3. 病情观察：密切观察患者的体温变化，每 4 ～ 6h 测量体温 1 次，准确绘制体温曲线；注意观察皮肤及睑结膜淤点、甲床下线状出血，Osler 结节 Janeway 损害等以及消退情况；观察有无脑、肾、脾、肺、冠状动脉、肠系膜动脉及四肢动脉栓塞表现，一旦发现立即报告医生并协助处理。
4. 发热护理：高热患者给予物理降温（如冰袋、擦浴等），及时记录体温变化。出汗较多时及时更换内衣，并注意防止受凉。
5. 用药护理：遵医嘱应用抗生素治疗，注意观察疗效及不良反应。因疗程长，故应注意保护静脉，可使用静脉留置针以避免多次穿刺增加患者痛苦。
6. 正确采集血培养标本：因须多次采血，且每次采血量比较多，必要时还须暂停抗生素，故事先应向患者及家属说明，以取得他们的理解和配合。未经治疗的亚急性患者，应在第1天每间隔1h采血1次，共3次；如次日未见细菌生长，重复采血3次后，开始抗生素治疗。已用抗生素者，停药2～7天后采血。急性患者应在入院后立即安排采血，在3h内每隔1h采血1次，共取3次血标本后，按医嘱开始治疗。本病的菌血症为持续性，无须在体温升高时采血。每次采血10～20mL，同时做需氧和厌氧培养。

（二）潜在并发症（动脉栓塞）

1. 休息与活动：心脏超声发现巨大赘生物的患者，应绝对卧床休息，尽量避免一切活动，以防止赘生物脱落导致动脉栓塞。

2. 病情观察：密切观察患者有无栓塞征象，重点观察瞳孔、神志、肢体活动、皮肤温度及颜色等。当患者突然出现胸痛、气急、发绀和咯血时，应考虑肺栓塞的可能；出现腰痛、血尿等考虑肾栓塞的可能；当病人出现神志和精神改变、失语、吞咽困难、肢体运动障碍、瞳孔大小不等，甚至抽搐或昏迷征象时，警惕脑栓塞的可能；当出现肢体突发剧烈疼痛，局部皮肤温度下降、苍白，动脉搏动减弱或消失要考虑外周动脉栓塞的可能。发现上述异常，应立即报告医生并协助处理。

3. 心理护理：动脉栓塞引起的各种征象和功能障碍，导致患者紧张、恐惧甚至绝望，应向患者及家属做好安慰、解释工作，说明积极配合治疗和护理，是可以康复或部分恢复功能的。

六、护理评价

1. 患者体温恢复正常。
2. 患者病情稳定，未发生并发症。

七、其他护理诊断

1. 营养失调（低于肌体需要量）：与长期发热导致食欲减退、肌体消耗过多有关。
2. 焦虑：与发热、出现并发症、疗程长或病情反复有关。
3. 潜在并发症：心力衰竭。

八、健康教育

1. 疾病知识介绍：向患者及家属介绍本病的相关知识，有心脏瓣膜病、先天性心脏病等病史者，在施行拔牙、口腔或上呼吸道手术或操作、泌尿、生殖道、胆囊手术等侵入性诊治或其他外科手术治疗前，应预防性使用抗生素。

2. 生活指导：嘱患者平时注意保暖，避免感冒。保持口腔和皮肤清洁，少去公共场所。勿挤压痤疮、疖、痈等感染灶，减少病原体入侵的机会。加强营养，增强肌体抵抗力。

3. 自我病情监测：教会患者自我监测病情变化，如体温变化、有无栓塞表现等，定期门诊随访。

九、预后

预后取决于病原菌对抗生素的敏感性、治疗是否及时、瓣膜损害程度、病前心肾功能状况，以及患者年龄、手术时机与治疗条件和并发症的严重程度。未治疗的急性患者几乎均在 4 周内死亡，亚急性者的自然病程一般不小于 6 个月。主要死亡原因为心力衰竭、肾衰竭等。大多数患者可获得细菌学治愈，但近期和远期病死率仍较高，治愈后的 5 年存活率仅为 60%～70%，10% 在治疗后数月或数年内再次发病。

第九节　循环系统常用护理技术

一、人工心脏起搏的护理

人工心脏起搏是由人工心脏起搏器发放脉冲电流，通过起搏导线和电极传到心肌，使心脏激动和收缩，从而代替正常心脏起搏点，控制心脏按脉冲电流的频率有效地搏动。人工心脏起搏器由脉冲发生器、起搏导线和电极构成。择期手术者，安排在导管室内进行，危重患者可在床旁完成。

（一）适应证

1. 永久性（植入式）心脏起搏器

永久性（植入式）心脏起搏器的适应证如下：

（1）完全性或高度房室传导阻滞伴有临床症状者。

（2）伴有症状的束支—分支水平阻滞，间歇性二度 Ⅱ 型房室传导阻滞。

（3）病态窦房结综合征或房室传导阻滞，有明显临床症状或虽无症状，但清醒时逸搏心率小于 40 次/分钟或心脏停搏时间大于 3s。

（4）有窦房结功能障碍或房室传导阻滞的患者，必须采用具有减慢心率作用的药物治疗时，为了保证适当的心室率，应植入起搏器。

（5）反复发作的颈动脉窦性晕厥和血管迷走性晕厥，以心脏反应为主者。

（6）预防和治疗顽固性心力衰竭、心房颤动、心动过速、长 QT 间期综合征引起的恶性室性心律失常、肥厚型心肌病等。

2. 临时性心脏起搏器

临时性心脏起搏器适用于亟须起搏、房室传导阻滞有可能恢复的患者，以及超速抑制

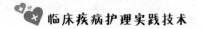

治疗异位快速心律失常或须"保护性"应用的患者。

（二）术前准备

1. 患者准备

（1）术前谈话：向患者及家属介绍安装起搏器的目的、手术过程及注意事项，以消除恐惧心理，取得合作。

（2）术前检查：做好血常规、出血和凝血时间及心电图检查等。

（3）术前备皮：植入临时起搏器的备皮范围为双侧腹股沟及会阴部，植入永久起搏器的备皮范围是左上胸部（包括颈部和腋下）。

（4）术前用药：停用抗凝剂至凝血酶原时间恢复正常范围。精神过度紧张者术前30min 肌内注射地西泮 10mg。同时进行青霉素、普鲁卡因过敏试验。

（5）术前饮食：择期手术者术前禁食 6h。

（6）大小便训练：训练患者床上使用便器，术前排空膀胱。

2. 用物准备

起搏器、消毒后的穿刺用物（如导管、电极、引导钢丝、穿刺针等）、监护仪、急救药品和心肺复苏设备。

（三）操作方法与术中护理

1. 操作方法

（1）安置临时心脏起搏器：采用电极导管外周静脉穿刺（通常选用右股静脉，其次是左锁骨下静脉和颈静脉）送至右心室，电极接触到心内膜，起搏器置于体外。放置时间一般不超过一个月。

（2）植入永久起搏器：将起搏电极导管从头静脉、锁骨下静脉及颈内或颈外静脉处穿刺插入，送至右心室或右心房，将电极头固定在心室肌小梁间或心房壁，起搏器埋藏于前胸壁胸大肌处皮下。

2. 术中护理

协助医生做好局部麻醉、固定电极、测定起搏参数等工作。了解患者术中的不适感受如疼痛等，给予心理安慰。严密监测患者生命体征及心电图变化，发现异常立即报告医生。

（四）术后护理

1. 休息与体位：嘱患者卧床 3～5 天，取平卧位或稍向左侧卧位，术侧肢体不宜过度活动以免电极脱落或切口出血。安置临时起搏器者须绝对卧床，术侧肢体避免屈曲和过度活动。嘱患者避免剧烈咳嗽，做好生活护理。

2. 病情观察：术后描记常规心电图，连续心电监护24h。监测起搏信号和感知功能。注意心率、心律、心电图变化及患者的不适感，发现电极导线移位、脱落或起搏感知障碍时，立即报告医生并协助处理。

3. 伤口护理：局部伤口包扎后，沙袋压迫6h，间歇减压时注意观察伤口有无渗血、红肿等情况。定期更换敷料，严格无菌操作，临时起搏器应每天换药1次。

4. 预防感染：术后遵医嘱给予抗生素预防感染，注意观察体温变化。

（五）健康教育

1. 起搏器知识介绍：向患者及家属介绍起搏器设置频率及使用年限，嘱患者妥善保管心脏起搏器植入卡，外出时随身携带以备急需。避免接触强磁场和高电压，如磁共振、激光、理疗、电灼等医疗设备以及家庭中的微波炉、电磁灶等。

2. 活动指导：避免术侧肢体过度用力或幅度过大的动作，影响起搏器功能或电极脱落。避免碰撞起搏器埋藏部位，清洁皮肤时注意保护起搏器埋藏部位，以防起搏器脱位。

3. 自我监测：教会患者自己测量脉搏，出现脉率过慢或过快及有乏力、头晕、晕厥等症状时，应及时就医。

4. 定期随访：出院后半年内每1～3个月随访1次，起搏器稳定后每半年随访1次，在起搏器使用年限到期前，应增加随访次数，于电池耗尽前及时更换起搏器。

二、心血管病介入性诊疗的护理

心血管病介入性诊疗是指通过导管术，将诊断或治疗用的各种器材送入心脏或血管内进行疾病诊断及治疗的方法。介入性诊断技术包括心导管检查术、冠状动脉造影术、外周血管造影、心内电生理检查等。介入性治疗包括经皮穿刺球囊二尖瓣分离术、心导管射频消融术、经皮穿刺腔内冠状动脉成形术、经皮穿刺冠状动脉内支架置入术、先天性心脏病介入治疗和心内起搏术等。所有手术均须在导管室内完成。

（一）心导管检查术的护理

心导管检查术是应用特制导管经皮穿刺，由外周动、静脉送入心脏和大血管，用以了解心脏各腔室、瓣膜与血管的结构及功能的一种介入性诊断技术，包括右心导管检查与选择性右心造影、左心导管检查与选择性左心造影，是心血管病介入性诊疗技术的基础手术。

1. 术前准备

（1）患者准备

①术前谈话：向患者及家属介绍心导管检查的目的、方法，说明检查的必要性和安全

性，以解除恐惧心理，必要时睡前应用地西泮，以保证充足的睡眠。

②术前检查：做好血常规、出血和凝血时间、血电解质、肝肾功能及 X 线、超声心动图检查，同时进行青霉素、碘过敏试验。

③术前备皮：根据需要行双侧腹股沟及会阴部或上肢、锁骨下静脉穿刺区常规备皮和清洁皮肤。

④术前饮食：术前禁食、禁饮 4～6h。

⑤大小便训练：训练患者床上使用便器，术前排空膀胱。

⑥了解动脉搏动：穿刺动脉者应检查两侧足背动脉搏动情况并记录，以便于术中、术后对照观察。

（2）用物准备

静脉切开包、消毒后的穿刺用物（心导管、穿刺针、导引钢丝、扩张管及其外鞘）、测压管或压力检测及描记器、消毒巾、无菌敷料、弹力绷带、血氧分析仪及药品（肝素、麻醉药、抗生素等）、碘造影剂、监护仪、急救药品和心肺复苏设备。

2. 操作方法与术中护理

（1）操作方法

一般采用 Seidinger 经皮穿刺法。患者平卧，局部麻醉后自股静脉、上肢贵要静脉或锁骨下静脉（右心导管术）或股动脉（左心导管术）插入导管，到达相应部位后，连续测量压力并记录。确定穿刺成功后注入造影剂，进行造影，同时注入肝素抗凝。

（2）术中护理

①病情观察：术中连续心电监护，严密监测患者生命体征、心率、心律变化及足背动脉搏动情况，发现异常立即报告医生并协助处理。

②药物护理：保持静脉输液通畅，遵医嘱正确用药，并观察药物疗效和不良反应。

③心理护理：局部麻醉患者神志始终清醒，因此要多陪伴患者，与之交谈，以分散患者的注意力，缓解紧张、焦虑情绪。

3. 术后护理

（1）休息与体位：嘱患者平卧位，术侧肢体保持伸直状态，不能外展或屈曲，静脉穿刺者术侧肢体制动 4～6h，卧床 12h；动脉穿刺者术侧肢体制动 10～12h，卧床 24h。嘱患者多饮水，以促进造影剂排出。

（2）病情观察：随时观察伤口有无渗血和血肿，监测患者的生命体征、神志、足背动脉搏动、肢端温度及皮肤颜色等，必要时行心电监护。注意观察有无心律失常、栓塞、热原反应、心脏压塞、心脏壁穿孔等并发症。

（3）伤口护理：局部伤口包扎后，静脉穿刺者沙袋压迫伤口 4h，动脉穿刺者压迫 6h。注意观察伤口有无渗血、红肿等情况。

（4）预防感染：术后定期更换敷料，严格无菌操作。遵医嘱给予抗生素预防感染。

（二）心导管射频消融术的护理

心导管射频消融术是通过心导管插管技术将电极送入心脏内膜特定部位，释放射频电流，产生电磁热，使局部心肌细胞脱水、凝固性坏死，以破坏异常传导路径或异位起搏点而达到根治心律失常的一种介入性治疗方法。射频电能是一种低电压、高频率（100kHz～1.5MHz）电能。

1. 术前准备

（1）患者准备：基本同心导管检查术，另外，尚须遵医嘱停用抗心律失常药物5个半衰期，常规心电图检查，必要时进行食管调搏、24h动态心电图检查等。

（2）用物准备：多导联电生理记录仪、射频消融仪、多功能程控刺激仪，其他物品基本同心导管检查术。

2. 操作方法与术中护理

（1）操作方法

穿刺方法基本同心导管检查术。常用穿刺部位包括右股静脉、股动脉、左锁骨下静脉。穿刺成功后，首先进行电生理检查以明确诊断并确定消融靶点。消融左侧房室旁路时，消融导管经股动脉逆行置入，消融右侧房室旁路或改良房室结时，消融导管经股静脉置入。依消融部位及心律失常类型不同放电消融，能量为5～30W，放电时间为10～60s。电生理检测消融效果，确认异常传导途径或异位起搏点消失。

（2）术中护理

①病情观察：监测患者血压、心率、心律、呼吸变化以及足背动脉搏动情况，密切观察有无因心脏穿孔引起的心脏压塞症，如低血压、奇脉、脉压减小。心音低钝、颈静脉怒张和心率加快等，一旦发现立即协助医生抢救。尚应注意有无新的严重心律失常发生，如房室传导阻滞等。

②药物护理：保持静脉输液通畅，遵医嘱正确用药，并观察药物疗效和不良反应。

③心理护理：术中不断向患者介绍手术进程，解释手术中不适症状的原因，安抚患者情绪，鼓励病人勇敢面对，消除紧张焦虑心理。

3. 术后护理

（1）休息与体位：基本同心导管检查术。

（2）病情观察：基本同心导管检查术。每日复查心电图3～5次，观察有无心脏压塞、气胸、房室传导阻滞、血栓和栓塞等并发症。

（3）伤口护理：基本同心导管检查术。

（4）预防感染：术后定期更换敷料，严格无菌操作。遵医嘱给予抗生素预防感染。

第三章

胃肠外科护理

第一节　肠梗阻与急性胰腺炎的护理

一、肠梗阻的护理

肠内容物不能正常、顺利通过肠道称为肠梗阻，是常见的外科急腹症之一。发病后不但可引起肠管本身解剖和功能的改变，并可导致全身性的生理紊乱，可出现腹痛、呕吐、腹胀、肛门停止排便排气等症状。临床表现复杂多变，病情变化比较快，在临床外科中具有特殊的重要性。

（一）护理措施

1. 非手术治疗的护理

（1）禁食，胃肠减压：口服液状石蜡（有胃管者给予胃管内注入，注入后夹管半小时）。

（2）无休克者可取半卧位。

（3）禁食期间，严格记录出入量，静脉补充液体及营养，纠正水、电解质紊乱和酸碱失衡。

（4）密切观察生命体征及腹部症状的变化：了解有无脱水及休克症状，如发生绞窄性肠梗阻应立即手术。

（5）给予心理护理，减轻焦虑。

2. 术后护理

（1）病情观察。密切观察生命体征的变化。监测腹部体征。

（2）卧位。全身麻醉清醒后取半卧位。

（3）管道护理。做好胃肠减压及腹腔引流管护理。

（4）切口护理。观察腹部切口有无渗血、渗液及感染征象，如有渗血应及时换药。

（5）活动。鼓励患者早期活动，预防皮肤并发症及肠粘连的发生。

（6）饮食、禁食期间遵医嘱给予营养支持，注意补液原则。观察尿量，维持水、电解质平衡。肠蠕动恢复以后，可进食少量流汁，根据患者情况逐渐过渡为半流质至普食。

（7）并发症的观察及护理。如术后出现腹部胀痛、持续发热、白细胞计数增高，腹壁切口红肿或腹腔引流管周围流出粪臭味液体时应警惕腹腔内、切口感染及肠瘘的可能。

（二）健康教育

1. 注意饮食卫生，多吃易消化的食物，少食多餐，避免暴饮暴食。

2. 避免腹部受凉或饭后剧烈活动，保持大便通畅。

3. 有腹痛等不适时要及时就诊。

二、急性胰腺炎的护理

急性胰腺炎是常见的急腹症之一，是胰酶激活后引起胰腺组织自身消化所致的急性炎症。病变程度轻重不等，分单纯性（水肿性）和出血坏死性（重症）胰腺炎两种。临床表现为急性上腹痛、发热、恶心、呕吐、血和尿淀粉酶增高，重症患者还可出现脉搏细速、血压下降、手足抽搐、消化道出血、精神症状乃至休克、急性呼吸衰竭、DIC 等。

（一）护理评估

1. 术前评估

（1）患者既往有无胆道疾病、十二指肠病变，有无酗酒及暴饮暴食的习惯。

（2）腹痛的诱因、部位、性质、程度及放射部位。

（3）生命体征及意识状态变化，有无恶心、呕吐、腹胀、排气、排便异常等消化道症状。

（4）有无重症胰腺炎的征兆。

（5）各种化验及检查结果。血、尿淀粉酶增高及增高程度，血糖、电解质等其他生化指标，腹部 B 超与 CT 检查结果。

（6）患者及家属对疾病的认知程度、心理状态及家庭支持状况。

2. 术后评估

（1）麻醉、手术方式、术中出血、用药、补液情况。

（2）生命体征及意识状态，手术切口愈合和敷料情况。

（3）各种引流管情况。

（4）腹部体征的改变。

（5）各种检查及化验结果。

（6）进食及营养状况。

（二）护理问题

1. 疼痛。

2. 体温过高。

3. 糖代谢紊乱。

4. 水电解质紊乱。

5. 营养失调：低于肌体需要量。

6. 潜在并发症：急性呼吸衰竭、急性肾衰竭、心力衰竭与心律失常、消化道出血、胰性脑病、败血症及真菌感染、胰腺脓肿、假性囊肿、慢性胰腺炎。

7. 健康知识缺乏。

8. 焦虑。

（三）护理措施

1. 一般护理

（1）急性发作期应绝对卧床休息，无休克者取半卧位。协助患者做好生活护理，保持口腔、皮肤清洁。

（2）禁饮食，腹胀严重者给予胃肠减压。禁食期间给予胃肠外营养支持，如患者口渴可含漱口液或湿润口唇。待症状好转逐渐给予清淡流质、半流质软食。恢复期仍禁止高脂饮食。

（3）密切观察生命体征变化、尿量及意识状态，及早发现脏器衰竭或休克。记录24小时出入量。动态观察腹痛情况，如腹痛的部位、疼痛程度、伴随症状，并做好详细记录。

（4）观察患者的呼吸型态，必要时给予氧气吸入。指导患者深呼吸和有效咳嗽，协助翻身、排痰或给予雾化吸入，如出现严重呼吸困难或缺氧情况，应给予气管插管或气管切开，应用呼吸机辅助呼吸。

（5）定时留取标本，监测血生化及电解质、酸碱平衡情况。

（6）严格执行医嘱，用药时间、剂量准确，必要时可使用微量泵输液。根据病情调节输液速度。发生低血钙抽搐时可静脉注射葡萄糖酸钙。血糖升高时可应用胰岛素降糖，注意监测血糖变化。

（7）多与患者交流，消除不良情绪，指导患者使用放松技术，如缓慢地深呼吸，使全身肌肉放松。

（8）积极做好抗休克治疗，病情危急须行手术治疗时应积极做好手术准备。

2. 症状护理

（1）疼痛的护理

①剧烈疼痛时可取弯腰、屈膝侧卧位以减轻腹痛，注意安全，必要时加用床挡。

②遵医嘱给予镇痛、解痉、胰酶抑制剂。但禁用吗啡，以防引起 Oddi 括约肌痉挛加重病情。

③观察用药后腹痛有无减轻，疼痛的性质及特点有无改变，及时发现腹膜炎或胰腺脓肿。

④腹胀严重者做好胃肠减压的护理。记录 24 小时出入量，作为补液依据。

（2）体温过高的护理

①监测体温及血常规变化，注意热型及体温升高的程度。

②采用物理降温并观察降温效果，体温下降过程中须防止大量出汗引起的脱水。

③合理应用抗生素及降温药物，严格执行无菌操作。

④并发症的观察及护理

a. 急性呼吸窘迫综合征（ARDS）：监测血氧饱和度及呼吸型态、动脉血气分析，应用糖皮质激素，必要时行机械通气。

b. 急性肾衰竭（ARF）：记录 24 小时出入量，每小时观察记录尿量，合理补液，必要时行透析治疗。

c. 休克：密切观察生命体征、意识状态及末梢循环，静脉补液，必要时应用血管活性药物。

d. DIC：评估皮肤黏膜出血点，检查凝血功能，遵医嘱抗凝治疗。

e. 心功能衰竭：进行心电监护和血流动力学监测，严格记录出入液量。输液时严格控制滴速。

f. 胰腺假性囊肿：必要时行手术治疗。

g. 出血：急性胰腺炎易引起应激性胃溃疡出血，使用 H2 受体拮抗剂和抗酸药物可预防和治疗胃出血。如有腹腔出血者应做好急诊手术准备。

3. 术后护理

（1）多种管道的护理

患者可能同时有胃管、尿管、氧气管、输液管、肠道造瘘管、"T"管以及腹腔引流管等，护理时要注意以下几点：

①了解每根导管的作用。

②妥善固定：保持有效引流，严格无菌操作，定期更换引流袋。

③准确记录各种引流物的性状、颜色、量。

（2）伤口的护理

观察有无渗血、渗液、伤口裂开；并发胰瘘时要注意保持负压引流通畅，并保护瘘口周围皮肤。

（3）维持营养需要

完全胃肠外营养的同时，采用经空肠造瘘管灌注要素饮食。

（4）防止休克，维持水、电解质平衡

准确记录 24 小时出入量，监测水、电解质状况；建立两条静脉输液通路，注意输液顺序及调节输液速度。

（5）控制感染，降低体温

监测体温和血白细胞计数变化，根据医嘱给予抗生素。协助并鼓励患者定时翻身、深呼吸、有效咳嗽及排痰，加强口腔和尿道口护理，预防口腔、肺部和尿路感染。

（6）并发症的观察与护理

①术后出血：按医嘱给予止血药物，定时监测血压、脉搏，出血严重者应行手术。

②胰腺或腹腔脓肿：急性胰腺炎患者术后两周如出现发热、腹部肿块，应检查并确定有无胰腺脓肿或腹腔脓肿的发生。

③胰瘘：保持负压引流通畅，保护创口周围皮肤，防止胰液对皮肤的浸润和腐蚀。

④肠瘘：腹部出现明显的腹膜刺激征，有含粪便的内容物流出即可明确诊断。应注意保持局部引流通畅，保持水、电解质平衡，加强营养支持。

（7）心理护理

患者由于发病突然，病情重，病程长，常会产生恐惧、悲观情绪。应为患者提供安静舒适的环境，耐心解答患者的问题，帮助树立战胜疾病的信心。

（四）护理评价

1. 患者是否明确腹痛的原因，腹痛能否逐渐缓解及有无腹膜炎等并发症的发生。

2. 胃肠减压引流有无通畅，有无明显失水征，血生化检查结果显示水、电解质和酸碱度是否在正常范围。

3. 是否发生休克和严重的全身并发症，或发生时被及时发现和抢救。

4. 体温是否恢复到正常范围。

（五）健康教育

1. 养成规律的饮食习惯，避免暴饮暴食。禁食刺激性强、产气多、高脂肪和高蛋白饮食，以防复发。

2. 戒烟禁酒。

3. 积极治疗胆道疾病。

4. 定期门诊复查，出现紧急情况，及时到医院就诊。

第二节　急性化脓性腹膜炎患者的护理

腹膜受到细菌、化学性刺激或损伤所引起的腹膜急性炎症性病变，称为急性腹膜炎。主要表现为急性腹痛、恶心、呕吐、腹膜刺激征和全身感染症状。

一、解剖概要

腹膜是一层很薄的浆膜，分相互连续的脏腹膜和壁腹膜两部分。壁腹膜贴附于腹壁内面；脏腹膜覆盖在腹腔脏器的表面，成为内脏的浆膜层。腹膜腔是壁腹膜和脏腹膜之间的潜在腔隙，是人体最大的体腔。腹膜腔分大、小腹膜腔两部分，即大腹膜腔和网膜囊，两者经网膜孔相连。男性腹膜腔是密闭的，女性腹膜腔经输卵管、子宫、阴道与外界相通。

腹膜具有润滑、吸收和渗出、防御和修复等生理功能，能吸收大量积液、血液、空气和毒素，腹膜能渗出大量液体稀释毒素和减少刺激，当大量毒素需要腹膜吸收时可导致感染性休克。

二、病因和病理

腹膜受到细菌或胃肠道内容物的刺激后迅速发生充血、水肿等反应，并失去原有光泽；继而产生大量浆液性渗出液，以稀释腹膜腔内的毒素；渗出液中的吞噬细胞、中性粒细胞及坏死组织、细菌和凝固的纤维蛋白原使渗出液变浑浊。以大肠埃希菌为主的脓液呈黄绿色，常与其他致病菌混合感染而变得稠厚，并有粪臭味。

腹膜炎的转归与患者全身情况和腹膜局部防御能力有关外，还取决于污染细菌的性质、数量和污染的持续时间。腹膜的严重充血水肿可引起肌体水、电解质紊乱；腹腔内大量渗出液浸泡肠管可导致麻痹性肠梗阻，肠管扩张使膈肌上移影响心肺功能，肠腔内大量积液又使血容量明显减少，细菌入侵和毒素吸收导致感染性休克，严重者可致死亡。病变轻者，病变经大网膜包裹或填塞而被局限，形成局限腹膜炎。

三、临床表现

（一）急性腹膜炎

根据病因不同，腹膜炎的症状可以是突然发生，也可以是逐渐出现的。空腔脏器损伤破裂或穿孔引起的腹膜炎发病较突然。

1. 症状

（1）腹痛：是最主要的临床表现，疼痛的性质与发病的原因、炎症的轻重、年龄、身体素质等有关。剧烈腹痛，难以忍受，呈持续性。深呼吸、咳嗽、改变体位使疼痛加重。腹痛先从原发病变部位开始，随炎症扩散而波及全腹。

（2）恶心、呕吐：腹膜受到刺激，可引起反射性恶心、呕吐，呕吐物为胃内容物，发生麻痹性肠梗阻时呕吐物为黄绿色胆汁，甚至是褐色粪水样内容物。

（3）体温、脉搏：骤然发病的病例，体温由正常逐渐升高、脉搏逐渐加快；年老体弱者体温可不升高，多数患者脉搏加速与体温成正比，若脉搏快体温反而下降，常提示病情恶化。

（4）感染中毒表现：患者可相继出现寒战、高热、脉速、呼吸浅快及口干；随着病情进展，可出现面色苍白、口唇发绀、肢端发冷、呼吸急促、血压下降、神志恍惚等全身感染、中毒表现。严重者可出现代谢性酸中毒及感染性休克。

2. 体征

腹胀，腹式呼吸减弱或消失。腹部压痛、腹肌紧张和反跳痛是腹膜炎的标志性体征。腹胀加重是病情恶化的重要标志。胃肠或胆囊穿孔引起强烈的腹肌紧张，甚至呈"木板样"强直。婴幼儿、老年人或极度虚弱的患者腹肌紧张不明显，易被忽视。

（二）腹腔脓肿

1. 膈下脓肿

脓液积聚于膈肌以下、横结肠及其系膜以上的间隙内，统称为膈下脓肿。膈下脓肿的临床特点是出现明显的全身症状，发热，初为弛张热，脓肿形成后呈持续性高热。脓肿刺激膈肌可引起呃逆。感染波及胸膜时可出现胸腔积液、气促、咳嗽和胸痛等表现。

2. 盆腔脓肿

盆腔处于腹腔最低位置，腹膜炎时，腹腔内炎性渗物及脓液易积聚于此而形成盆腔脓肿。因盆腔腹膜面积较小，吸收能力较低，故盆腔脓肿的特点是局部症状明显而全身中毒症状较轻。

四、护理评估

（一）术前评估

1. 健康史和相关因素

询问既往史，尤其注意有无胃、十二指肠溃疡病史，慢性阑尾炎发作史，其他腹腔内脏器官疾病和手术史；近期有无腹部外伤史。儿童应注意近期有无呼吸道、泌尿道感染史，营养不良或其他导致抵抗力低下的原因。

2. 身体状况

了解患者腹痛的性质、程度，是否周期性发作，是否有呕血、黑便等症状，是否有腹部刺激征、程度及范围。患者的生命体征是否平稳、有无感染或休克的表现。便血前后是否有心悸、头晕、目眩，甚至昏厥。患者是否有恶心、呕吐及发生的时间，了解呕吐物的性质。患者是否有水、电解质失衡及营养不良。

3. 心理—社会状况

了解患者对疾病的态度，情绪是否稳定，对疾病、检查、治疗及护理是否配合，对医院环境是否适应，对手术是否接受及程度；是否了解康复知识及掌握程度。了解家属及亲友的心理状态，家庭经济承受能力等。

（二）术后评估

1. 向手术医生、麻醉师了解患者手术经过、生命体征的平稳、手术方式，腹腔炎症情况，发病类型及输液情况。

2. 了解患者术后留置各种引流管的位置、用途，引流情况。切口渗血情况，引流液的颜色、性质和量。

3. 了解患者术后伤口疼痛程度，腹部肠蠕动情况，食欲、康复知识掌握程度及功能锻炼完成情况，以及家属、亲友的配合情况等。

五、护理问题

1. 体温过高，与腹膜炎毒素吸收有关。

2. 腹痛、腹胀，与腹膜炎炎症反应和刺激、毒素吸收有关。

3. 体液不足，与腹膜腔大量渗出、高热或体液丢失有关。

4. 潜在并发症、腹腔脓肿或切口感染。

六、护理目标

1. 患者体温逐渐降至正常范围。

2. 患者腹痛、腹胀等不适症状减轻或缓解。

3. 患者水、电解质平衡得以维持，未发生酸碱失衡。

4. 并发症得到预防或及时处理。

七、护理措施

（一）术前护理

1. 心理护理

安慰患者，减轻腹胀、腹痛促进患者舒适。

2. 体位

患者取半卧位，促进腹腔内渗出液流向盆腔，以减少毒素吸收、减轻中毒症状、利于引流和局限感染。避免腹胀所致的膈肌抬高，减轻腹胀对呼吸循环的影响。休克患者应取中凹卧位。

3. 禁食、胃肠减压

吸出胃肠道内容物和气体，改善胃、肠壁的血液循环和减少消化道内容物继续流入腹腔，减轻腹胀和腹痛。

4. 止痛

明确诊断的患者，可用哌替啶类止痛剂镇痛。诊断不明或需要继续观察的患者，慎用止痛药物，以免掩盖真实病情。做好急诊手术的准备工作。

（二）控制感染，加强支持治疗

1. 合理应用抗生素

继发性腹膜炎多为混合性感染，应根据细菌培养及药敏结果选择广谐抗生素。但抗生素的使用不能完全替代手术治疗。

2. 降温

高热患者，应给予药物降温协同物理降温。

3. 支持治疗

急性腹膜炎的患者由于炎症、肌体应激反应和长时间禁食所致营养不良及贫血，应给予肠内外营养支持，提高肌体防御能力和愈合能力。

（三）维持体液平衡和生命体征平稳

1. 输液

迅速建立静脉通路，补充液体和电解质等，纠正电解质及酸碱失衡。尽量选择上肢粗大血管穿刺，必要时留置中心静脉。根据病情输入全血或血浆提高胶体渗透压，维持有效循环血量。

2. 准确记录出入量

维持每小时尿量 30～50mL。

3. 抗休克治疗

患者发生休克时，加快补液速度的同时应定时监测中心静脉压、血气分析、肾功、离子血糖等指标。

（四）术后护理

1. 一般护理

全身麻醉清醒或硬膜外麻醉患者去枕平卧术后 6 小时后，生命体征平稳改半卧位。若患者病情允许，鼓励患者早期活动，活动量因人而异。对年老体弱或病情较重者，应适当推迟时间。

2. 术后并发症的预防和护理

（1）严密观察病情：术前或术后密切观察心率、血压、血氧饱和度、中心静脉压数值等。

（2）术后 6 小时鼓励患者尽早下床活动，预防肠管粘连。

（3）妥善固定胃管、尿管、引流管等，保持引流通畅，避免管路扭曲、受压、打折、脱出。每 24 小时更换负压引流器、尿袋、引流袋一次，严格无菌操作，防止管路逆行感染。准确记录引流液的颜色、性状、引流量。

（4）遵医嘱为患者做雾化吸入，稀释痰液，及时为患者叩背，预防肺部感染。

（5）遵医嘱应用血液循环治疗仪，预防下肢静脉血栓的形成。

（6）做好口腔护理、尿管护理、皮肤护理，预防感染。

（7）密切观察切口敷料情况，如有渗出及时通知医生更换敷料。保持切口敷料清洁干燥。

八、护理评价

1. 恐惧（焦虑）是否减轻或缓解，情绪是否稳定。

2. 疼痛是否减轻或缓解，睡眠状况是否改善。

3. 营养状况是否改善，体重是否稳定或增加，低蛋白血症及贫血是否得到纠正。

4. 水、电解质是否维持平衡，生命体征是否平稳，皮肤弹性是否良好。

5. 术后并发症是否得到预防，是否及时发现和处理并发症。

九、健康指导

1. 有消化系统疾病者及时就诊。

2. 告知患者注意休息，避免过劳，保持乐观的情绪，同时劝告患者放弃喝酒、吸烟等对身体有危害性的习惯。

3. 告知患者及家属有关手术后期可能出现的并发症的相关知识、止痛措施。

4. 患者的恐惧程度是否得到缓解或减轻，情绪是否稳定，能否主动配合各项治疗和护理。

5. 患者有无发生损伤部位的再出血和腹腔脓肿，若发生是否得到及时发现与处理。

第三节　胃及十二指肠溃疡患者的护理

胃、十二指肠局限性圆形或椭圆形的全层黏膜缺损，称为胃、十二指肠溃疡。因溃疡的形成与胃酸—蛋白酶的消化作用有关，也称为消化性溃疡。纤维内镜技术的不断完善、新型制酸剂和抗幽门螺杆菌（HP）药物的应用使得溃疡病诊断和治疗发生了很大改变。外科治疗主要用于急性穿孔、出血、幽门梗阻或药物治疗无效的溃疡患者，以及胃溃疡恶性变等情况。

一、胃及十二指肠溃疡急性穿孔

急性穿孔是胃、十二指肠溃疡严重并发症，为常见的外科急腹症。起病急、病情重、变化快，需要紧急处理，若诊治不当可危及生命。近来溃疡穿孔的发生率呈上升趋势，发病年龄渐趋高龄化。十二指肠溃疡穿孔男性患者较多，胃溃疡穿孔则多见于老年妇女。

（一）病因和病理

90％的十二指肠溃疡穿孔发生在球部前壁，而胃溃疡穿孔60％发生在胃小弯，40％分布于胃窦及其他各部。急性穿孔后，有强烈刺激性的胃酸、胆汁、胰液等消化液和食物溢入腹腔，引起化学性腹膜炎。导致剧烈的腹痛和大量腹腔渗出液，6～8小时后细菌开始繁殖并逐渐转变为化脓性腹膜炎。病原菌以大肠埃希菌、链球菌为多见。由于强烈的化学刺激、细胞外液的丢失以及细菌毒素吸收等因素，患者可出现休克。胃、十二指肠后壁溃疡，可穿透全层并与周围组织包裹，形成慢性穿透性溃疡。

（二）临床表现

多数患者既往有溃疡病史，穿孔前数日溃疡病症状加剧。情绪波动、过度疲劳、刺激性饮食或服用皮质激素药物等常为诱发因素。

1. 症状

穿孔多在夜间空腹或饱食后突然发生，表现为骤起上腹部刀割样剧痛，迅速波及全腹，患者疼痛难忍，可有面色苍白、出冷汗、脉搏细速、血压下降等表现。常伴恶心、呕吐。当胃内容物沿右结肠旁沟向下流注时，可出现右下腹痛，疼痛也可放射至肩部。当腹腔有大量渗出液稀释漏出的消化液时，腹痛可略有减轻。由于继发细菌感染，出现化脓性腹膜炎，腹痛可再次加重。偶尔可见溃疡穿孔和溃疡出血同时发生。溃疡穿孔后病情的严重程度与患者的年龄、全身情况、穿孔部位、穿孔大小和时间以及是否空腹穿孔密切有关。

2. 体征

体检时患者表情痛苦，仰卧微屈膝，不愿移动，腹式呼吸减弱或消失；全腹压痛、反跳痛，腹肌紧张呈"板样"强直，尤以右上腹最明显。叩诊肝浊音界缩小或消失，可有移动性浊音；听诊肠鸣音消失或明显减弱。患者有发热，实验室检查示白细胞计数增加，血清淀粉酶轻度升高。在站立位X线检查时，80％的患者可见膈下新月状游离气体影。

二、胃及十二指肠溃疡大出血

胃及十二指肠溃疡患者有大量呕血、柏油样黑便，引起红细胞、血红蛋白和血细胞比容明显下降，脉率加快，血压下降，出现为休克前期症状或休克状态，称为溃疡大出血。胃及十二指肠溃疡出血，是上消化道大出血中最常见的原因，约占50%以上。

（一）病因和病理

溃疡基底部的血管壁被侵蚀并导致破裂出血。胃溃疡大出血好发于胃小弯，出血源自胃左、右动脉及其分支。十二指肠溃疡大出血好发于球部后壁，出血源自胰十二指肠上动脉或胃、十二指肠动脉及其分支。大出血后血容量减少、血压降低、血流缓慢，可在血管破裂处形成凝血块而暂时止血。由于胃肠道蠕动和胃十二指肠内容物与溃疡病灶的接触，暂时停止的出血可能再次出血。

（二）临床表现

胃、十二指肠溃疡大出血的临床表现取决于出血量和出血速度。患者的主要症状是呕血和解柏油样黑便，多数患者只有黑便而无呕血，迅猛的出血则为大量呕血与紫黑血便。呕血前常有恶心，便血前后可有心悸、眼前发黑、乏力、全身疲软，甚至出现晕厥。患者过去多有典型溃疡病史，近期可有服用阿司匹林等情况。如出血速度缓慢则血压、脉搏改变不明显。短期内失血量超过800mL，可出现休克症状。患者焦虑不安、四肢湿冷、脉搏细速、呼吸急促、血压下降。如血细胞比容在30%以下，出血量已超过1000mL。大出血通常指的是每分钟出血量超过1mL且速度较快的出血。患者可呈贫血貌、面色苍白，脉搏增快；腹部体征不明显，腹部稍胀，上腹部可有轻度压痛，肠鸣音亢进。腹痛严重的患者应注意有无伴发溃疡穿孔。大量出血早期，由于血液浓缩，血常规变化不大，以后红细胞计数、血红蛋白值、血细胞比容均呈进行性下降。

三、胃及十二指肠溃疡瘢痕性幽门梗阻

胃、十二指肠溃疡患者因幽门管、幽门溃疡或十二指肠球部溃疡反复发作形成瘢痕狭窄，并发幽门痉挛水肿可以造成幽门梗阻。

（一）病因和病理

溃疡引起幽门梗阻的机制有痉挛、炎症水肿和瘢痕三种，前两种情况是暂时的、可逆性的，在炎症消退、痉挛缓解后幽门恢复通畅。瘢痕造成的梗阻是永久性的，需要手术方能解除。瘢痕性幽门梗阻是由于溃疡愈合过程中瘢痕收缩所致，最初是部分性梗阻，由于同时存在痉挛或是水肿使部分性梗阻渐趋完全性。初期，为克服幽门狭窄，胃蠕动增强，

胃壁肌层肥厚，胃轻度扩大；后期，胃代偿功能减退，失去张力，胃高度扩大，蠕动消失。胃内容物滞留，使胃泌素分泌增加，使胃酸分泌亢进，胃黏膜呈糜烂、充血、水肿和溃疡。由于胃内容物不能进入十二指肠，因吸收不良患者有贫血、营养障碍；呕吐引起的水电解质丢失，导致脱水、低钾低氯性碱中毒。

（二）临床表现

腹痛与反复呕吐是幽门梗阻的主要表现。早期，患者有上腹部膨胀不适、阵发性胃收缩痛，伴有嗳气、恶心与呕吐。呕吐多在下午或夜间发生，量大一次可达 1000～2000mL，呕吐物含大量宿食，有腐败酸臭味，但不含胆汁。呕吐后自觉胃部饱胀改善，故患者常自行诱发呕吐以减轻症状。患者常有少尿、便秘、贫血等慢性消耗表现。体检时，患者营养不良性消瘦、皮肤干燥、弹性消失、上腹部隆起可见胃型和蠕动波，上腹部可闻及振水声。

四、护理

（一）护理评估

1. 术前评估

（1）健康史

了解患者的年龄、性别、职业及饮食习惯等；了解患者发病过程、治疗及用药情况，特别是非甾体类抗炎药加阿司匹林、吲哚美辛，以及肾上腺皮质激素、胆汁酸盐等。了解患者既往是否有溃疡病史及胃手术病史等。

（2）身体状况

了解患者是否有上消化道症状，评估患者腹痛的性质、程度、是否周期性发作，是否有呕血、黑便等症状，是否有腹部刺激征、程度及范围。患者的生命体征是否平稳、有无感染或休克的表现。便血前后是否有心悸、头晕、目眩甚至昏厥。患者是否有恶心、呕吐及发生的时间，了解呕吐物的性质。患者是否有水、电解质失衡及营养不良。

（3）心理—社会状况

了解患者对疾病的态度、情绪是否稳定，对疾病、检查、治疗及护理是否配合，对医院环境是否适应，对手术是否接受及接受程度，是否了解康复知识及掌握程度。了解家属及亲友的心理状态、家庭经济承受能力等。

2. 术后评估

（1）了解患者麻醉方式，手术方法，术中出血量、补液量及性质，放置引流管位置、数量、目的，麻醉及手术经过是否顺利。

（2）了解生命体征、切口、胃肠减压及引流情况，肠蠕动恢复及进食情况，是否发生并发症。

（3）了解患者术后各种不适的心理反应。患者和家属是否配合术后治疗、护理、饮食、活动，是否掌握相关的康复知识。

（二）护理问题

1. 恐惧、焦虑，与疾病知识缺乏、环境改变及担心手术有关。

2. 疼痛，与胃十二指肠黏膜受侵蚀或胃肠内容物对腹膜的刺激及手术创伤有关。

3. 营养失调：低于肌体需要量与摄入不足及消耗增加有关。

4. 有体液不足的危险，与禁食、穿孔后大量腹腔渗出液、幽门梗阻患者呕吐而致水、电解质丢失等有关。

5. 潜在并发症、出血、感染、吻合口破裂或瘘、术后梗阻、倾倒综合征等。

（三）护理目标

1. 患者恐惧（焦虑）减轻或缓解。

2. 疼痛减轻或缓解。

3. 营养状况得到改善。

4. 体液维持平衡。

5. 并发症得到预防、及时发现与处理。

（四）护理措施

1. 术前护理

（1）一般护理：急症患者立即禁食、禁饮，择期手术患者给予高蛋白、高热量、富含维生素、易消化、无刺激的食物，穿孔患者取半卧位，休克患者取休克体位。

（2）病情观察：密切监测生命体征、腹痛、腹膜刺激征及肠鸣音等变化。若患者有休克症状，根据医嘱及时补充液体和应用抗生素，维持水、电解质平衡和抗感染治疗；做好急症手术前的准备工作。

（3）用药护理：严格遵医嘱使用解痉及抗酸的药物，减少胃酸分泌，并观察药物疗效，防止并发症的发生。

（4）溃疡大出血患者的护理：严密观察呕血、便血情况，并判断记录出血量；监测生命体征变化，观察有无口渴、四肢发冷、尿少等循环血量不足的表现；患者应取平卧位；禁食、禁饮；若患者过度紧张，应给予镇静剂；遵医嘱，及时输血、补液、应用止血药物，以纠正贫血和休克；同时，做好急症手术前的准备工作。

（5）幽门梗阻患者的护理：完全性梗阻患者禁食、禁饮，不完全性梗阻者，给予无渣半流质，以减少胃内容物潴留。遵医嘱输血补液，改善营养状况，纠正低氯、低钾性碱中毒。做好术前准备，术前3天，每晚用300~500mL温生理盐水洗胃，以减轻胃壁水肿和炎症，利于术后吻合口愈合。

（6）对拟行迷走神经切除术患者的护理：术前测定患者的胃酸，包括夜间 12 小时分泌量、最大分泌量及胰岛素试验分泌量，以供选择手术方法参考。

（7）术前准备：包括皮肤准备，药物敏感试验，术前插胃管、尿管等。

（8）心理护理：及时安慰患者，缓解紧张、恐惧情绪，解释相关的疾病和手术的知识。

2. 术后护理

（1）患者术后取平卧位：严密监测生命体征，血压平稳后取低半卧位。卧床期间，协助患者翻身。若患者病情允许，鼓励患者早期活动，活动量因人而异。对年老体弱或病情较重者，活动量适当减少。

（2）术后禁食：待肠功能恢复拔除胃管当日进食。注意维持水、电解质平衡；及时应用抗生素；准确记录 24 小时出入水量，以便保证合理补液；若患者营养状况差或贫血，应补充血浆或全血，以利于吻合口和切口的愈合。

（3）饮食饮水方法：患者拔除胃管当日可饮少量水或米汤，第 2 天进半量流质饮食，若患者无腹痛、腹胀等不适，第 3 天进全量流质，第 4 天可进半流质饮食，以稀饭为好，第 10～14 天可进软食。少进食牛奶、豆类等产气食物，忌生、冷、硬及刺激性食物。进食应少量多餐，循序渐进，每日 5～6 餐，逐渐减少进餐次数并增加每次进餐量，逐渐过渡为正常饮食。拔除胃管当日可少量饮水，每次 4～5 汤勺，每 1～2 小时一次。

（4）妥善固定胃肠减压管和引流管，保持通畅，尤其是胃管应保持负压状态。观察并记录胃管和引流管引流液体的颜色、性质和量。

（5）安全管理加强风险评估，根据需要给予保护措施及警示标志。

（6）并发症的观察和护理

①吻合口出血常在术后 24 小时内发生，可从胃管不断吸出新鲜血液，患者有脉搏增快、血压下降等低血容量的表现，应立即报告医生，加快输液，遵医嘱应用止血药物和输新鲜血。通过非手术治疗止血效果不佳或出血量大于 500mL/h，应行手术止血。

②十二指肠残端破裂多发生于术后 3～6 天，是毕罗Ⅱ式胃切除术后早期最严重的并发症。原因一是患者术前营养不良未有效纠正，二是术中处理不当，三是术后胃管引流不畅。患者表现为突发上腹部剧痛，发热、腹膜刺激征及白细胞计数增加，腹腔穿刺可有胆汁样液体。一旦诊断，应立即手术治疗，并加强营养支持，局部引流。

③吻合口破裂或瘘多发生于术后 5～7 天。贫血、水肿、低蛋白血症的患者更易发生。如患者出现高热、脉速、腹痛及弥漫性腹膜炎的表现，应及时通知医生。

④胃排空障碍胃切除术后，患者出现上腹持续性饱胀、钝痛、伴呕吐含有食物和胆汁的胃液。X 线上消化道造影检查显示：残胃扩张，无张力，蠕动波少而弱，胃肠吻合口通过欠佳。

多数患者经保守治疗而好转，包括禁食、胃肠减压，肠外营养，纠正低蛋白，维持水、电解质和酸碱平衡，应用促胃动力药物等。若患者经保守治疗，症状不改善，应考虑可能并发机械性梗阻。

⑤术后梗阻主要原因有吻合口缝合组织内翻过多、肠系膜间隙处理不当、局部粘连和水肿所致。根据梗阻部位分吻合口梗阻、输入袢梗阻和输出袢梗阻，后两者见于毕罗Ⅱ式胃切除术后。

⑥倾倒综合征：根据症状出现的早晚而分两种类型。

早期倾倒综合征：多于进食后 30 分钟内，患者有心悸、心动过速、出汗、无力、面色苍白等表现，伴有恶心、呕吐、腹部绞痛、腹泻等消化道症状。多数患者经调整饮食后，症状能减轻或消失。处理方法：少量多餐，避免过甜、过咸、过浓流质食物，宜进食低糖类、高蛋白饮食。进餐时限制饮水。进餐后平卧 10～20 分钟。饮食调整后症状不缓解，应用生长抑素治疗。手术治疗应慎重。

晚期倾倒综合征：又称低血糖综合征。患者表现为餐后 2～4 小时出现头晕、心慌、无力、出冷汗、脉搏细弱甚至昏厥，也可导致虚脱。处理方法：饮食调整、食物中加入果胶延缓糖类吸收等措施，症状即可缓解。症状严重者，可应用生长抑素奥曲肽 0.1mg，皮下注射，每日 3 次，能改善症状。

⑦碱性反流性胃炎患者表现为上腹或胸骨后烧灼痛、呕吐胆汁样液体及体重减轻。抑酸剂治疗无效，较顽固。一般应用胃黏膜保护剂、胃动力药及胆汁酸结合药物。症状严重者，应考虑手术治疗。

⑧溃疡复发患者再次出现溃疡病症状、腹痛、出血等症状。可采取保守治疗，无效者可再次手术。

⑨营养性并发症：患者表现为体重减轻、营养不良、贫血等症状。患者应调节饮食，给予高蛋白、低脂饮食，补充铁剂和丰富的维生素。饮食调整结合药物治疗，营养状况可改善。

⑩残胃癌：胃十二指肠溃疡患者行胃大部切除术后 5 年以上，残留胃发生的原发癌，好发于术后 20～25 年。患者表现为上腹部疼痛不适、进食后饱胀、消瘦、贫血等症状，纤维胃镜可明确诊断。

（五）护理评价

1. 恐惧（焦虑）是否减轻或缓解，情绪是否稳定。
2. 疼痛是否减轻或缓解，睡眠状况是否改善。
3. 营养状况是否改善，体重是否稳定或增加，低蛋白血症及贫血是否得到纠正。
4. 水、电解质是否维持平衡，生命体征是否平稳，皮肤弹性是否良好。
5. 术后并发症是否得到预防，是否及时发现和处理并发症。

（六）健康指导

1. 告诉患者术后一年内胃容量受限，饮食应定时、定量，少量多餐，营养丰富，逐步过渡为正常饮食。少食腌、熏制食品，避免进食过冷、过硬、过烫、过辣及油煎炸的食物。

2. 告知患者注意休息、避免过劳，保持乐观的情绪，同时劝告患者放弃喝酒、吸烟等对身体有危害性的习惯。

3. 遵医嘱指导患者服用药物时间、方法、剂量及药物不良反应。避免服用对胃黏膜有损害性的药物，如阿司匹林、皮质类固醇等药物。

4. 告知患者及家属有关手术后期可能出现的并发症，如有不适及时就诊。

第四节 肛肠外科常见疾病

一、结肠癌

大肠癌包括结肠癌和直肠癌，是我国常见的恶性肿瘤之一，其发病率呈上升趋势，尤其在经济发展较快的城市和地区。大肠癌中直肠癌的发病率保持不变，增加较多的是结肠癌，尤其是右侧结肠癌的比例呈明显增长趋势。癌肿的好发部位依次为直肠、乙状结肠、盲肠、升结肠、降结肠和横结肠。目前，直肠和乙状结肠的发病率占大肠癌的60%以上。男女发病率相仿，中位发病年龄在40～45岁，但我国大肠癌的发病年龄比西方国家平均提早10年。

（一）发病原因

1. 环境因素

（1）饮食习惯：结、直肠癌高发地区，人们以高蛋白质、高脂肪、低纤维素的精制食品为主。高脂饮食的危险性在于它在肠道中刺激胆汁大量分泌，致使进入肠道中的胆汁酸和胆固醇量明显增加，胆汁酸的代谢产物与致癌物质结构相似，这些物质很可能就是致癌物质。低纤维素的饮食形成的肠内容物量少，肠内容物在肠腔内停留时间长，使致癌物质对肠黏膜的接触和刺激时间延长，同时肠内容物中致癌物质的浓度增高，加强了致癌作用。

（2）肠道细菌：肠道内细菌，特别是厌氧菌对结肠癌的发生有极为重要的作用。结肠癌患者粪便中厌氧菌数量明显增加，有学者指出粪便中厌氧菌的数量随着肠内容物自回肠向结肠推进而增多，至乙状结肠达最高值，因而乙状结肠是结肠癌最好发的部位。

（3）化学致癌物质：亚硝胺是导致肠癌发生最强烈的致癌物质。亚硝胺广泛存在于食物和唾液中，咸肉、火腿、香肠、咸鱼及熏制食物均经过亚硝酸盐的处理，经常食用有致癌作用。油煎和烘烤的食品也具有致癌作用。另外，香烟中的肼类化合物可诱发结肠癌，香烟中还含有另一种致癌物质苯并芘。因此，长期吸烟可诱发结、直肠癌。

（4）土壤中缺钼和硒：有报道在美国土壤中缺钼和缺硒最显著的地区，结、直肠癌的发病率最高。钼是一种抗氧化剂，缺钼使阻止致癌物质的抗氧化剂减少；硒也是一种抗氧化剂，它的主要作用在于抑制过氧化反应，缺硒后，肌体不能抑制过氧化反应，也就无法抵御致癌源带来的危害。

2. 内在因素

（1）基因变异：结肠正常上皮发生恶变的过程中，基因改变形成异常上皮，再发展成腺瘤，最后形成癌。在结直肠癌高发的地区，腺瘤的发病率明显增高，多数学者认为当结直肠腺瘤发展为癌肿时，需要约 10 年时间。

（2）血吸虫性结肠炎：由于血吸虫虫卵长期积存在结直肠黏膜上，慢性炎症，反复溃疡形成和修复，导致黏膜的肉芽肿形成，继之发生恶变。

（3）慢性溃疡性结肠炎：是一种好发在乙状结肠的非特异性炎症。严重者则逐渐累及降结肠和全结肠，反复发作，病程越长，癌变率越高，其癌肿发生率为正常人的 5 ～ 10 倍。

（4）遗传因素：大肠癌患者的子女患大肠癌的概率比一般人群高 2 ～ 4 倍。除了家族性息肉病或溃疡性结肠炎恶变引起的大肠癌患者外，有 5% ～ 10% 的大肠癌患者有明显的家族肿瘤史，称为遗传性非家族息肉病性大肠癌。具体表现为：①家庭成员中有 3 人以上患有大肠癌，其中两人以上为同一代；②至少相近的两代人均有发病；③其中至少有一人是在 50 岁以前诊断为大肠癌。

（二）病理

1. 形态学分类

（1）隆起型：以右侧结肠多见，肿瘤向肠腔生长，多呈菜花状，瘤体较大，脆而易出血。肿瘤表面易发生缺血而引起坏死、脱落、继发感染、溃烂、出血。肿瘤生长较慢，可长至较大，肿瘤浸润性较小，预后较好。

（2）浸润型：以左侧结肠多见，肿瘤沿黏膜下在肠壁内呈浸润性生长，伴较多纤维组织反应，故较快引起肠管的环形狭窄和梗阻。其发展快，恶性程度高，预后差。

（3）溃疡型：按溃疡的外形和生长情况分为两类：一类为局限溃疡型，貌似火山口状，由不规则的溃疡形成，边缘隆起外翻，基底为坏死组织，癌肿向深层呈浸润性生长，恶性程度高；另一类为浸润溃疡型，肿瘤向肠壁深层呈浸润性生长，与周围分界不清，中央坏死，形成底大的深溃疡，其边缘黏膜略呈斜坡状抬高，而非外翻。

部分大肠癌是在腺瘤的基础上发生的，癌变未侵犯基底，称为原位癌；当癌肿浸润至黏膜下或肌层时，称为浸润性癌。

2. 组织学分类

大肠癌按组织学可分为六类：管状腺癌、乳头状腺癌、黏液腺癌、未分化癌、腺鳞癌和鳞状细胞癌。其中，黏液腺癌、未分化癌恶性程度高，腺鳞癌和鳞状细胞癌多见于直肠和肛管，结肠黏膜不会发生这两种癌。

（三）临床表现

结肠包括盲肠、升结肠、横结肠、降结肠和乙状结肠。一般将结肠分为右侧结肠和左侧结肠。右侧结肠包括盲肠、升结肠、结肠肝曲和部分横结肠；左侧结肠从横结肠中部开始，包括结肠脾曲、降结肠和乙状结肠。

1. 右侧结肠癌

（1）贫血：右侧结肠的肿瘤瘤体较大，肿瘤表面易发生缺血面引起坏死、脱落，继发感染、溃烂、出血。盲肠及升结肠的蠕动细小而频繁，粪便在右侧结肠呈稀糊状，血液和粪便混合均匀，以致肉眼不易察觉。由于长期的慢性失血，患者往往因贫血而就诊。

（2）腹部肿块：右侧结肠癌肿以隆起型病变多见，癌肿向肠腔内发展可生长成较大。腹部可扪及质硬肿块，因右侧结肠肠腔大，梗阻发生率低。

（3）腹痛：由肿瘤侵及肠壁肌层而致病灶部位的隐痛，当肿瘤穿透肠壁侵犯腹膜或其他脏器时，疼痛逐渐加重。

（4）排便习惯改变：排便不规则，便秘与腹泻交替。血液与粪便混合均匀，肉眼不易看出便血。

2. 左侧结肠癌

（1）便血：当粪便进入左侧结肠，由于水分的再吸收，粪便由糊状逐渐变成固体状，因而由大便摩擦病灶而引起便血，血液与粪便相混，多呈暗红色或紫褐色。

（2）黏液便：左侧结肠癌以溃疡型多见，由于溃疡常伴有继发性感染，使肠黏膜分泌黏液较多，便次增多，且有黏液血粪。

（3）肠梗阻：因左侧结肠的肠腔狭小，浸润型癌肿呈环形生长导致肠腔环形狭窄，患者常有左侧腹部或下腹部隐痛，随着肠腔狭窄的发展，出现进行性便秘，排便困难，腹胀及发生梗阻。

二、直肠癌

直肠癌是指齿状线以上至乙状结肠与直肠移行部之间的癌。我国直肠癌流行病学特点为 30 岁以下的青年人发病率高，有上升趋势。腹膜反折平面以下的中、低位直肠癌占大多数，转移早，淋巴转移向上方及侧方转移。

（一）发病原因

同结肠癌。

（二）病理

同结肠癌。

（三）临床表现

直肠癌早期仅限于黏膜层，常无明显症状，仅有少量便血及排便习惯改变，病人常不重视。随着癌肿不断生长，肿瘤出现糜烂、坏死，溃疡形成且分泌物增多，此时便血量增大，血呈鲜红或暗红色，多与粪便相混，有时有血块，并出现便频、排便不尽感、里急后重等症状，排出物多为黏液脓血便，最初发生在清晨，以后次数逐渐增多，每日数次或10多次，甚至夜间也有数次排便，改变了排便习惯。肿瘤进一步增大，浸润肠壁周径较大时，肠腔狭窄，出现腹痛、腹胀，大便变细、变形等表现，晚期为排便困难。男性直肠癌患者，肿瘤侵犯到前列腺、膀胱时，可出现尿频、尿急、尿痛及血尿，排尿困难或淋漓不尽。女性直肠癌患者，肿瘤可侵犯阴道后壁，引起白带增多；如形成直肠阴道瘘，阴道内可出现血性粪便或气体。

直肠癌一般不痛。当肿瘤浸润到肛管括约肌时则有疼痛或出现肛门失禁，常有黏液血便从肛门流出。可有腹股沟淋巴结肿大或融合成团。癌肿穿透肠壁浸润到盆壁、骶骨或骶神经丛时，引起骶尾部坠胀、剧烈疼痛，并常牵涉到下腹部、腰部和大腿，这些都是晚期症状。患者常有乏力、消瘦、贫血及体重减轻等全身表现。

三、肛管直肠良性疾病

随着人们生活水平的提高，高蛋白质、低纤维素饮食易导致直肠肛管疾病的发生。直肠肛管疾病包括痔、肛裂，肛管直肠周围脓肿、肛瘘、直肠脱垂，肛门失禁等。

（一）痔

痔是肛管血管垫病理性肥大、移位及肛周皮下血管丛血流淤滞形成的团块，只有合并出血、脱垂、疼痛时才能称为痔病。

肛管血管垫是位于肛管和直肠的一种组织，简称肛垫。齿状线为直肠与肛管的交界线，其临床重要性如下：①齿状线以上静脉丛属痔内静脉丛，回流至门静脉，门静脉系统及其分支均无静脉瓣，血液易于淤积而引起静脉扩张形成内痔。齿状线以下静脉丛属痔外静脉丛，回流至下腔静脉，曲张则形成外痔。齿状线以上感染可经门静脉而致肝脓肿；齿状线以下感染，则由下腔静脉向全身扩散。②齿状线以上黏膜受自主神经支配，无疼痛感；齿状线以下肛管受脊神经支配，疼痛反应敏锐。③在齿状线附近，由直肠上静脉丛和直肠下静脉丛之间彼此吻合相通的静脉形成混合痔；为皮肤黏膜交界组织覆盖，有内痔和外痔两种特性。

1. 病因

（1）肛垫下移学说

正常情况下，肛垫疏松地附着在肌肉壁上，排便后自行回缩。当肛垫充血或肥大时，易受伤而出血并可脱出于肛门外。

（2）静脉曲张学说

因门静脉系统及其分支均无静脉瓣，血液易于淤积而引起静脉扩张；加之习惯性便秘、前列腺肥大、妊娠及盆腔内巨大肿瘤等使静脉回流受阻而扩张弯曲成痔。肛腺及肛周感染可引起静脉周围炎，使静脉失去弹性而扩张成痔。

（3）遗传、地理及食物因素

痔患者常有家族史，可能与食物、排便习惯及环境有关。高纤维饮食可降低痔的发生率。

2. 临床表现

（1）便血

无痛性，间歇性，便后有鲜红色血是其特点，也是内痔或混合痔早期常见的症状。便血多因粪便摩擦黏膜或排粪用力过猛，引起扩张血管破裂出血。轻者多为大便带血，继而滴血；重者喷射状出血。便秘、粪便干结、饮酒及刺激性食物是痔出血的诱因。若长期反复出血，可出现贫血。

（2）痔块脱出

常是晚期症状，轻者只在大便时脱垂，便后可自行回复，重者须用手推回，更严重者稍加腹压（如咳嗽等）即脱出肛门外，回复困难。

（3）疼痛

单纯性内痔一般无疼痛，当内痔或混合痔脱出发生嵌顿，出现水肿、感染、坏死时，则有不同程度的疼痛。

（4）瘙痒

晚期内痔由于痔块脱垂及肛管括约肌松弛，常有分泌物流出，并刺激肛周引起瘙痒不适。

3. 内痔的临床分期

一期：排便时出血，血在粪便表面，色鲜红，或有滴血及喷射状出血，出血较多。痔块不脱出肛门外。

二期：间歇性排便带血，滴血或喷血，出血量中等。排便时痔块脱出肛门外，便后能自行回纳。

三期：排便时出血量较少，排便时痔块脱出肛门外，不能自行复位，须用手托回。

四期：痔块长期脱出在肛门外，不能还纳或还纳后又立即脱出。脱出的痔核经肛门括约肌痉挛、收缩，妨碍痔块回纳，引起嵌顿，若血液回流障碍，则出现感染、坏死、绞窄、剧烈疼痛。

（二）肛裂

肛裂是肛管皮肤全层裂开，继发感染的慢性溃疡，85%在后正中，常为单个，如有多个裂口，应考虑为特异性感染。

1. 病因

（1）解剖因素

肛管外括约肌浅部在肛门后方形成肛尾韧带，较坚硬、伸缩性差；排便时肛门后方承受压力较大，故后正中处易受损害。

（2）外伤

粪便干燥或排便过猛损伤。

（3）感染齿状线附近的慢性炎症，如肛隐窝炎，向下蔓延而致皮下脓肿，破溃而成为慢性溃疡。

2. 病理改变

（1）早期肛裂溃疡

边缘柔软，色红，易出血。

（2）慢性肛裂

灰白，组织增生，见前哨痔。

（3）肛裂三联症

肛乳头肥大，肛裂，前哨痔。

3. 临床表现

（1）疼痛

肛裂可因排便引起周期性疼痛，这是肛裂的主要症状。排便时粪块刺激溃疡面的神经末梢，立刻感到肛门灼痛，但便后数分钟疼痛缓解，称为疼痛间歇期。以后因内括约肌痉挛，又产生剧痛，可持续半到数小时。

（2）便秘

因肛门疼痛不敢排便，久而久之引起便秘，便秘又使肛裂加重，形成恶性循环。

（3）便血

血在粪便表面或便时滴血。

（三）肛管直肠周围脓肿

肛管直肠周围软组织或其周围间隙内发生急性脓性感染并形成脓肿，称肛管直肠周围脓肿，亦称肛旁脓肿，脓肿破溃或切开引流后自愈可能性很小，常形成肛瘘，并认为这是肛管直肠炎症的不同病理过程，不同时期的表现，脓肿是急性期，肛瘘是慢性期。

1. 病因

肛窦炎或肛腺感染引起，炎症扩散引起脓肿。肛管直肠周围感染三个阶段。

2. 临床表现

直肠指检直肠后壁有皱起、压痛和波动感。

（1）肛周皮下脓肿

最常见，位置者浅，局部红、肿、热、痛明显。

（2）坐骨直肠窝脓肿

患侧持续性疼痛，有发热、乏力、排尿困难。

（3）骨盆直肠窝脓肿

有排尿困难，脓肿可向肠腔穿破。

（4）直肠后窝脓肿

位置高而深，症状与骨盆直肠窝脓肿相似。肛门部下坠感，骶尾部钝痛。

（5）高位肌间脓肿

位于肛提肌上方，早期仅有轻度肛门坠胀感，脓肿破溃后有脓液经肛管排出。

第五节　肛肠疾病围术期护理

一、结肠癌围术期护理

（一）术前护理

1. 肠道准备

正常人体大肠内含有很多粪便，细菌含量约占干粪的 1/3。肠道准备的目的是清除肠腔内粪便，减少肠道内致病菌，减少术后切口感染、吻合口瘘的发生。理想的肠道准备应当是结肠完全空虚，肠腔内细菌数减少，不影响水及电解质平衡，对肿瘤刺激小，患者痛苦小，价廉。目前临床多采用 3 天肠道准备法，包括抗生素应用、肠道清洁、饮食准备 3 个方面。

（1）大肠肠腔内的菌群特点是专性厌氧菌在数量上占主导地位，革兰阴性菌多于革兰阳性菌。因此，在抗生素的使用上，多选用氨基糖苷类抗生素和甲硝唑。氨基糖苷类抗生素具有抗菌谱广，对革兰阴性菌及一些革兰阳性菌均有抗菌活性，胃肠道吸收差，全身性给药时有不同程度的耳毒性、肾毒性特点。临床上较常应用的药物有卡那霉素、庆大霉素等。甲硝唑对厌氧菌包括脆弱类杆菌有强大的抗菌作用，毒性低，口服吸收迅速完全，为作用于厌氧革兰阴性无芽孢杆菌药物的首选药。术前 3 日给予口服卡那霉素 1.0g，每日 3 次；甲硝唑 0.4g，每日 3 次。在服用抗生素时抑制了大肠埃希菌的生长，使维生素 K 的合成和吸收减少，因此，须补充维生素 K。目前也有采用取消口服抗生素，只选用麻醉前诱导用药，一般选用头孢类静脉用药。

（2）肠道清洁的方法。①无梗阻者：术前 1 日下午 2 时先口服 25% 硫酸镁溶液 200mL，约 10min 后开始服用 5% 葡萄糖盐水溶液 1500mL，2 小时内服完。也可于术前 1 日下午 2 时口服复方聚乙二醇（如恒康正清）2 盒加温水 2000mL，首次 500mL，随后隔 5～10min 服 250mL。口服泻药注意点：告知患者服用泻药的方法和注意事项；观察患者排便情况，必要时遵医嘱给予灌肠。观察患者有无出冷汗、心慌等低血糖症状，可备好糖开水。如服用后出现呕吐者术前晚及术晨加清洁灌肠。②有梗阻者禁食，必要时胃肠减压、补液及营养支持，术前晚及术晨清洁灌肠。③年老、体弱及心肺肾疾病者，怀疑梗阻者，术前 3 日小剂量泻药，术前晚及术晨清洁灌肠。

（3）饮食准备：术前 3 日开始少渣半流饮食，忌粗纤维饮食。术前 1 日全流饮食，如豆浆、肉汤、牛奶、藕粉等，以减少粪便量，空虚肠腔。术前 12 小时禁食。

2. 严重贫血者

术前应输血，纠正贫血。

（二）术后护理

1. 饮食

肠蠕动恢复，胃管拔除后进流质，忌牛奶、豆浆等易胀气食物。术后 5～7 天视病情调整半流饮食，注意少量多餐，防止发生胃排空障碍及肠梗阻。术后 2 周内不宜进粗纤维饮食，防止形成粗硬粪便摩擦吻合口，必要时每晚口服液状石蜡 10～30mL 保护吻合口。

2. 早期活动

鼓励患者多翻身并早期坐起及下床活动，循序渐进在病室、病区内活动，年老体弱者注意搀扶，防跌倒。早期活动可促进肠蠕动的恢复和预防下肢静脉血栓的发生。

3. 导管护理

按胃管、腹腔引流管、导尿管等一般引流管护理。术后第 2 天间断夹闭尿管训练膀胱功能，有尿意者尽早拔除尿管。

4. 排便的观察

便秘患者遵医嘱服缓泻药，腹泻患者遵医嘱服用止泻药，术后 7～10 日不可灌肠，防止肠腔压力过高影响吻合口愈合。

5. 并发症的观察与处理

（1）出血

多发生于术后 24～48 小时，可表现为腹腔引流管内引流出血性液，每小时超过 100mL。患者出现心率快、血压低、腹部膨隆时应警惕腹腔内出血的可能。护理：向医生汇报；监测生命体征，遵医嘱给予止血药物；密切观察引流液性状、量，做好记录；做好心理护理；必要时再次手术止血。

（2）吻合口瘘

多发生于术后 5～7 日，进流质饮食后，腹腔双套管引流量突然增多，为粪水样，混浊伴有粪臭味。部分患者有发热、腹膜刺激征。护理：禁食；静脉营养；半卧位；保持引流管通畅；观察有无发热、腹膜刺激征，了解患者血常规有白细胞及中性粒细胞计数；有病情变化及时向医生汇报，做好心理护理及家属的安慰工作，以取得配合。

（3）切口感染

多发生于术后 5～7 日，有发热，白细胞及中性粒细胞增高，切口红肿，有脓性分泌物。观察切口渗液情况，及时汇报医生换药；按时使用抗生素。

（4）肠梗阻

多发生于术后 3～5 日，肛门未排气，腹部膨隆、腹痛，胃管已拔除者出现呕吐等。给予禁食、胃肠减压、补液，防止水、电解质紊乱；给予半卧位；摄腹部 X 线片确定梗阻位置；观察腹部体征，警惕有无绞窄性肠梗阻的发生。

6. 化疗患者护理

大肠癌术后化疗是重要的辅助治疗。为了保护患者的血管，化疗患者常规选择中心静脉给药，最好建议用经外周中心静脉置管术（PICC）。因氟尿嘧啶的半衰期短，持续给药疗效好，现多采用持续输注式化疗泵持续给药，因化疗泵携带方便，患者可在门诊化疗，化疗泵连接后可回家休息，经过 48 小时化疗药物输注完后，再次到医院由护士将化疗泵取下，用 20mL 生理盐水推注后封管。因化疗会造成骨髓抑制，每次化疗前须查血常规，WBC>4.0×10⁹/L 才可以化疗。化疗期间，预防感冒，避免去人多拥挤的公共场合。注意清淡饮食，必要时给予镇吐，使用奥沙利铂化疗时易发生末梢神经炎，一周内应进食温热食物。

（三）健康教育

1. 饮食

多吃含维生素高、脂肪低的食物。因腌熏食物中含有亚硝酸胺，要尽量少吃。

2. 戒烟

香烟中有胼类化合物，长期吸烟经呼吸道黏膜吸收，可诱发结肠癌。

3. 去除癌前病变

发现息肉要尽早摘除，积极治疗炎性肠病。凡 40 岁以上有下列症状时，应行纤维结肠镜检查，明确诊断。①近期出现持续性腹部不适、隐痛、胀气，经一般治疗症状不缓解。②无明显诱因的排便习惯改变，如腹泻或便秘。③粪便带脓血、黏液或血便，已排除痢疾、溃疡性结肠炎等疾病。④结肠部位出现肿块。⑤原因不明的贫血或体重减轻。⑥粪便镜检发现脓细胞和红细胞或隐血试验阳性。

二、直肠癌围术期护理

（一）术前护理

1. 腹泻患者的护理

癌肿浸润肛管和括约肌，括约肌功能部分丧失，脓血便经常从肛门流出，肛门周围皮肤出现红肿、疼痛、破溃。处理方法：①保持肛门周围皮肤清洁干燥，经常用温水清洗，软毛巾轻轻擦干，不能用力擦拭，防止加重局部症状。②保护肛门周围皮肤：用10%鞣酸软膏涂抹产生隔离层，或清洗擦干后撒护肤粉加用无痛保护膜保护皮肤。③正确服用药物：服用复方樟脑酊时应注意严格掌握药量，防止超量引起成瘾，一般一次服4～5mL，服用蒙脱石散药时必须与其他药物分开服用，以免降低其他药物疗效。

2. 阴道冲洗

女性患者，癌肿位于直肠前壁或占肠腔一周者，术前应行阴道冲洗。因直肠前壁与阴道紧密相连，其间可切除组织不多，术中切除肿瘤时，可能会损伤阴道壁，造成直肠阴道瘘。冲洗达到清洁作用，避免术中污染，冲洗后用甲紫染色，可提醒医生术中切除范围。术前3日，每晚1次，患者取仰卧位，双腿屈曲，臀下垫便盆；将0.05%氯己定溶液500mL加温至38～41℃，倒入无菌灌肠筒内，吊高于床面60～70cm；将灌洗头轻轻放入阴道6～8cm处，拧开活塞，5min内流量约500mL冲洗毕将灌洗头向下压，使阴道内液体流出；术前1日晚冲洗后，用窥阴器扩开阴道，用长镊子擦净阴道内积液，用甲紫棉球将阴道壁涂上紫色。

3. 心理护理

低位直肠癌患者对于手术可能要有永久性造口，会产生恐惧、拒绝治疗等心理反应，并因自我形象受损而影响自尊。责任护士在手术前要向病人及家属解释直肠解剖的特点、不保肛手术的优点、手术对患者的重要性，介绍造口用品的使用方法，必要时可让造口访问者与其沟通，使患者消除顾虑，配合手术治疗。

4. 备皮

腹部备皮区按手术要求准备，如果做Miles手术，同时须准备外阴部、肛门周围、臀部及大腿上1/3内侧皮肤，该处皮肤皱褶多，防止剃破皮肤发生感染。

（二）术后护理

1. 饮食

患者术后禁食，肠蠕动恢复拔除胃管后进流质饮食，保留肛门者术后进食时间延迟，

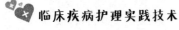

1周后半流质，2周内少渣饮食。有肠造口患者进食早，造口排气后可进半流质。会阴部伤口敞开者，高蛋白饮食，促进切口愈合。

2. 双套管负压吸引的护理

（1）正确连接负压吸引器，保持双套管通畅。直肠癌手术后因盆腔渗血渗液多，为保证双套管有效吸引，将双套管外管接负压吸引，内管接乙醇小瓶过滤空气。并严密观察，发现引流不畅，及时检查负压装置及管道连接情况，必要时告知医生用生理盐水冲管，防止管道不通掩盖病情。

（2）持续负压吸引：将墙壁负压调至0.02mPa以下，压力过高易引起损伤周围肠壁，过低不能达到有效引流。

（3）密切观察引流液性状及量：术后24小时当短时间内有大量的血性液引流出或每小时引流液量超过200mL，应警惕有无活动性出血。术后5～7日，当进食后引流量增多、引流液浑浊、成粪水样，或有粪臭味均提示有吻合口瘘的发生。

（4）双套管放置7～10日，无吻合口瘘发生，可慢慢往外拔管，拔管时注意关闭负压，防止将肠管吸进引流管内造成并发症的发生。

3. 留置尿管的护理

直肠癌手术尤其是Miles手术后，出现排尿功能紊乱及尿潴留患者约为30%，与盆腔淋巴结清扫时可能牵拉或损伤盆腔神经丛或骶神经有关，使逼尿肌无力，膀胱颈收缩和膀胱膨胀感消失而出现尿潴留，所以留置导尿的时间一般在术后7～10日，并应做好以下护理：

（1）按导尿管护理常规。

（2）一般患者术后48～72小时开始间断夹闭尿管，定时开放，锻炼膀胱功能，患者有尿意或夹管后2～3小时开放尿管1次。膀胱部分切除患者，防止吻合口瘘，禁止夹闭尿管。

（3）膀胱冲洗：直肠癌根治术并行部分膀胱切除患者给予持续膀胱冲洗，保持尿管通畅，防止血块堵塞发生尿漏。一般术后置尿管在7日以上，出现尿液浑浊有絮状物者，给予膀胱冲洗。

（4）女性月经期可使用内置式棉条，保持会阴部清洁，防止尿路感染。

（5）再次插尿管患者的护理：拔除尿管后患者不能自行排尿，须再次插尿管。嘱患者多饮水达到内冲洗作用，防止尿路感染，并定期夹闭尿管训练膀胱功能。

4. Miles术后会阴部切口的护理

（1）会阴部切口一期缝合者，保持敷料的清洁干燥，女病人尿管拔除后用女式尿壶接尿，月经期用内置式棉条。用丁字带保护会阴部切口时要注意松紧度，防止过紧造成血液循环受阻切口愈合不良或发生尾骶部压疮。会阴部伤口拆线后，患者早期忌做下蹲动作，防止会阴部切口裂开。

（2）会阴部切口敞开者，切口内填塞纱布，切口渗血渗液多时，外层敷料潮湿后应及时更换。纱布在术后5日开始慢慢往外拔出，观察无出血后再全部拔除。每日换药至切口全部愈合。

5. 老年患者全身麻醉术后出现精神症状的护理

70岁以上老年患者因全身麻醉术后麻醉药物在体内蓄积、大量输血、缺氧造成脑供血不足等，有脑梗死病史者更易出现术后精神症状。对于老年患者术后应密切观察患者神志的变化，常规用双侧床栏保护。当患者出现烦躁、幻觉时，可用肢体约束带约束双手，防止患者拔除引流管及各类导管，用躯体约束带固定躯干，防止患者发生坠床等意外。并密切观察病情变化，加强翻身、叩背，鼓励患者排痰，必要时吸痰，保持呼吸道通畅。患者出现烦躁时，慎用地西泮镇静，防止因药物蓄积引起呼吸抑制。

三、肛管直肠良性疾病围术期护理

（一）术前护理

1. 保持内裤干净

勤换内裤，皮肤潮湿时扑爽身粉，保持皮肤干燥。

2. 饮食

鼓励患者多饮水，空腹饮水1000mL，全天饮水3000mL，多进食蔬菜，摄取适量盐水，有利通便。

3. 坐浴

坐浴是直肠肛管疾病手术前后常用的辅助治疗方法，能增进血供，促进炎症吸收，缓解括约肌痉挛减轻疼痛，并能清除分泌物，起到良好的清洁作用。方法：坐浴可用一个较深的盆具（最好放入专用的盆架中），倒入40～60℃热水约3000mL，将极少量高锰酸钾粉加入水中搅匀，使水呈浅杨梅红即可，浓度为1∶5000。配制中切忌浓度过高，引起皮肤黏膜烧伤。将整个肛门会阴部浸泡于热水中，持续15～20min。冬天适当加热水提温，中老年体弱者，坐浴结束时要搀扶起身，以防头晕。

4. 软化粪便

口服缓泻药或液状石蜡，多食蜂蜜和香蕉。

5. 频谱照射

脓肿早期，理疗频谱照射，促进炎症消退减轻疼痛。照射每日2次，每次30min，注意保持距离，一般距皮肤20～30cm，皮肤发烫时及时移开频谱仪，防止烫伤。

6. 备皮

准备肛门周围皮肤，术前将会阴部皮肤用肥皂水洗干净。

7. 肠道准备

同结肠癌护理。

（二）术后护理

1. 观察切口是否有渗血或出血

内痔手术后结扎线松脱或结扎处感染可造成严重出血，由于括约肌作用，血液多向上反流入肠腔，而不向肛门外流。当患者有阵发性肠鸣、腹痛及急迫便意感，伴有头晕、恶心、出冷汗及脉搏快等症状，应立即通知医生，准备气囊导尿管压迫止血，同时给予静脉补液。

2. 疼痛护理

肛管手术后因括约肌痉挛或肛管内有敷料填压而引起剧烈疼痛，术后给予静脉镇痛泵或硬膜外镇痛泵镇痛。必要时拔除填塞过紧的敷料，改用较软的凡士林纱布。

3. 预防尿潴留

肛门手术后除手术刺激外，麻醉、局部疼痛、肛管内填塞敷料都易引起尿潴留。指导病人在术前及术后当天 12 小时内限制饮水，以造成轻度缺水状态。术后尽量少用镇静药，早期起床活动，首次排尿争取去厕所小便，造成条件反射。术后直肠内尽可能不置肛管或大纱布做压迫止血用，以减少术后疼痛。如不能自己排尿，按尿潴留处理。

4. 卧位与休息

手术后宜取侧卧位，以免创口受压增加疼痛。卧床休息可减少对肛门刺激，减轻疼痛，减少出血的发生和避免直立性虚脱。在痔块脱落期内，应避免剧烈活动。

5. 饮食与排便

禁食 3 日，术后 3 日内尽量不排便，以保证手术切口愈合，3 日后口服液状石蜡软化粪便，防止便秘。直肠脱垂术后，注意排便情况，保持排便通畅，避免用力排便，术后 1 周内卧床排便。

6. 保持肛门部清洁

肛门手术切口多敞开，受排便影响，术后换药，每日 1 次，要保证切口清洁，加速愈合。便后肛门坐浴，坐浴后进行换药。

（三）健康教育

1. 养成良好的排便习惯

排便是一种非常复杂而协调的动作，是由多个系统参与的生理反射功能，其中既有不随意活动，又有随意可控制的活动。排便过程大致分两个步骤：一是粪便向直肠推进，肠道总蠕动，发生 3～4 次，使粪便迅速进入直肠，扩张并刺激直肠黏膜，引起排便反射；二是直肠的排空，当粪便充满直肠后，直肠壁上的排便感受器传递经大脑皮质和腰骶脊髓内低级中枢的调节，通过直肠收缩、肛门括约肌松弛、腹肌及膈肌收缩而将粪便排出肛门。当人们早晨起床产生的起立反射，和早饭后产生的胃结肠反射，都可促进结肠集团蠕动，产生排便反射。要纠正不良排便习惯，坚持每天早上或早饭后定时排便，对预防肛管直肠疾病有积极意义。

2. 肛旁脓肿

应尽早积极治疗，避免发展成肛瘘。

3. 肛管扩张

术后用手法进行扩张肛管，防止肛门狭窄。戴手套，涂液状石蜡将双手的示指插入肛门，必要时将双手的中指一起插入。

4. 饮酒和刺激性食物

是痔出血的诱因，要控制摄入。

5. 避免长期使腹内压力增加

如长期便秘、慢性腹泻、前列腺肥大可引起排尿困难，慢性支气管炎可引起慢性咳嗽。要积极治疗原发病，否则易致直肠脱垂。

6. 长久站立或坐位工作的人

要适当做保健操，以增强括约肌收缩功能，促进局部静脉回流。

第六节 肠造口护理

肠造口手术是外科最常施行的手术之一，手术改变了正常排便途径，术后患者不能随意控制粪便的排出。

一、造口术前评估

造口术后患者不能控制粪便的排泄，患者须靠粘贴造口袋来收集排泄物，术前护士必须综合评估患者的情况，以便能更好地制订出有针对性的护理计划。

（一）生活自理能力

生活自理能力强者，术后很快能学会自我护理的方法，他们想尽快掌握造口护理方法，减少对他人的麻烦；生活自理能力差者，依赖性较强，日后往往需要有人帮助他护理造口。对生活自理能力差者，护士在术前指导患者确定护理人选，以便对其进行指导。

（二）视力

视力弱者，术后可选择透明的造口袋，以便观察排泄物的情况和造口袋的粘贴，底板可选择合适的预开孔造口袋或由家人裁剪好少量底板备用，底板的内圈可稍大些。失明者必须确定好护理人选。

（三）手的功能

术前了解患者是否有影响手的功能的疾病，如卒中后肢体偏瘫、强直性关节炎、帕金森病、外伤后遗症等。对手的灵活性差的患者，可选择一件式造口袋，方便操作。

（四）皮肤情况

观察患者造口周围的皮肤是否平整，有无皮肤褶皱、瘢痕、破损，有无银屑病、过敏性皮炎等全身性皮肤病。有全身性皮肤病时可请皮肤科医生会诊，给予治疗。过敏体质患者术前应做皮肤贴布试验，方法：在患者腹部粘贴 $2cm \times 2cm$ 大小的一块造口底板材质，48 小时后剥离，并在刚刚剥离、1 小时、24 小时的 3 个时段进行判断。结果判定：在刚刚剥离、1 小时、24 小时均无皮肤变化者为阴性。刚刚剥离后发红，1 小时后消失则为剥离反应阳性。刚刚剥离后、1 小时后发红，24 小时后消失则为一时性刺激。刚刚剥离后、1 小时后、24 小时后不消失或严重者为过敏反应。注意：试验期间禁洗澡，禁剧烈体力活动，以免出汗。剥离反应阳性和一时性刺激可谨慎使用原产品底板，过敏反应时应更换造口袋品牌，也要做贴布试验。

（五）体形

肥胖患者的腹部易挡住患者的视线，术前造口定位时，造口位置应偏上，患者能自己看见造口，便于自我护理。身材矮小者选择造口袋不宜过长。

（六）教育状况

对教育程度高者，要想到各个细节，预计今后可能出现的问题，可用文字性的材料来补充指导内容；对教育程度低，尤其老年人要用最简便的方法来指导造口护理，使患者便于掌握。

（七）文化背景

要充分尊重个人信仰和风俗习惯，如：印度人喜欢将造口定在左边；伊斯兰教徒认为腰围以上是清洁的、腰围以下是脏的，造口应定在腰围以下。

（八）职业特点

对年轻患者要考虑到患者康复后的工作，根据其职业特点选择合适的造口位置。如电工腰间须佩戴工具带、警察腰间佩戴枪带、体育教练常弯腰下蹲等，要从多方面考虑，最后确定位置。

（九）家庭

对于生活不能自理、视力障碍、手功能障碍、过度肥胖患者，术前由患者自己确定一位家庭成员负责其术后的造口护理，专科护士要对确定者进行指导，包括对患者的心理支持，家庭成员对造口者的支持非常重要。

（十）心理状况

因为造口术后失去了对排便的控制，这种失控严重影响到患者的自尊心。一旦患者知道自己必须行造口术时，会产生不同程度的心理创伤。造口治疗师应在术前安排足够的时间与患者沟通，了解患者的心理创伤程度，有针对性地行心理指导，可减轻患者的担忧，有接受手术的良好心态。必要时可安排造口者访视。

二、造口定位

（一）造口定位的要求

病人取不同体位都能看到造口部位；造口周围皮肤平整，便于粘贴造口袋；造口位于腹直肌上，可预防术后造口旁疝，造口脱垂等并发症的发生；不影响造口者的穿戴与生活习惯。

（二）术前造口定位的意义

1. 不同体位腹部皮肤皱褶有差异，平卧位时认为是理想的造口位置皮肤区域，不等于其他体位时该皮肤区域平整。坐位时皱褶较明显。

2. 开腹后解剖结构改变，术中定造口位置与术后造口位置差异较大。

3. 术前可与患者交流，造口的位置可满足患者的生活习惯。术中造口时患者处于全身麻醉状态，无法与其沟通。

（三）造口定位的方法

1. 预计造口位置

术前一日，患者取平卧位，暴露腹部皮肤，注意保暖。回肠造口或横结肠造口定位时操作者站在患者右侧，乙状结肠近口定位时操作者站在患者左侧。腹部造口位置区域为脐向左、右髂前上棘画连线，再由左、右髂前上棘向耻骨画连线联合形成的菱形区为最佳造口位置区。

以乙状结肠造口为例，先确定腹直肌位置，患者仰卧位，双膝伸直，双手平放在身体两侧，让患者看自己的脚尖，操作者用双手的尺侧在患者腹部感觉腹直肌的边缘，用笔画虚线标出患者的腹直肌。操作者再用右手示指和拇指，将脐与左髂前上棘连线三等分，取脐和髂前上棘连线中上 1/3 交界处为预计造口位置。用直径为 2.5cm 红色圆形粘纸贴在预计造口处，预计造口位置必须在腹直肌上，经过调整后才是实际造口位置。

2. 实际造口位置

确定预计造口位置后，再让患者取半卧位、坐位、站立位、下蹲位观看自己造口，以能看清楚造口为原则，操作者观察造口与不同体位的关系，调整粘贴纸的位置。为了明确造口与周围皮肤、解剖标志之间关系，用 10cm×10cm 的透明造口底板模型观察底板与脐、切口、皮肤皱褶、髂前上棘、腰带的关系。在观察过程中，上下左右调整粘贴纸位置。确定造口位置必须在腹直肌处。

3. 造口标记

选用油性记号笔在选口处做标记，为了标记清楚，还可以用甲紫固定，待干后喷上保护膜，并记录在病历上。如果术前发现标记不清者，再用甲紫加深。

回肠造口定位与乙状结肠造口相似，只须用同样的方法将在左下腹的乙状结肠造口改定在右下腹回肠造口，横结肠造口一般是棒式造口，位于右上腹，大致在肋缘下 5 ～ 8cm、脐旁开 5 ～ 8cm 的位置，应避开肋缘，周围皮肤平坦。尿路造口位置与回肠造口位置相同。

双造口（肠造口及尿路造口）的患者，防止粪便对尿路造口的污染，尿路造口应该略高，在右腹直肌处，肠造口在左侧，两个造口之间留有底板粘贴的余地。回肠和结肠双造口时，回肠造口应偏上。定位过程中有特殊情况，如肥胖者造口位置在脐上、瘦小者造口位置靠近正中线、多次手术者造口位置偏外侧，应在术前与医师联系。

三、造口术后护理

（一）造口患者术后评估

造口术后早期，护理人员对造口及周围皮肤进行严密的观察与评估，并做好护理记录，是造口护理的重要部分。通过观察与评估，能了解造口及周围皮肤的情况，预防造口早期并发症的发生。

1. 造口的评估

（1）造口的颜色：红色或粉红色为正常的造口黏膜颜色，且有光泽，富有弹性；贫血患者的造口黏膜颜色呈苍白色；造口黏膜缺血时呈暗红色或暗紫色；黏膜局部发黑表明造口黏膜发生局部坏死。

（2）造口的高度：造口的正常高度为 1～2cm，造口黏膜的高度在皮肤的同一水平为平坦，造口黏膜的高度低于周围皮肤为造口回缩，造口黏膜高于皮肤 5cm 以上为造口脱垂。造口高度可记录为平坦、回缩、凸出或脱垂等。

（3）造口的形状及大小：造口的形状可记录为圆形、椭圆形或不规则形。造口的大小，可用造口测量尺量出造口的基底部而确定。圆形造口测量直径，椭圆形的造口测量最宽点和最窄点，不规则的造口可用图形来表示。造口的大小在术后 4～8 周会有变化，应每周评估并做好记录。

（4）造口的位置：记录造口的位置可以用右上腹、右下腹、左上腹、左下腹、伤口正中或脐部等术语来描述。

（5）造口的类型：术后应根据手术记录确认造口的类型，如横结肠造口、乙状结肠造口、回肠造口等。

（6）造口的模式：肠造口的模式是根据造口的形成结构来描述的。①单腔造口：肠管切断后，近端肠管被拉出腹腔，肠管外翻后缝合在腹壁上形成一个末端功能性单腔造口。多为永久性造口，如乙状结肠造口、回肠造口等。②袢式造口：肠管未被切断，整段肠袢被拉出腹腔，用支架管穿过肠系膜支撑于腹壁，防止肠管回缩，然后沿肠管纵行切开肠管而不是切断肠管，袢式造口有近端和远端两个开口，近端开口具有排泄功能，远端开口由于能分泌黏液称为黏液瘘管。③双口式造口：肠管切断后，两个断端均被拉出腹腔，两个开口作为一个整体固定于腹壁上，又称为"肩并肩"式的造口。④分离造口：两个造口完全分开，分别固定于腹壁的不同位置。近端造口具有排泄功能，必须选择适当的造口器材。远端造口仅分泌黏液，只须覆盖油纱布即可。

2. 皮肤黏膜缝线的评估

一般在手术后 48 小时要更换一次造口袋，观察造口黏膜与皮肤缝线情况：如果造口黏膜与皮肤缝线处有碘纺纱或凡士林纱条保护者，应给予拆除后观察。造口黏膜与皮肤分离，记录为：时钟位 3 点至 5 点处有皮肤黏膜分离，有 1.5cm×0.5cm×0.5cm 大小，或用图形表示。有变化时要随时做好记录。有患者可能对缝线过敏，缝线处出现红肿，患者主诉局部疼痛。皮肤黏膜缝线处也可能出现局部感染。

3. 造口周围皮肤的评估

在每次更换造口袋时评估，观察造口周围皮肤有无异常，导致最常见皮肤损害的原因有：化学刺激、感染、过敏及外伤。①化学刺激常见于因粪水外溢导致的造口周围皮炎。表现为局部皮肤发红，表皮脱落、糜烂或溃疡。②造口周围皮肤感染最常见的是白念珠菌感染，症状为局部瘙痒及烧灼样疼痛，可见局限性环状红斑，周围有卫星状丘疹和脓疱；体癣也可发生在造口旁的皮肤上，表现为圆形红斑疹；造口旁皮肤还可发生毛囊炎，特别见于体毛较多的患者，表现为毛囊周围点状红斑脓疱。③造口周围皮肤过敏大多为接触性过敏，可能对造口用品有关，常表现为皮肤红斑和水疱，皮疹的部位仅限于过敏源接触的部位，患者感觉局部瘙痒及烧灼感。④外伤多由于更换造口袋时撕下黏胶用力过猛或更换频率过高，创伤的早期表现为皮肤发红，继之可出现表皮脱落，糜烂甚至溃疡。

4. 造口功能恢复的评估

（1）回肠造口：一般在术后 48 小时开始排泄，最初排泄物量少，呈圈绿色。一般 72 小时后肠蠕动恢复，可能出现高排量阶段，每天的撑出量可为 1500～2000ml，要特别注意患者的水、电解质平衡，随着患者进食开始尤其是进半流饮食后，造口排出量会慢慢减少，排出物呈糊状。

（2）结肠造口：在术后 72 小时内有少量血性液流出，72 小时后肠蠕动慢慢恢复，造口袋内有气体排出，造口袋会鼓起，这是肠功能恢复的标志。随着患者进食流质，造口排出粪水，进食半流饮食，造口排出糊状粪便。患者进食普食后可排出成形大便。

（二）造口术后护理程序

1. 指导患者及家属更换造口袋的方法

肠造口术后，发给患者《造口护理手册》，让患者或家属通过手册了解造口袋的更换程序。首先术后 48 小时更换造口袋，指导患者及家属如何排放造口袋内气体和粪水、造口袋夹的使用方法。以后每隔 3 天更换 1 次造口袋，示范更换造口袋的整个程序，边操作边指导患者及家属如何清洗和测量造口大小，介绍去除造口底板、裁剪和粘贴造口袋的技巧和注意事项。出院前，患者可自行或与家人一同练习造口袋的更换，造口治疗师评估患者或家属的换袋技能，并给予纠正。

2. 造口袋的更换

（1）目的：收集排泄物，观察其性状，记录排出量；观察造口黏膜、周围缝线及周围皮肤情况，观察有无并发症的发生；清洗造口周围皮肤，减轻异味，以增加患者的舒适感。及时更换造口袋，防止粪水经底板渗漏污染腹部切口。

（2）评估：评估造口的大小、类型及并发症情况，评估患者的体力恢复情况及学习能力，评估患者视力、手的灵活性等。

（3）物品准备：根据评估情况选择合适的造口袋，术后早期选择两件式透明造口袋，透明造口袋易观察造口黏膜，两件式造口袋方便打开造口袋处理造口水肿；横结肠造口较大，可选择较软的一件式或大底板造口袋；还须准备剪刀、造口测量尺、温水、棉球及擦手纸、造口护肤粉、防漏膏。术后早期造口周围有缝线或造口周围有伤口时，要准备生理盐水棉球。

（4）环境准备：患者卧床期间，将床边隔帘拉上，或围上屏风保护患者的隐私；患者可以下床活动时，也可以选择在换药室更换造口袋。冬天要开空调或取暖设备。

（5）更换造口袋的时间：选择在餐前半小时或餐后 2 小时，肠造口内排出物相对较少，方便造口袋的更换。尤其是回肠造口患者，如果选择在餐后短时间内换袋，不断有粪水排出，造成贴袋困难，有时刚换好的造口袋又发生渗漏的现象。尽量避开进餐时间换袋，因更换造口袋散发出的异味会影响同一病房患者的食欲。

（6）操作步骤

准备：将准备好的用物携至床边，将物品放置于易取的位置；向病人及家属解释更换造口袋的目的。环境准备：拉床帘或屏风，必要时关好门窗；协助病人取合适的体位，术后早期取半卧位；解开腹部的衣物及腹带，露出造口，注意保暖，同侧铺上尿垫。

除袋：两件式造口袋要将底板连同造口袋除去，撕离时注意保护皮肤，一手用湿棉球或纸巾按压皮肤，另一手轻揭底板，当去除底板有困难时，要慢慢湿润后再去除，勿用力撕扯造成皮肤机械性损伤。

观察溶胶：根据底板溶胶的情况决定造口袋更换的频率，如果溶胶已到达底板的边缘，要增加更换的频率；反之，可减少更换的频率。

清洗：用软纸初步清洁后，再用温水清洁造口及周围皮肤，顺序应由外到内。术后早期或造口旁有切口时选用生理盐水棉球清洁，切忌用乙醇、碘酊或其他消毒液，因为会刺激造口周围皮肤，破坏皮肤的保护屏障。

观察造口黏膜及周围皮肤：观察造口黏膜的色泽、有无水肿等。观察有无皮肤黏膜分离、造口周围皮肤有无破损、过敏等情况。

测量：将造口的大小测量并将尺寸用笔画在造口底板上。①圆形造口：用造口测量尺测量造口的大小。②椭圆形造口：测量长和宽。③不规则造口：可用描摹的方法，将透明的塑料纸盖在造口上，用圆珠笔在塑料纸上画出造口的形状与大小，剪去中间的部分，将塑料纸中间的空缺部分画于造口底板上，两件式的底板要考虑使用腰带，扣环的位置必须在两侧腰部，一件式造口袋要注意开口的方向，卧位时开口向一侧，下床活动后造口袋开口朝下，在底板上画时，还要考虑到造口与腹部切口的关系，造口离腹部切口近时，向切口一侧倾斜，以免造口袋盖住切口。

裁剪底板：用剪刀尖部沿着记号比测出的造口大小大 1～2mm 处剪下。因为开孔过小，会影响到造口黏膜的血供，患者活动时易摩擦造口黏膜引起损伤或出血；开孔过大则皮肤外露，排泄物持续刺激并损伤皮肤。再次清洗并擦干造口黏膜及周围皮肤：在测量造口大小及裁剪造口底板时，造口处可能会有排泄物排出，须再次清洗并擦干造口黏膜及周围皮肤，选用软纸轻轻擦拭，勿选用粗糙质硬的草纸，以免损伤黏膜引起出血，一旦出血，用棉球或软纸轻压一会儿即可。

撒造口护肤粉：造口周围皮肤有损伤时，在擦干皮肤后，撒上近口护肤粉，护肤粉会粘在皮损处起保护作用，并能吸收少许渗液，促进愈合。但必须将多余的护肤粉擦拭掉，否则会影响造口袋的粘贴。

涂防漏膏：当造口周围皮肤不平整时，使用防漏膏可以将皮肤填平，防止粪水渗漏至底板下，回肠造口因排出大量碱性小肠液，对皮肤腐蚀性大，应常规使用防漏膏。直接涂在皮肤凹陷或不平处，取湿棉球轻轻压平。由于防漏膏内含有乙醇成分，对皮肤破损处有刺激，患者感觉疼痛，在使用护肤粉后喷洒皮肤保护膜隔离可有效减轻疼痛。

粘贴：粘贴造口底板时，把底板保护纸撕下，按照造口位置由下而上粘贴，轻压内侧周围，再由内向外侧加压，使造口底板能紧贴在皮肤上。两件式造口袋要及时扣上，确保扣紧，防止从衔接处渗漏。使用开口袋，勿忘夹上夹子，将造口袋开口处反折后拉平，再夹上夹子。使用腰带者，松紧要适宜，在硬质扣环下垫纱布保护，防止皮肤损伤。贴好造口袋后，让患者用自己的手掌轻轻按压造口处 10～20min，通过手掌的温度增加底板的黏性。

整理与记录：处理污物，在护理病历上记录排泄物的性质、颜色、量、气味，造口周围皮肤情况，病人的反应及接受能力。

（7）注意事项

术后早期更换造口袋时，动作要轻柔，勿按压腹部切口引起疼痛；腹带松紧适宜，防止过紧挤压造口袋，造成渗漏；开口袋中的粪便超过 1/3 时就要排放。当粪便超过 1/2 时，因重力的牵拉会导致造口底板的脱落。当造口袋明显胀气时，要及时排放，以免造成造口袋胀破，甚至发生底板的渗漏。

3. 心理护理

在术后早期，有的患者不愿观看更换造口袋的过程，造口治疗师要对其进行个体化的指导，耐心地给予心理护理，对于术后不能接受造口的患者，先教会患者家属更换造口袋的方法，可以邀请造口访问者现身说法，鼓励患者观看和触摸自己的造口，使患者逐渐接受造口并掌握自我护理的方法。

4. 出院指导

（1）随诊：告知患者造口护理门诊的时间和地点。患者出院后每 2～3 个月复诊 1 次，发现问题随时就诊。最好到原就诊医院造口门诊复查。造口边缘的缝线一般不用拆除，会自动溶解而脱落。但在术后 1 个月后仍未脱落，要到造口门诊处理。出院时带有造口支撑棒的患者，须告知拔管的具体时间及地点。

（2）造口用品的选择：介绍造口袋种类、特性和价格，指导患者选用合适的造口袋。介绍其他造口用品，如炭片、护肤粉、防漏膏、清香剂等，帮助患者选用合适的造口产品，提高患者的生活质量。

（3）造口用品的购买：造口用品有使用期限，勿一次性购买过多，以免失效。可以到就近医院的造口门诊购买，也可以到医药商店购买，还可以邮购等。

（4）造口袋的储存：要存放于阴凉干燥处，勿靠近取暖设备或阳光直射处，防止受热后影响粘贴。将造口用品集中放置，方便取用。造口会在手术后 1～2 周开始收缩，6～8 周停止收缩。在此期间，每次更换造口袋要测量造口的大小，不能一次裁剪好多个造口袋，以免造成浪费。尤其是老年人，子女与老人分开两处住，又担心老人视力差或由于关节疾病无法使用剪刀，为了方便老人使用而预先剪好造口袋。

（5）造口的清洗：切勿选用任何消毒液清洁造口黏膜及周围皮肤，可能会造成黏膜及皮肤的损伤，也不须用温开水或冷开水清洁，只须用温水清洗便可。在清洗造口时发生黏膜出血不用太紧张，用湿纸巾轻按一会儿便可止血。但若造口排泄物有血，或血从造口内流出，须立即到医院就诊。

（6）造口黏膜的观察：要注意观察造口黏膜的颜色，如果出现暗红色、暗紫色或黑色，是紧急情况，要立即到医院的急诊就诊。

（7）开口式造口袋的清洁：打开造口袋的夹子，将粪便排放后用装有温水的冲洗器从开口处伸入冲洗造口袋。注意勿将水冲至造口黏膜处，防止水渗漏至底板下影响造口袋的粘贴。

（8）废弃造口袋的处理：现在市面上绝大部分厂家新生产的造口用品是不能溶于水的，所以每次更换下来的造口用品最好用报纸或胶袋装好放在垃圾桶，不能将其丢在厕所用水冲走，避免堵塞厕所。

（9）饮食指导：原则为均衡膳食。①适量的膳食纤维，尤其是曾有便秘的造口者，增加高膳食纤维食物的摄入，能增加粪便量，促进肠蠕动，减轻排出困难。对于造口狭窄的患者，防止造口梗阻，应减少粗纤维食物的摄入，注意将高膳食纤维食物切细剁碎后烹调，并补充足够的水分软化大便。含膳食纤维较高的食物有：根茎类（如芹菜、韭菜）、玉米、南瓜、红薯、竹笋、卷心菜、莴笋、豆芽等。②避免进食不易消化的食物：如柿子，糯米类（如粽子、汤圆、年糕、糍饭）等，这些食物进食后易引起肠梗阻。③少进食易产生异味的食物：如洋葱、蒜类、韭菜、红薯、花椰菜、芦笋、卷心菜、芝士、鸡蛋、鱼类及香辛的调味品（如辣椒、花椒、咖喱等）。④少进食易产生气体的食物：如豆类（如黄豆、赤豆、绿豆等），瓜子、花生、萝卜、碳酸饮料、啤酒、豆浆、牛奶等。⑤补充充足的水分：每日补充水分1500～2000mL，保持排便通畅。⑥尝试新品种的食物时，先少吃些，无腹泻等不适再加量。⑦出现腹痛、腹胀、恶心、呕吐等症状时，适当进行饮食调整，必要时到医院就诊。

（10）日常生活指导。①沐浴：当腹部手术切口的缝线拆除，切口完全愈合后，便可以沐浴。沐浴时，可贴着造口袋，也可以将袋除去，水分是不会由造口进入身体内的。如果当日正好要换袋，那么先除去旧的造口袋或底板沐浴，洗净擦干后换上新的底板。如果不需要换袋，或采用两件式的造口袋，沐浴时可用防水胶纸贴在造口底板的四周，避免水分渗入底板内而脱离。沐浴时最好选用中性沐浴液，防止损伤造口周围皮肤。沐浴后勿用油性润肤露涂抹造口周围皮肤，以免影响造口袋的粘贴。②穿着：造口者的衣着与平常无异，不需要重新制作，穿回手术前的服装即可。但要避免穿过紧的衣裤，腰带或皮带不能紧压造口，以免摩擦或压迫造口，影响肠造口的血液循环。③工作：一般在术后半年，当造口者身体及体力恢复后，便可以回到工作岗位，但最好避免搬运重物，以防增加腹内压而导致造口旁疝的发生，必要时可佩戴专用的造口腹带预防。④社交活动：当造口者体力恢复并掌握造口的护理方法后，就可以参与社交活动。患者应多参加造口联谊会，结识一些造口朋友，交流造口护理的经验和体会，使造口者减轻孤独感，树立积极的生活态度。⑤运动：肠造口者可以根据术前的爱好与身体的耐受力，选择一些力所能及的运动如散步、跑步等。某些球类运动或会有轻微碰撞的运动，如壁球、篮球等，可能需要佩戴肠造口护罩来保护造口，以免损伤肠造口。避免剧烈及有撞击性的运动，如拳击、摔跤等。⑥旅游：肠造口者在体力恢复后，可以外出旅游，应注意饮食卫生，防止腹泻，并随身携带常用的止泻药和抗生素；外出时要带足够的造口用品，途中无法清洗，可丢弃；造口袋应备一些在随身的行李中，不要全部托运，以便随时更换；在飞机上由于压力的变化，胃肠气会多一些，宜选用开口袋或带有过滤炭片的造口袋；随身自备一瓶矿泉水，可以保证饮水，在意外时可以冲洗。⑦性生活：在性行为之前，先清洁造口及更换一新的造口袋，以减少异味。此外，造口袋的选择上注意选择不透明的小型造口袋，也可以给造口袋套上一些漂亮的袋套，减少视觉上的刺激。必要时可寻求心理咨询。⑧生育：很多年轻女性在接受造口手术后仍可怀孕及生育，但应由产科及外科医生详细商量后决定。

第四章

精神疾病的护理

第一节　器质性精神障碍护理

　　器质性精神障碍是指各种原因引起的肌体器质性病变所致的精神障碍，包括脑器质性精神障碍和躯体疾病所致精神障碍。前者是指原发于脑部疾病（脑变性、炎症、外伤、肿瘤、血管病变、癫痫等）引起的精神障碍；后者是指脑以外的各种躯体疾病（感染、脏器病变、营养代谢及内分泌紊乱、血液及结缔组织疾病等）导致的精神障碍，亦称为症状性精神障碍。器质性精神障碍在综合性医院十分常见，其发生率为15%～30%。

一、脑器质性精神障碍病人的护理

（一）病因及发病机制

　　凡是引起脑组织发生病理形态和病理生理改变的原因都可成为脑器质性精神障碍的病因。

　　1. 脑血管疾病

　　如脑动脉硬化症、脑梗死、脑出血、蛛网膜下腔出血等。

　　2. 脑变性疾病

　　如阿尔茨海默病、帕金森病、匹克病等。

　　3. 颅内感染

　　包括急性化脓性脑膜炎、流行性乙型脑炎、结核性脑膜炎、脑囊虫病等。

　　4. 脑外伤

　　有脑挫裂伤、硬膜外血肿、硬膜下血肿、脑内血肿、外伤性蛛网膜下腔出血等。

　　5. 脑肿瘤

　　胶质瘤、脑膜瘤、转移瘤多见。

6. 癫痫

颞叶癫痫多见。

以上各种病因通过不同机制如机械性损伤、占位效应、缺血、缺氧、炎症、变性、坏死等使脑组织发生病理、生理改变从而导致脑功能失调而引起精神障碍。脑器质性精神障碍虽然病因、机制不尽相同，却具有共同的临床特征，即神经系统检查及实验室检查有阳性发现。

（二）临床表现

脑器质性精神障碍的表现多种多样，与下列因素有关：①起病的缓急和病情进展的速度：急性、广泛性脑部病变常引起急性脑病综合征，而慢性进展的广泛性脑部病变则表现为慢性脑病综合征。前者主要表现为意识障碍或谵妄症状，后者则主要表现为记忆障碍、人格改变及痴呆综合征。②脑部病变部位、范围及严重程度：颞叶病变引起精神障碍最为多见，可表现为幻觉、人格改变、情绪异常、记忆障碍、精神迟钝、表情淡漠、癫痫发作等；前额叶病变可引起痴呆和人格改变；顶叶损害可引起体像障碍；枕叶病变则可表现为视幻觉、视物变形症；边缘系统病变可引起情绪及记忆障碍、行为异常、幻觉、反应迟钝等精神障碍。③年龄因素：儿童易出现惊厥；中老年人以慢性脑病多见，易出现慢性脑病综合征，60岁以上老年人易发生痴呆综合征。④心理社会应激及肌体的功能状态：如天灾人祸、高热、饥饿等。

1. 谵妄综合征

谵妄综合征是一组以急性、短暂的广泛认知障碍，尤以意识障碍为主要特征的综合征。常见的病因有颅内感染、脑外伤、脑血管疾病、颅内肿瘤、癫痫等，由于大脑皮质广泛病变引起。因其起病急、进展快、病程短，故又称为急性脑病综合征或急性可逆性意识障碍。谵妄是综合性医院中最为常见的一种精神障碍，占内科、外科病人的 5%～15%，好发于老年人。

谵妄综合征的临床表现涉及精神活动的各个方面，其临床特点有如下方面：

（1）意识障碍：意识障碍是谵妄综合征区别于其他精神障碍的要点。谵妄病人的意识障碍主要表现为意识清晰度下降，可从意识混浊到昏迷，有昼轻夜重的特点。

（2）认知障碍：①感知觉障碍：表现为大量生动而逼真的幻觉或错觉，多为幻视，以看见恐怖性场景多见，因而病人常有紧张害怕情绪。②思维障碍：主要表现为思维不连贯，逻辑推理、判断能力下降及不同程度的语言功能障碍，病人常喃喃自语或语无伦次，可伴有短暂的妄想。③注意障碍：表现为注意力的指向、集中、保持及转移全面功能下降。④记忆障碍：瞬时记忆和近事记忆受损为主，远事记忆相对完好。⑤定向力障碍：主要表现为时间定向障碍，较严重的病人还可出现地点和人物的定向障碍。⑥自知力障碍：病人常常表现出自知力缺乏。

（3）情感障碍：主要表现为情绪紊乱，易波动，如抑郁、焦虑、恐惧、易激惹、欣快、淡漠或惊奇、困惑等。

（4）行为紊乱：包括精神运动性兴奋和精神运动性抑制。表现为活动增多或减少、语速加快或减慢。常不可预测地从一个极端到另一个极端，惊跳反应增强。

（5）睡眠—觉醒周期紊乱：表现为失眠或睡眠—觉醒周期颠倒，白天困倦，夜间症状加重，伴有噩梦或梦魇。

（6）病情每日波动，总病程不超过 6 个月。

2. 痴呆综合征

痴呆综合征是一组以慢性、持久的全面认知功能障碍，尤以智能减退为主要特征的综合征。可伴有不同程度的人格改变、精神病性症状和行为障碍，一般没有意识障碍。因其起病缓慢，病程较长，故又称为慢性脑病综合征。痴呆主要发生于老年人，且年龄愈大，患病率愈高。痴呆最常见的类型是阿尔茨海默病（AD）（旧称老年性痴呆），其次为血管性痴呆（VD），余可见于帕金森病和匹克病等。

痴呆大多起病缓慢，其临床表现主要包括认知功能障碍、精神行为异常、社会生活功能减退三个方面。

（1）认知功能障碍

①记忆障碍：痴呆最早出现的症状，最明显的是近事记忆障碍，病人很难记住新近发生的事情。轻度痴呆病人，以近事记忆障碍为主，远事记忆的缺损不明显，对日常生活虽有影响但不严重。如忘记约会、忘记钥匙及钱包等物品。中度痴呆病人，近事记忆障碍较严重，明显影响日常生活，但可保留片段的远事记忆。如放下物品瞬间即忘，外出不记得回家的路，不知道日期。严重痴呆病人，近事记忆完全丧失，远事记忆障碍也越来越明显，记不起个人重要的生活事件，严重影响日常生活，生活完全不能自理。如病人不认识自己的亲人，忘记结婚日期、自己的出生年月，不知饥饱和大小便等。

②智能障碍：智能减退是痴呆病人的核心症状。表现为学习、理解、分析、判断、计算等能力全面下降，这些症状的严重程度常与记忆障碍密切相关。轻度痴呆病人，智能障碍不明显，日常生活能力一般无明显损害；中度痴呆病人，只能做简单的家务，其他都需要家人督促和照料；重度痴呆病人，其智能障碍严重，生活不能自理。

（2）精神行为异常

由于记忆、智能减退，可引起暂时的、多变的、片段的妄想观念。如被偷窃、损失、嫉妒和被迫害妄想。也可有片段的幻觉，以幻听多见。由于受幻觉妄想的影响或对周围环境的理解判断力差，可出现冲动攻击性行为，也可有自杀行为。如有些病人外出乱跑、捡拾废物垃圾藏于屋内。

除幻觉、妄想外，痴呆病人还可出现人格障碍和情感异常。人格障碍出现较早，表现为人格改变或原有人格特征的释放。如变得不爱干净、不修边幅、暴躁易怒、自私多疑等。痴呆早期，由于病人尚有一定的自知力，对自己认知障碍的事实会备感焦虑、苦恼和沮丧，甚至出现消极观念；而晚期病人则表现情感淡漠、幼稚、愚蠢性欣快和哭笑无常等。

（3）社会生活功能减退

痴呆病人的社会生活功能减退程度，与其认知功能缺损严重程度密切相关。痴呆早期，认知功能障碍不明显，其日常生活能力一般无明显损害，但职业能力有明显下降，工作效率下降，如不能胜任目前的工作、难以完成过去容易完成的报表、记不住周围同事的姓名等。对事物缺乏兴趣，容易疲劳，回避复杂的工作和任务。随着痴呆的进展，记忆障碍日益严重，智能的进一步衰退，可出现定向障碍、大小便失禁、日常生活不能自理等。

3. 遗忘综合征

遗忘综合征又称科尔萨科夫综合征，是由脑器质性病理改变所导致的一种选择性或局灶性认知功能障碍，以近事记忆障碍为主要特征，无意识障碍，智能相对完好。常见病因有脑外伤、脑血管病、第三脑室肿瘤等。主要病变部位为间脑、颞叶、边缘系统结构损害，如乳头体、海马、视丘内背侧核群等。

临床表现以近事记忆障碍为主，特别是近期接触过的人名、地名和数字最易遗忘，为了弥补这些记忆缺陷，常产生错构和虚构。病人意识清晰，其他认知功能仍可保持完好，常可伴有情感迟钝和缺乏主动性。

严重记忆障碍可出现定向力障碍，主要对时间、地点定向不能辨别，一般无自我定向障碍。病人学习新知识的能力明显下降，亦难以回忆新知识，明显影响社交和职业功能。

（三）护理评估

1. 健康史及生理功能方面

通过问诊、体检、实验室或其他辅助检查等获得病人健康资料，包括主观资料和客观资料，评估其生理功能。

（1）健康史

①一般资料，如姓名、性别、年龄、职业、文化程度、婚姻状况等。②现病史，包括病人主诉，脑器质性疾病起病情况、病因与诱因、主要症状特点及伴随症状，疾病的发展和演变过程、诊疗经过，疾病中的一般情况。病程中有无精神症状，精神症状发生、发展与原发病之间的关系。③相关病史，包括与原发病相关的既往史和与精神障碍产生可能有关的个人史及家族史等。既往史主要评估有无高血压病、糖尿病、心脏病、感染、外伤、癫痫等病史，个人史主要评估病人生活经历、工作环境、经济状况及生活方式是否存在疾病的促发因素等，家族史主要评估家族成员中有无遗传病病史和精神病史。

（2）生理功能

首先评估病人生命体征、食欲、睡眠、大小便、营养、体力、个人卫生、生活自理情况等基本情况；其次评估病人神经系统症状，有无感觉、运动、语言功能障碍，如偏瘫、失语、不自主运动、反射异常、姿势步态异常等。

2. 心理功能方面

通过面谈、观察、量表测定等方法评估病人病前个性心理特征，疾病过程中的认知、情感、意志行为等精神活动及病人面对压力、应激的反应机制等。

（1）个性特征：评估病人病前个性心理特征，性格内向还是外向，遇事是否理智、沉稳或冲动、情绪化，学习工作是否能坚持或半途而废。

（2）精神活动：①认知活动：包括病人的意识状态、有无意识障碍及意识障碍的类型及程度；病人有无感知觉障碍如错觉、幻觉、思维过程及内容有无改变如思维贫乏、妄想等，有无注意障碍如主动接触与被动接触能力等，有无记忆障碍或遗忘等，有无智能减退或痴呆，有无定向力、自知力障碍。②情感活动：有无情感低落、淡漠、高涨或焦虑、恐惧、易激惹等。③意志行为活动：评估病人意志有无减弱或增强，有无行为异常及人格改变等；评估病人穿着仪表是否得体，有无衣着不整、异类服饰及冲动、毁物行为或行为退缩、木僵等。

（3）压力反应：评估病人面对挫折和困难，如对疾病所带来的身心痛苦和经济不足等压力产生的情绪反应和行为反应，是乐观、积极解决问题还是焦虑、无助。

3. 社会功能方面

面谈、观察和量表评定亦适用于评估病人社会功能有无损害。

（1）人际关系：评估病人与亲人、同事、朋友及他人的相处方式，关系如何，是否出现角色适应不良、人际关系紧张、社交障碍等。

（2）支持系统：病人是否获得家庭、单位、社会适宜的支持和照顾。病人家庭成员是否对病人提供经济、心理支持和生活照顾。病人工作有无受影响，工作单位是否予以休假，社会医疗保险种类等。

（3）压力应对：评估病人近期生活是否出现压力或不良事件，病人对事件的应激反应能力和解决的途径、方法及效果。

（四）主要护理诊断/问题

1. 急性意识障碍

与各种急性脑器质性疾病所致脑组织损害有关。

2. 有外伤的危险

与意识障碍、感觉障碍、运动障碍有关。

3. 有对他人施行暴力的危险

与精神运动性兴奋、幻觉、妄想等有关。

4. 感知觉紊乱

与器质性脑功能紊乱有关。

（五）护理目标

1. 病人意识清醒。

2. 无意外伤害。

3. 无暴力伤人的行为。

4. 感知觉功能恢复正常。

（六）护理措施

1. 安全护理

（1）环境安全：确保病房和周围环境安全，室内避免摆放利器或不安全的家具，如水果刀、开水壶等。病人应有家属或护工陪护，防止病人冲动逃走，发生意外。

（2）意识障碍病人护理：对有意识障碍的病人应有专人护理，做好基础护理和保证安全。昏迷病人做好口腔、会阴护理，预防感染；定时翻身、拍背、肢体按摩，保持关节功能位，预防压疮，防吸入性和坠积性肺炎；注意床边加防护栏，防止坠床摔伤。谵妄病人出现兴奋、躁动甚至出现暴力行为时，应特别注意病人及他人的安全，必要时给予药物控制。

（3）幻觉、妄想病人护理：对有幻觉、妄想支配的病人，应设法转移其注意力，将其引导到病人感兴趣的事情上来，给予安慰和良性感官刺激；并清除房内危险物品，减少不良刺激。对伴有焦虑、易激惹或抑郁情绪的病人，应严密观察病情，全面掌握病人的心理状态和行为特征；对有自杀倾向或暴力行为的病人，应立即采取措施进行防范及处理，必要时实行保护性约束或药物控制。

（4）痴呆护理：痴呆病人除智能障碍外，尚有认知功能缺损、记忆障碍和定向力障碍，应加强陪护，防止走失。

2. 生活护理

（1）生活环境护理：病房环境安静，室内干净、清洁、舒适；保持床单、被褥整洁、干燥；提供生活基本设施和日常必需用品。

（2）日常活动护理：督促病人独立完成日常生活活动，如起床、穿衣、洗漱、进食、如厕、睡眠等，必要时予以协助。做好晨、晚间护理，鼓励并协助病人肢体活动和功能恢复锻炼。

（3）饮食护理：尊重病人的饮食喜好，提供营养丰富、易消化、清淡食物。

（4）睡眠护理：制定作息时间表，创造良好的睡眠条件。

3. 心理护理

（1）尊重病人：对待病人一视同仁，不能因病人生理或精神上有缺陷而嘲讽或对病人不屑。对病人及其家属要有耐心，加强沟通，建立良好的医患关系对疾病的诊治和护理均有帮助。

（2）心理支持，帮助病人重建自信：长期瘫痪、失语的病人，往往因为行动不便、言语障碍、生活不能自理而出现自卑、悲观、绝望的心理反应，护士应主动关心病人，及时予以鼓励和心理疏导，并取得家属配合，最大限度地给予病人精神上的支持和生理上的照顾，帮助病人树立战胜疾病的信心。智能低下甚至痴呆的病人常因认知功能缺损、理解力和记忆力下降，表述症状有困难或信息提供不全面，需要全面仔细观察病情，与病人交流时宜措辞简短、放慢语速、反复重复、不厌其烦。可对其进行日常生活训练，如让病人反复熟悉居住环境，认识亲人，反复强化，以增强记忆。

4. 治疗的配合与护理

创造良好的治疗环境，保证治疗的顺利进行。积极配合医生实施诊疗，遵医嘱实施护理措施；密切观察病情变化，及时观察疗效及药物不良反应，为医疗处理提供依据。对病人进行知识宣教，加强病人依从性，配合治疗。协助病人进行身体和心理的康复治疗。

5. 健康指导

（1）向病人及家属介绍疾病相关知识，解释精神障碍发生的可能原因，并嘱家属一旦发现病人病情变化或出现新的精神异常，应及时汇报或就诊。

（2）向病人及家属强调积极配合治疗脑器质性疾病的重要性，避免遗留神经精神后遗症。指导病人肢体、语言功能恢复的训练方法，并取得家属的支持与配合。

（3）指导病人合理安排生活，作息规律，饮食营养均衡，适当参加工疗和文娱活动。帮助病人调整心态，争取早日恢复生活自理和工作的能力，回归社会。

（七）护理评价

1. 病人意识是否恢复。
2. 是否在安全的环境下接受治疗和护理，不发生意外伤害事件。
3. 有无暴力伤人行为。
4. 各种精神症状是否改善或消失，感知觉是否恢复。

二、躯体疾病所致精神障碍病人的护理

（一）病因及发病机制

1. 躯体感染

是病毒、细菌及其他微生物引起的全身性感染，如流行性感冒、肺炎、伤寒、疟疾、狂犬病、艾滋病等。

2. 内脏器官疾病

包括心、肺、肝、肾等重要脏器的严重疾病，如心脑综合征、肺性脑病、肝性脑病、尿毒症性脑病等。

3. 内分泌疾病

包括甲状腺、垂体、肾上腺、性腺等功能亢进或减退性疾病，如甲状腺功能亢进、甲状腺功能减退、希恩综合征等。

4. 营养代谢疾病

由于营养不良、维生素缺乏、糖代谢紊乱等引起的疾病，如糖尿病、低血糖、烟酸缺乏症等。

5. 血液系统疾病

各种原因引起的贫血性疾病及白血病等。

6. 结缔组织病

如系统性红斑狼疮、硬皮病等。

7. 理化因素所致疾病

包括各种有毒气体和化学物质引起的中毒、中暑、电击等。

以上各种躯体疾病导致中枢神经系统功能紊乱而出现精神障碍，与下列因素有关：脑组织缺血、缺氧、代谢障碍，毒性物质的直接作用，水、电解质和酸碱平衡紊乱，神经生化改变以及各种应激反应等。同时病人个体素质、躯体功能状态及情绪反应也参与精神障碍的形成。

（二）临床表现

躯体疾病所致精神障碍主要表现为意识障碍、认知障碍、人格改变、精神病性症状、情感障碍、神经症样症状或以上症状的混合状态。根据躯体疾病的轻重缓急，精神症状可表现为脑衰弱综合征、急性脑病综合征和慢性脑病综合征，三者间可互相转化，与躯体疾病病情变化有关。

1. 脑衰弱综合征

多见于急性躯体疾病早期、恢复期或慢性躯体疾病的过程中，恢复时间长。主要表现为疲乏无力、思维迟钝、注意力不集中、情绪不稳，常伴有头痛、头晕、感觉过敏和躯体不适等。

2. 急性脑病综合征

多继发于急性躯体疾病或肌体处于急性应激状态时。特点是起病较急，症状鲜明，一般症状持续时间短。主要表现为不同程度的意识障碍或谵妄状态。

3. 慢性脑病综合征

多由慢性躯体疾病引起，或发生于严重躯体疾病之后由急性脑综合征迁延而来。其特点是缓慢起病、病程迁延、无意识障碍。主要表现为智能障碍、人格改变、遗忘综合征。

（三）护理评估

1. 健康史及生理功能方面

（1）健康史：包括病人的一般资料、现病史（主诉，各种躯体疾病发生、发展、演变及精神症状与疾病关系）、既往史、个人史、家族史等。

（2）生理功能：主要评估病人的生命体征、食欲、睡眠、大小便、营养、体力、生活自理等基本情况和躯体症状，如是否有发热、疼痛、呕吐、便血、呼吸困难、水肿、心悸乏力等表现，是否有重要脏器功能衰竭等。

2. 心理、社会功能方面

包括病人病前个性心理特征的评估、与躯体疾病密切相关的精神症状评估和病人病后应对社会的能力。

（四）主要护理诊断/问题

1. 急性意识障碍

与高热、躯体疾病病情加重导致脑功能紊乱有关。

2. 有外伤的危险

与意识障碍、幻觉有关。

3. 营养失调：低于肌体需要量

与慢性躯体疾病消耗、摄入不足有关。

4. 生活自理缺陷

与脏器功能衰竭、意识或精神障碍有关。

（五）护理目标

1. 病人意识恢复正常。
2. 无外伤等伤害事件。
3. 保证肌体需要量。
4. 生活自理能力恢复。

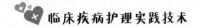

（六）护理措施

1. 安全护理

确保病人的治疗和护理环境安全。住院病人应有家属陪护，重症病人应有专人护理，密切观察病情变化，防止病情加重或精神异常带来的意外伤害事件。昏迷病人做好口腔、会阴护理，定时翻身、拍背，保持呼吸道通畅。保证水、电解质和酸碱平衡，注意床边加防护栏，防止坠床。对于情绪不稳的病人出现自伤或伤人行为时，及时发现并制止，保证病人和他人的安全。

2. 生活护理

协助病人顺利完成日常活动，如穿衣、洗漱、进食、如厕等。改善病人睡眠和食欲，保证充足睡眠和营养。

3. 心理护理

与病人及家属建立良好的医患关系。当病人出现疾病痛苦时，主动关心病人，及时给予安慰和鼓励，帮助病人树立战胜疾病的信心。加强沟通，最大限度地给予病人精神支持和生理上的照顾。

4. 治疗的配合与护理

积极配合医生实施诊疗，遵嘱实施有关常规护理。如高热病人的降温护理，呼吸困难病人的吸痰、吸氧、呼吸机辅助呼吸等技术的护理，尿潴留或尿失禁病人插尿管导尿的护理等。密切观察病情变化，及时观察疗效及药物不良反应，为医疗处理提供依据。

5. 健康指导

向病人及家属介绍疾病相关知识。指导病人正确用药及不良反应观察，避免疾病发生或加重的因素，学会观察病情变化，及时就诊。

（七）护理评价

1. 病人的意识是否恢复正常。
2. 在治疗期间病人是否安全，不发生意外伤害事件。
3. 病人营养是否均衡。
4. 病人生活是否能自理。

第二节　精神活性物质所致的精神障碍护理

精神活性物质是指来自体外，可影响人类精神活动，并可导致成瘾的物质。其中，具有很强成瘾性并且在法律、法规中禁止使用的化学物质称为毒品。精神活性物质所致的精神障碍可表现为认知、情感、行为及人格的改变，其症状因摄入精神活性物质的种类不同而不尽相同。

在我国，最常见的精神活性物质是酒精和烟草。而对社会造成重大危害的是海洛因、亚甲二氧甲基苯丙胺（摇头丸）、甲基苯丙胺（冰毒）等。

一、病因及发病机制

物质滥用与依赖的病因不能用单一的模式来解释，它与社会环境、心理特点和生物学因素关系密切，它们之间相互影响，互为因果。

（一）社会因素

社会因素决定了物质滥用与依赖的发病率。

1. 获得精神活性物质的难易程度与物质依赖的发生率明显相关，社会环境动荡不安也是加剧物质滥用的因素。

2. 社会文化背景决定了某些精神活性物质的可接受性，信仰强烈反对饮酒的团体，酒瘾的发生率远远低于宗教信仰接受或鼓励的团体。

3. 社会态度对物质依赖的影响表现出性别差异，如大量饮酒的能力常被视为有男子气概，故酒精滥用男性多于女性。

4. 物质滥用与依赖者身边的人容易通过观察、模仿、劝诱、学习成为物质滥用的危险对象。

（二）心理因素

物质滥用与依赖者常有明显的人格问题，如被动、依赖、自我中心、适应不良、过度敏感、冲动性、反社会性等。好发于青少年期，一方面是由于好奇心理所致；另一方面是因为青少年正处于依赖父母和争取独立的冲突之中，这种冲突使他们产生逆反心理和行为，而物质滥用正是他们反叛行为的表现方式，这种行为又常被某些同龄人认可而被增强。

行为理论认为精神活性物质有明显的正性强化作用，使用后的快感和社会性强化作用都对精神活性物质的使用起到了正性强化作用；使用者在形成依赖后必须反复使用精神活性物质才能解除戒断症状，不能自拔，这说明精神活性物质能起到负性强化作用。最终使依赖行为成为顽固的、难以克服的行为模式。

（三）生物因素

人类和动物形成依赖之后，可在中枢神经系统出现一系列受体、神经递质等方面的变化，大脑边缘系统的犒赏系统可能是药物依赖的神经结构基础。不同的人对精神活性物质的耐受性和依赖性不同，有人吸食使用很快形成依赖，有人则因不能耐受而很少成瘾，这种个体差异表明与遗传因素有关。如在酒精依赖中，肌体缺乏乙醛脱氢酶致使乙醛在体内聚积，造成醉酒反应。

二、临床表现

精神活性物质所致精神障碍临床表现根据精神活性物质的不同而各异，其共同的临床表现是：不适当地反复使用精神活性物质，并导致明显不良后果，称为物质滥用。为谋求服用精神活性物质后特定的精神效应或者为了避免停用精神活性物质后引起的痛苦（戒断反应）而被迫强制性地长期服用某种物质，称为物质依赖（也称药物依赖或成瘾）。物质依赖又分为精神依赖和躯体依赖：精神依赖是指对精神活性物质强烈的渴求，以期服用后所获得的特殊快感；躯体依赖是指反复使用精神活性物质后所产生的病理适应状态。有物质依赖的病人在减少、中断使用精神活性物质或应用拮抗剂时，会出现一系列特殊的临床表现和痛苦体验躯体，称为戒断综合。长期反复使用某些精神活性物质后，其效应逐渐降低，要想获得最初相同的效应，必须加大剂量，称为耐受性。

（一）酒精所致精神障碍

酒精（乙醇）是世界上应用最为广泛的成瘾物质，酒精中毒已成为严重的社会问题和医学问题，引起了全世界的普遍关注。过量饮酒不仅损害身体健康，导致躯体多系统的并发症，特别是对消化系统和神经系统的损害更明显，还会导致心理、社会等多方面损害，给家庭、社会带来沉重负担。同时与饮酒有关的犯罪、交通肇事等问题也会经常发生。短时间内饮酒量超过了肌体代谢酒精的速度，可造成蓄积中毒。如果长期反复大量饮酒，则会引起脑功能减退和各种精神障碍，包括依赖、戒断综合征以及精神病性症状等，甚至导致不可逆的病理改变。酒精所致的精神障碍可分为急性酒精中毒和慢性酒精中毒两大类。

1. 急性酒精中毒

（1）普通性醉酒

普通性醉酒又称单纯性醉酒，是由一次大量饮酒引起的急性酒精中毒。临床症状的严重程度与病人血液酒精含量及酒精代谢速度有关。绝大多数醉酒者发生构音不清，共济失调，并伴有心率增快、呼吸急促、血压降低、皮肤血管扩张、呕吐、意识清晰度下降等，但记忆力和定向力多保持完整。在酒醉初期，醉酒者的自我控制能力减退，出现兴奋话多、言行轻佻、不假思考、情绪不稳等类似轻躁狂的兴奋期症状。随后可出现言语不清、步态不稳、困倦嗜睡等麻痹期症状。若醉酒进一步发展，则出现意识障碍，如意识清晰度下降和（或）意识范围狭窄，甚至出现嗜睡、昏睡甚至昏迷。多数经数小时或睡眠后恢复正常。

（2）病理性醉酒

病理性醉酒是个体特异性体质所引起的对酒精的过敏反应。发生于极少数人，表现为一次少量饮酒就出现明显的意识障碍，多伴有片段恐怖性幻觉和被害妄想，表现为极度紧张惊恐。在幻觉妄想支配下，病人常突然产生攻击行为，如毁物、自伤或攻击他人等。病理性醉酒持续时间数分钟到数小时，多以深睡告终，醒后病人对发作过程往往不能回忆。

（3）复杂性醉酒

复杂性醉酒是介于普通性醉酒与病理性醉酒之间的一种中间状态。一般病人均有脑器质性疾病或躯体疾病，如癫痫、颅脑外伤、脑血管病、肝病等。在此基础上，病人对酒精的耐受力下降，当饮酒量未达到醉酒量时，便发生急性中毒反应。表现与病理性醉酒相似。

2. 慢性酒精中毒

（1）酒精依赖

酒精依赖俗称"酒瘾"，是由于长期反复饮酒所致的对酒渴求的一种特殊心理状态。这种渴求导致的行为已极大地优先于其他重要活动。其特征有：对饮酒的渴求、强迫饮酒、无法控制。固定的饮酒模式，病人必须在固定的时间饮酒而不顾场合，以避免或缓解戒断症状。饮酒高于一切活动，不顾事业、家庭和社交活动。对酒精耐受性逐渐增加，饮酒量增多，但酒依赖后期耐受性会下降，少量饮酒就会导致功能失调。反复出现戒断症状，当病人减少饮酒量或延长饮酒间隔、血液酒精浓度下降时，就出现手、足、四肢震颤，以及出汗、恶心、呕吐等戒断症状。若及时饮酒，此戒断症状迅速消失。此现象常发生在清晨，称之为"晨饮"。反复出现戒酒后重新饮酒，并会在较短的时间内再现原来的依赖状态。

（2）戒断综合征

指长期大量饮酒者停止或减少饮酒后所引起的一系列躯体和精神症状。症状的严重程度受多种因素影响，病人长期大量饮酒后停止或减少饮酒，数小时后可出现自主神经功能亢进如出汗、心动过速与血压升高，手、舌或眼睑震颤，失眠、厌食、焦虑、头痛、恶心、呕吐等，少数病人可有短暂的视、触、听幻觉或错觉，95%以上的戒断反应为轻到中度，一般在戒酒后 8 小时内出现，24～72 小时达高峰，2 周后明显减轻。

（3）慢性酒精中毒所致的脑损害

长期（一般多于 5 年）大量饮酒，由于酒精直接作用、B 族维生素缺乏等可引起脑器质性损害进而出现各种神经精神症状，如幻觉、妄想、记忆、智力障碍等。其中以近记忆缺损、顺行性或逆行性遗忘、虚构和错构等记忆障碍为主要表现者，称为科尔萨科夫精神病，也称科萨科夫综合征；长期饮酒导致维生素 B_1 缺乏引起以眼肌麻痹、精神异常和共济失调为特征性症状的称为韦尼克脑病（WE）；随着病情进一步发展，出现人格改变、记忆障碍，最后发展为痴呆。临床表现为失语、失认、失用、生活不能自理、二便失禁等。CT 显示病人的额叶明显萎缩。此外，长期大量饮酒者的饮食结构不合理，不能摄入足够的维生素等营养素还可导致酒精性末梢神经炎。

（二）海洛因所致精神障碍

1. 海洛因依赖

海洛因属于阿片类，是目前世界上危害最大的毒品之一，病人摄入海洛因的方式通常有：①静脉注射；②把海洛因放在薄的锡纸上，用点燃的打火机在下面烤，使海洛因雾化后用吸管吸入（称追龙）；③夹在香烟中吸入。初次使用海洛因，可出现恶心呕吐、头昏乏力、视物模糊等不愉快的体验。在重复使用数次后，不适感逐渐减轻或消失，欣快感逐渐显露，表现为短时间的强烈快感，接着进入似睡非睡的松弛状态，感到温暖、宁静愉悦、幻想丰富、飘飘欲仙，所有烦恼一扫而光，约半个小时到2小时后，进入暂时精神振奋期，表现为精力充沛、自我感觉好等，持续2～4小时后，病人的注意力集中到追求再次用药。此时如果得不到毒品或者环境不宜摄入，病人就会坐立不安，注意力不集中，进而逐渐出现各种戒断反应。随着时间推移，用药次数逐渐增加，快感逐渐减弱或消失，需要剂量不断增大。这时持续用药已经主要不是追求快感，而是避免出现戒断综合征。为了获得海洛因，会丧失自己的人格，不顾亲情、不顾道德、不顾法律、不顾后果、不顾一切，采取任何方式获取海洛因。

2. 急性中毒为追求强烈药效

病人往往会静脉注射过量的海洛因。由于使用量过大，可致中毒甚至死亡。中毒表现为三联征：瞳孔小如针尖、呼吸抑制（频率可减慢至2～4次/分）和昏迷。

3. 戒断综合征

在中断使用海洛因8～12小时后出现，主观症状包括恶心、全身广泛性疼痛、腹痛、焦虑不安、食欲差、疲乏无力、发冷发热、情绪恶劣、兴奋躁动、易激惹，甚至攻击他人等；客观体征包括血压升高、心率加速、瞳孔扩大、流泪、流涕、出汗、打哈欠、寒战、呕吐、腹泻、严重失眠等。虽然阿片类物质的戒断症状令病人非常难受，但通常不危及生命。

（三）其他精神活性物质所致的精神障碍

1. 烟草

香烟的燃烟中所含的化学物质多达4000种，其中有近20种有害物质。吸烟使呼吸道疾患的发病率大大增加，病人表现为咳嗽、咯痰等，特别是早晨起床后咯痰。吸烟是引起动脉粥样硬化和心脑血管病的危险因素，表现为心脑血管病相应的临床症状和体征。尼古丁是烟草中的依赖性成分，依赖者通过改变吸烟量、频度、吸进呼吸道的深度等来维持体内尼古丁水平。当形成依赖后突然戒断时，会出现戒断症状，吸烟者难以摆脱尼古丁的控制。

2. 镇静催眠类药物

如苯二氮䓬类，代表药物是地西泮。苯二氮䓬类药物的主要药理作用是抗焦虑、松弛肌肉、抗癫痫和催眠等。药物安全性好，即使过量，也不致生命危险。不同个体对药物的反应差异很大。多数在较长时间服用戒断后并不出现明显的戒断症状，但易感素质者在服用治疗剂量3个月后，如果突然停药，可能出现严重的戒断反应。

3. 中枢神经兴奋剂

如苯丙胺类药物，代表药物是甲基苯丙胺（冰毒）和3，4-亚甲二氧基甲基安非他明（摇头丸）。此类药物具有极强的精神依赖性。使用此类药物，病人会出现正性体验和负性体验。戒断反应严重，停药后出现抑郁、困倦、疲惫、焦躁不安、行为失控等，同时出现强烈的用药渴求，躯体反应相对较弱。

三、护理评估

（一）健康史及生理功能方面

1. 物质滥用史

评估病人使用精神活性物质的情况，滥用的药物（海洛因、摇头丸）、滥用的方式、开始使用和成瘾的时间等。

2. 成长史

评估病人的成长、教育环境，了解病人物质成瘾的原因。对阿片类物质依赖者，评估其服用阿片类物质是否因好奇心驱使，评估其服用物质的种类、方式、持续时间、开始剂量及目前剂量；对酒精依赖者，评估其饮料种类、饮酒量、每日饮酒次数，是否为规律性饮酒或无节制性饮酒。

3. 生活史

评估病人的生活习惯是否正常，不服用精神活性物质时的工作、学习效率。

4. 生理功能

评估病人生命体征、营养状况、神经系统状况（注意腱反射、周围神经损伤等情况）、戒断症状。

（二）心理功能方面

1. 情感状态

评估病人是否焦虑、冲动、易激惹或抑郁。

2. 思维状态

评估病人选择力、判断力、记忆力及思维过程的改变，如病人判断力受损时，其个人卫生及穿着就会比较邋遢。

3. 行为状态

评估病人是否因为服用精神活性物质而放弃原有的娱乐活动。

（三）社会功能方面

评估病人的家庭环境、经济状况、受教育情况、工作环境及社会支持系统。评估病人与家庭成员的关系是否存在障碍、家庭成员对病人进行治疗的支持程度，以及病人与同事之间的关系如何等。

四、主要护理诊断/问题

（一）阿片类物质依赖者可能有的护理问题

1. 有对他人和对自己施行暴力的危险，与难以忍受戒断症状有关。
2. 焦虑，与吸毒致身体健康受到威胁有关。
3. 营养失调，低于肌体需要量，与消化系统功能障碍有关。

（二）酒精依赖者可能有的护理问题

1. 有对他人和对自己施行暴力的危险，与兴奋躁动及幻觉、妄想有关。
2. 焦虑，与酒精依赖致身体健康受到威胁或难以忍受戒断综合征有关。
3. 营养失调，低于肌体需要量，与饮酒后进食过少有关。

五、护理目标

1. 病人有效处理和控制自己的情绪和行为，不发生自伤、伤人和毁物行为。
2. 能有效处理和控制觅药或觅酒行为，改善健康状态，缓解焦虑症状。
3. 改善消化功能，摄取足够的营养。

六、护理措施

（一）安全护理

1. 提供安全、安静的病室环境

护理人员须严格执行安全管理和医院规章制度，保证病房环境安全。首先要做好探视检查工作，护理人员告知并要求精神活性物质依赖者的家属给予全力配合，不偷带精神活性物质进入病房。

2. 预防出走行为

病人入院3～5天，绝大多数病人戒断反应严重，病人出现难以克服的痛苦，往往要求提前出院或计划出走并付诸行动。因此，要密切关注病人言谈举止，分析掌握心理活动，保证病区的安全。

3. 预防暴力及自杀自伤行为

病人受精神症状的影响，可能出现冲动性伤害自己或他人的行为。值班护理人员须加强危险物品的管理工作，积极预防，及时发现，妥善处理。病房内的抢救药品及器材处于备用状态。

（二）建立良好的护患关系

护理人员须关心、尊重病人，对病人的合理要求，护理人员应尽量落实，但决不迁就病人的觅药或觅酒行为。

（三）生活护理

1. 饮食护理

精神活性物质依赖者往往营养不良，抵抗力下降。首先，护理人员向病人宣传摄取足够的营养对满足身体需要和保持恢复健康的重要性，争取病人的配合；其次，护理人员根据病人的体重，运用体重指数，科学计算，制订计划；再次，护理人员在不影响治疗和病情许可的前提下，向病人提供喜爱吃的食物，促进其食欲，保证其营养的摄入；最后，护理人员每餐观察病人进食情况，记录病人的营养摄入，必要时给予鼻饲等营养支持，定时测量病人体重。

2. 睡眠护理

护理人员夜间做好巡视工作，将病人的睡眠情况报告给医生，医生根据病人个体的实际情况，合理用药，每种药物使用时间不宜过长，最好是强弱间断给药，充分发挥药效，减少副作用。同时采取有效措施改善病人的睡眠状况，如保证睡眠环境；鼓励病人日间参加自己喜欢的工娱活动，建立规律的作息时间等。

（四）症状护理

1. 精神活性物质摄入过量的护理

首先确认是哪种物质，再给予对应的处理方法，如拮抗剂。保持呼吸道通畅，密切观察病人的生命体征，保持水、电解质和能量代谢的平衡，并做好口腔护理和皮肤护理，预防并发症。对于中毒症状较重，同时出现中毒性精神障碍的病人，护理人员一定要给予特殊护理，为病人提供安全的医疗环境，并严密注意对生命体征的观察，如果滥用者一次过量用药或过量反应持续存在时，可给予催吐或洗胃，以减轻中毒症状。

2. 戒断治疗的护理

在戒断治疗初期，病人戒断症状明显，生活不能自理时，护理人员应及时给予帮助，加强口腔护理，衣物和被单污染后要及时更换，给病人创造清洁、舒适的治疗环境。在实施递减法时，护理人员要密切观察病情，当病人出现高热、大汗、震颤、谵妄时，须及时报告医生，并遵医嘱处理，如给予地西泮；同时防止病人夸大症状，确定最好的给药时间，减轻病人的痛苦。病人在戒断反应期间应卧床休息，避免剧烈活动，减少体力消耗，改变体位应缓慢，以免体位性低血压导致病人跌倒。

3. 幻觉妄想的护理

了解病人幻觉妄想的种类和内容，耐心倾听，不与病人争辩，不要过早地指明病态表现，避免病人隐瞒病情或说谎。同时针对不同的幻觉妄想采取相应的护理措施，以避免各种意外的发生。

（五）治疗配合及护理

1. 用药护理

护理人员严格遵守给药制度，静脉输液时做到一人一针一管，严格无菌操作，防止交叉感染。密切观察药物的不良反应，包括输液的滴速、心率、呼吸、血压、意识、瞳孔等的变化。

2. 康复护理

护理人员须积极向病人宣传药物滥用对身体健康、对家庭社会造成的巨大危害，同时积极争取病人家庭、社会的关心与监督，并杜绝病人与供药者的来往以切断精神活性物质的来源，以巩固疗效。引燃、环境因素和应激都可触发强烈的渴求并引发复吸。引燃是指再一次接触曾经滥用过的精神活性物质，可激发滥用快速恢复到以前的或更高的水平。复吸是指经过一段时间停药后，觅药或用药行为的恢复。当病人再犯时，护理人员不要批评或拒绝病人，因为病人对护理人员的态度非常敏感。护理人员可表达对病人未能保持进步的失望，但重要的是必须重新开始。护理人员与病人探讨再犯的动机，并帮助病人找出减轻这些痛苦的方法，然后利用病人曾经戒除成功的事实或其他成功案例来培养病人对未来乐观的态度。

（六）心理护理

1. 心理治疗

加强认知干预，使病人逐渐重获对生活的控制力，指导病人进行有效的情绪调控。

2. 社会支持

家庭提供的支持对物质依赖者的恢复非常重要，但家人往往对病人的行为感到失望。所以必须由有经验的工作人员做家庭咨询，协助其家人适应病人的行为，指导其家人给予病人帮助和支持。同时积极争取社区和社会团体的帮助，促进病人的职业和社会功能的恢复，并引导病人逐步适应工作和社会生活。

（七）健康指导

加强精神活性物质的精神卫生宣传工作，提高群众对成瘾性药物的警惕性；加强药物管理和处方监管，严格掌握这类药物的临床适应证；加强心理咨询，减少生活事件和家庭环境不良影响导致的物质滥用，重点加强对高危人群的宣传和管理。

第三节 精神分裂症护理

精神分裂症是一组病因未明的精神疾病，具有思维、情感、行为等多方面的障碍，以精神活动不协调为特征，常表现为思维与环境、思维与情感、思维内容之间的不协调，通常意识清晰，智能尚好，部分病人可出现认知功能损害。多起病于青壮年，常缓慢起病，病程迁延，有慢性化倾向和衰退的可能。

一、病因及发病机制

精神分裂症的病因尚未阐明，但多数专家都认为精神分裂症是一种具有遗传基础的疾病，环境中的生物、心理和社会环境因素对发病具有一定影响。

精神分裂症的发生与多巴胺（DA）、5-羟色胺（5-HT）、血小板、单胺氧化酶（MAO）等体内介质的代谢异常或活性异常有关，许多治疗精神分裂症的药物都是针对这些异常的，并且取得了明显的治疗效果。

此外，CT和MRI发现，有30%～40%精神分裂症病人有脑室扩大或其他脑结构异常。

二、临床表现

（一）感知觉障碍

精神分裂症最突出的感知觉障碍是幻觉，以幻听最常见。精神分裂症的幻听内容多半是争论性的或评论性的，表现为两个声音议论病人的好坏或不断对病人的所作所为评头论足。幻听还可以以思维鸣响的方式表现出来，即病人感觉到自己所进行的思考，都被自己的声音读了出来。

其他类型的幻觉虽然少见，但也可在精神分裂症病人身上见到。如一位病人拒绝进食，因为她看见家里盘子里装有碎玻璃（幻视）；一位病人感到有人拿手术刀切割自己的身体，并有电流灼伤口的感觉（幻触）等。

精神分裂症的幻觉体验可以非常具体、生动，也可以是朦胧模糊，但多会给病人的思维、行动带来显著的影响，病人会在幻觉的支配下做出违背本性、不合常理的举动。如有的病人在幻听的影响下辱骂甚至殴打亲人，有的病人为了躲避幻听的"骚扰"而频频上访，要求有关部门拆除安装在自己脑子里的"播音器"。

（二）思维障碍

1. 妄想

妄想的荒谬性往往显而易见。在疾病的初期，病人对自己的某些明显不合常理的想法还持将信将疑的态度，但随着病情的进展，病人逐渐与病态的信念融为一体。

精神分裂症最常见的妄想是被害妄想与关系妄想。他人的一颦一笑、一举一动都暗有所指，寒暄问候、家常聊天都别有深意，是针对自己、是害自己的。严重者甚至连报纸杂志、广播电视的内容都认为与自己有关。妄想涉及的对象从最初与病人有过矛盾的某个人渐渐扩展到同事、朋友、亲人，直至陌生人（妄想泛化）。妄想的内容与病人的生活经历、教育背景有一定程度的联系。如一位在化工行业工作的工程师认为自己喝水的杯子被人做了手脚，每天都会释放出定量的毒药，造成自己慢性中毒。

2. 被动体验

正常人对自己的精神和躯体活动有着充分的自主性，即能够自由支配自己的思维和运动，并在整个过程中时刻体验到这种主观上的支配感。但在精神分裂症病人中，常常会出现精神与躯体活动自主性方面的问题。病人丧失了支配感，感到自己的躯体运动、思维运动、情感运动、冲动都是受人控制的，有一种被强加的被动体验，常常描述思考和行动身不由己。

被动体验常常会与被害妄想联系起来。病人对这种完全陌生的被动体验赋予种种妄想性的解释，如"受到某种射线影响""被骗服了某种药物""身上被安装了先进仪器"等。如一位病人这样描述自己的被动体验："我觉得自己变成了一个木偶，一举一动都受人操纵。想什么事，说什么话，做什么表情，都是被安排好了的。最让人难受的是，我说的话，我做的事，跟我平常没什么两样，外人根本看不出来我有什么变化。只有我自己知道我已经不是我，是完全受人摆布的。"此病人表现的本质实为被控制妄想。

3. 思维联想障碍

思维联想过程缺乏连贯性和逻辑，是精神分裂症最具特征性的症状。病人表现思维破裂、中断，在言语书信中，语句之间、概念之间、上下文之间缺乏意义上的联系，而失去中心思想和现实意义。有经验的精神科医生通过与病人的一般性交谈，仅凭直觉就可以做出倾向精神分裂症的判断。这种直觉具体说来就是同精神分裂症病人交谈"费劲"。确实，同精神分裂症病人交谈，即使为了收集一般资料，也需要较多的耐心和较高的技巧；而要想同病人做深入的交谈，往往会十分困难。病人书写的文字材料，往往不知所云。由于原发的精神活动损害，精神分裂症病人在交谈中忽视常规的修辞、逻辑法则，在言语的流畅性和叙事的完整性方面往往出现问题。

病人在交谈时经常游移于主题之外，尤其是在回答医生的问题时，句句说不到点子上，但句句似乎又都沾点儿边，令听者抓不住要点（思维散漫）。病情严重者言语支离破碎，根本无法交谈（思维破裂）。有的病人说话绕圈子，不正面回答问题，或者对事物做一些不必要的、过度具体化的描述，令人费解，明明可以用一个大家都懂的通俗的名称，病人却偏偏不必要地使用具体概念加以解释。如病人在被问到"做什么工作"时，答"我在单位做数数的工作"，实际上病人在单位做会计工作。与上述情况相反，有的病人不恰当地使用符号、公式、自造的字（词语新作）、示意图表达十分简单的含义。

4. 思维贫乏

根据病人言语的量和言语的内容加以判断。语量贫乏，缺乏主动言语，在回答问题时异常简短，多为"是""否"，很少加以发挥。同时病人在每次应答问题时总要延迟很长时间。即使病人在回答问题时语量足够，内容却含糊、过于概括，传达的信息量十分有限。

（三）情感障碍

主要表现为情感迟钝或平淡。情感平淡并不仅以表情呆板、缺乏变化为表现，病人同时还有自发动作减少、缺乏体态语言，在谈话中很少或几乎根本不使用任何辅助表达思想的手势和肢体姿势，讲话语调很单调，缺乏抑扬顿挫，同人交谈时很少与对方有眼神接触，多茫然凝视前方；病人丧失了幽默感及对幽默的反应，检查者的诙谐很难引起病人会心的微笑；病人对亲人感情冷淡，亲人的伤病痛苦对病人来说无关痛痒。

（四）意志与行为障碍

1. 意志减退

病人在坚持工作、完成学业、料理家务方面有很大困难，往往对自己的前途毫不关心，没有任何打算，或者虽有计划，却从不施行。活动减少，可以连坐几个小时而没有任何自发活动。有的病人自称"我就喜欢在床上躺着"。病人忽视自己的仪表，不知做好个人卫生。如一位青年男性病人连续3年从来没有换过衣服。另外，有的病人还吃一些不能吃的东西，如肥皂、昆虫、草木等，称之为意向倒错。

2. 紧张综合征

以病人全身肌张力增高而得名，包括紧张性木僵和紧张性兴奋两种状态，两者可交替出现，是精神分裂症紧张型的典型表现。木僵时以缄默、随意运动减少或缺失以及精神运动无反应为特征。严重时病人保持一个固定姿势，不语不动、不进饮食、不主动排便，对任何刺激均不起反应。在木僵病人中，可出现蜡样屈曲和"空气枕头"。木僵病人有时可以突然出现冲动行为，即紧张性兴奋。

上述思维、情感和意志行为的障碍使病人精神活动与环境脱离，行为离奇、孤僻离群，加之大多不愿意暴露其病态想法，沉醉在自己的病态体验中，自乐自笑，自言自语，周围人无法了解其内心的喜怒哀乐，称之为自闭现象。

（五）临床分型

本病可根据精神分裂症的临床特征将其划分为几个亚型。这种划分的依据偏重于精神病理学。类型与起病和病程经过以及治疗反应、预后有一定关系，常见类型如下：

1. 偏执型

是精神分裂症最常见的一个类型。一般起病缓，多为中年起病。以偏执性妄想为主，常伴幻觉，而情感、意志和言语障碍及紧张症状不突出。病程较稳定，可持续数年，而病人人格、工作能力变化不大。但幻觉妄想症状长期保留。此型自行缓解者少，治疗效果较好。

2. 青春型

多在青春期急性或亚急性起病。病情进展快，多在两周内达到高峰。临床表现为言语量增多、内容荒诞离奇、想入非非、思维混乱，甚至破裂；情感喜怒无常、变幻莫测、表情做作、好扮鬼脸；行为幼稚、愚蠢、奇特、常有兴奋冲动；病人的本能活动（性欲、食欲）亢进，也可有意向倒错，如吃脏东西、吃痰、吃大小便等；病人幻觉生动、妄想片断、零乱不固定，内容荒诞与病人的愚蠢行为一致；有时可出现象征性思维；病程发展快，虽可自行缓解，但不持久，易反复。如及时治疗，效果较好。

3. 紧张型

起病较急，大多数起病于青年和中年，病程呈发作性。有明显的精神运动障碍，如紧张性木僵和兴奋，两者交替或单独出现。紧张性木僵表现为运动抑制，轻者动作缓慢、少语少动、长期保持某一姿势不动；重者终日卧床、不食不动、缄默不语、对周围环境刺激无反应，出现肌张力增高、蜡样屈曲、被动服从或违拗，也可出现模仿动作、语言。紧张性兴奋表现为突然发生的运动性兴奋，病人冲动、不可理解、言语单调刻板。如病人突然起床砸东西、伤人、无目的徘徊、动作古怪、作态等，言语联想障碍，内容离奇。本型可自行缓解，疗效较其他型好。目前紧张型在临床上有减少趋势。

4. 单纯型

占住院精神分裂症病人的 1%～4%，青少年起病，起病缓慢、持续进行，表现为日益加重的孤僻、被动、活动减少、生活懒散、情感逐渐淡漠、对生活学习兴趣愈来愈少、对亲友冷淡、行为退缩和日益脱离现实生活。临床主要是逐渐发展的人格衰退。一般无幻觉和妄想，若有也多为一过性。此型早期一般不易被发现，甚至会误认为病人"不求上进""性格不够开朗"或"受到打击后意志消沉"等，较严重时才被发现。此型自动缓解少，治疗效果和预后差。

5. 未定型

又称混合型。病人有明显的精神症状，如妄想、幻觉、破裂性思维、严重的行为紊乱等。此时常存在不止一个类型的精神症状，但又难以以某个类型为主要临床相，因此是不宜归入以上四型的一种类型。

三、护理评估

准确而全面的护理评估是护理的前提。由于精神分裂症的主要临床表现是精神活动不协调，而精神活动又不为我们直接所见，所以，我们的评估资料一方面要通过向病人亲朋好友询问，更重要的是通过病人的言语、表情、行为中获得，还可以从病人的书信、日记、作品中了解。病人护理评估应该从接触病人即开始，而且应贯穿护理过程的始终。护士在评估过程中不但要努力发现各种精神症状，而且要分析这些症状对病人的影响。如护士如果在与病人交谈中发现了评论性幻听，就必须进一步了解病人对幻听的感受，以便判断病人可能会采取什么行动，从而制订相应的护理计划，防止各种意外的发生。

（一）健康史及生理功能方面

健康史评估包括现病史、既往史、个人史、家族史。生理功能评估包括生命体征、饮食状况、营养状况、睡眠状况、大小便情况、个人卫生、生活自理情况等方面。需要注意的是：①精神分裂症病人就诊时通常都是自知力缺乏，住院期间没有家人陪伴，因此，需要在入院时向家属了解；②病人发病时的所有变化都是护士需要关注并设法纠正的内容；③详细了解病前的基本情况和家庭情况有助于心理护理的顺利进行。因此，要求护士给予足够的重视。

（二）心理功能方面

1. 病前个性特点：评估病人病前性格特征，是内向还是外向；兴趣爱好；学习、工作、生活能力。

2. 应对方式：评估病人入院前应对挫折和压力的方式方法。

3. 对住院的态度：是否主动住院，治疗依从性如何。

4. 言谈，包括：①言谈内容是否有语词新作、思维破裂、答非所问、音联、意联、多话、语言贫乏等言谈内容方面的问题；②言谈速度是否有无意念飞跃、思维中断、说话急迫的情形；③言谈组织是否说话绕圈、语无伦次、联想松弛，有无逻辑性，或有无离奇

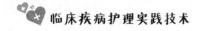

荒谬的想法等。

5. 感知觉障碍：评估病人感知觉，重点评估病人有无幻觉，尤其是命令性幻听，评估幻听出现的时间、频率、内容如何，病人对幻听内容的感受如何、将采取什么反应。

6. 思维：病人有无思维形式障碍，如思维破裂、思维散漫、思维贫乏、语词新作、逻辑倒错性思维等；有无思维内容障碍，如妄想等。如果病人存在妄想，需要评估妄想的种类、内容、性质、出现时间、涉及范围是否固定，有无泛化的趋势，对病人行为的影响。

7. 情感：可通过病人的客观表现如面部表情、姿势、动作、音调、面色等自主神经反应来判断，也可以通过病人诉说主观体验来判定病人的情感反应，评估病人情感反应与周围环境是否相符，病人的思维是否与情感一致，有无情感淡漠、倒错；如果病人出现情绪低落、悲观，或因精神症状影响出现自杀自伤念头或行为，还需要评估病人的自杀危险。

8. 意志行为：病人意志行为是否减退，行为是否被动、退缩；有无异常行为，如有无违拗、空气枕等现象，有无攻击、自杀、伤人等行为，病人对未来打算如何。

9. 自知力：病人是否承认自己有病及配合治疗。

（三）社会功能方面

1. 人际关系：病人人际关系如何，和亲属、朋友、同事、同学或其他人员相处情况等。病人病前对于社会活动是否积极、退缩、回避。

2. 支持系统：家庭成员对病人的关心程度、照顾方式，婚姻状况有无改变，家属对病人治疗的态度如何，是积极寻求治疗还是顺其自然，是过度关注还是无人问津，患病后同事、同学、亲属与病人的关系有无改变。病人家庭经济状况如何等。

3. 生活压力事件及病人的应对情况：评估病人近期生活中是否有考试、结婚、离婚、丧偶、怀孕，工作生活上与人摩擦等压力事件发生。病人采用了什么调适机制或采用了什么方式来应对这些压力。病人有无滥用酒精或药物的情况。

四、主要护理诊断/问题

（一）有对他人和对自己施行暴力的危险

与幻觉、妄想、恐慌状态，愤怒反应、精神运动性兴奋等有关。

（二）有自伤、自杀的危险

与罪恶妄想、被控制妄想、命令性幻听、焦虑或抑郁状态等有关。

（三）语言沟通障碍

与思维过程改变、紧张性木僵、缄默、对护士不信任等有关。

（四）睡眠型态紊乱

与心理压力、幻觉、妄想、焦虑兴奋、环境不适应等有关。

五、护理目标

1. 病人在住院期间不发生针对自己或他人的暴力行为，不发生自伤和自杀的行为。
2. 能学会使用恰当的方式表示自己的意愿，能与他人进行有效的沟通。
3. 睡眠的质和量得到改善。

六、护理措施

（一）安全护理

1. 基本要求

保证病人的健康和安全是精神分裂症病人护理重点，因此，必须注意抓好以下几点：①提供安全的诊疗环境；②严格安全管理与检查制度；③准确评估影响病人安全的危险因素（环境的、病人自身的）；④消除和减少危险因素对病人的影响，为病人提供及时的支持和帮助（如心理支持、现实导向等）；⑤帮助病人正确认识自己和周围环境；⑥减少混乱和不安全感，以避免危险的出现或让病人顺利度过危机。

2. 病房的安全管理

做好安全检查工作，保证病人安全，禁止将危险物品带入病房，以防意外发生。危险物品包括：玻璃制品、绳索物品（鞋带、腰带、购物袋等）、皮带、皮鞋、发夹、各种刀具、火柴、打火机等。对于危险物品的检查应在病人入院、外出活动返回、探视返回时进行，并在此前向病人家属做好宣教工作。在每天晨间护理时，再次检查床头桌、床下、床垫下、衣物内有无危险物品。病人的碗筷、洗漱用具、换洗衣物等都要集中保管。严格执行安全检查制度，如病房门窗、锁、桌椅等物品损坏时，及时进行维修。对于护士办公室、病人活动室等地，人走锁门，防止医疗器械成为危险物品，成为病人实施针对自己或他人暴力行为以及自伤、自杀行为的工具。

3. 严格观察，掌握病情

在日常生活中，护理人员要对每位病人的病情、诊断、护理要点做到心中有数，对于高护理风险的病人做到合理到位的评估。严格遵守分级护理制度，每15～30分钟巡视病房一次，对于重点病人要做到心中有数，24小时不离视线。护理过程中加强重点病人、关键环节、特殊时段的护理：做好特护及危重、兴奋等高意外风险病人的安全评估及护理；同时护理过程中注重探视、急救、医嘱执行及高危药品管理等关键环节；加强晨晚间护理、午间及夜间护士稀少时间段的巡视，确保病人安全，防范病人实施针对自己或他人的暴力行为以及自伤、自杀行为。

4. 护士自身安全

掌握每一个病人的病情，特别是具有伤人倾向的病人情况，进入病房必须两人以上同时进入，尽可能不要背向病人，尽量避免使用刺激病人的言语，避免病人出现攻击行为。

（二）生活护理

精神分裂症病人常常沉浸于自己的症状世界里，不知料理生活，个人卫生差，进食不规律，有的病人还会存在睡眠障碍；如果对以上情况不加以重视，不仅病人的需求得不到满足，也会影响到治疗效果。因此，做好精神分裂症病人的基础护理是非常必要的，也是治疗疾病的前提条件。

（三）心理护理

精神分裂症病人通常意识清楚，智能完整，取得病人的信任，才能深入了解病情。因此，要与病人建立信任关系，提供心理支持，帮助病人认识心理社会因素对疾病的影响，共同探讨解决问题的方法；指导病人学习适应性行为，鼓励病人参加集体活动，增加社会交往，建立正性的人际关系。

1. 与病人建立良好的关系

与病人建立良好的关系是一个难以适当把握的内容，一方面，由于幻觉、妄想及其他异常思维的存在，病人戒备心强，一般的关心难以取得病人的信任；另一方面，稍微掌握不当，病人又会过度依赖护士，甚至把护士当作妄想的对象（钟情妄想），病人还可能把护士的关心视为另有所图（被害妄想）。因此，要求护士在工作中不断学习，逐渐掌握。在与病人接触时，要注意方式方法，从关心病人的日常生活入手，病人入院后，护士应该主动地接待病人，介绍病房环境、生活制度，主动询问病人起居，经常与其交谈，态度诚恳耐心，使病人感到被关心、被重视。

2. 尊重病人的人格，体谅病人的病态行为

对病人的精神症状予以理解接纳，不能嘲笑、歧视病人，在病人的自知力尚未恢复、病人的病态思维尚未动摇之前，对病人的观点及想法不要批判，理解病人的真实感受。

3. 恰当地应用沟通技巧

护理人员耐心倾听病人的诉说，鼓励其用语言表达内心感受而非冲动行为，并做出行为约定；同时，护理人员也应教会病人使用一些语言沟通技巧，正确表达自己的意愿，并能与其他人进行有效沟通。在倾听时不要随意打断病人的谈话，对病人的谈话内容要有反应，适当的时候运用共情，才能更好地理解帮助病人。当和病人谈话结束时，用简短的话

语反馈病人所要表达的意思，并给予简单的分析指导，不要说教、指责否定。

4. 恢复期病人的心理护理

当病人处于恢复期时，病人的自知力逐渐恢复，病态思维尚开始动摇，此时既是心理护理的很好时机，也可能是病人产生自卑、悔恨、自责情绪并出现自杀、自伤危险行为的关键时间点，此时应该多多关心、耐心安慰病人，向病人讲解疾病的相关知识，对病人的病态思维和行为进行适当的指导分析，但注意不要操之过急，一旦发现病人出现抵触情绪，应立即终止；教导病人出院后要遵照医嘱按时服药，防止复发。帮助病人思考回归家庭、回归社会的相关心理问题，如工作、学习、婚姻、经济等。

（四）特殊症状的护理

1. 幻觉、妄想状态的护理

幻觉妄想不仅影响病人的思维和情感，而且有时可以支配病人的意志和行为，干扰日常生活，甚至发生自伤、自杀、出走、伤人、毁物等危险行为。因此，护理上要高度重视。

（1）密切观察病情

首先护士要加强护患交流，建立相互信任，了解病人言语、情绪和行为表现和变化，以掌握幻觉妄想类型和内容，并评估幻觉妄想对病人行为的影响。

（2）接触技巧

在护理过程中要注意使用恰当的方法，不要轻易否定病人的幻觉妄想，鼓励病人说出幻觉妄想的内容，还应注意不要强化病人的幻觉和妄想。要告诉病人"我相信你听到了这些内容，尽管我没有听到，但我理解你""我理解你所说的这些内容，尽管我没有这种感受，但我理解你"。

（3）设法诱导，缓解症状

有的病人会因幻觉妄想而焦虑不安，此时护士应主动询问，适时帮助。根据不同的幻觉妄想内容，设法诱导，缓解症状。如有的病人听到病房门外有人叫他的名字，常在病房门口徘徊，此时可带其出去证实有无声音存在；集体进餐或示范进餐的方法，对因幻嗅、幻味而不愿进食的病人会有帮助。在病人幻觉中断期和妄想动摇期，护理人员可以有针对性地向病人讲解关于幻觉妄想的基本知识，并指导病人学会应对幻觉妄想的方法，如寻求护士帮助、看电视、大声阅读、散步、做手工、睡觉等。

2. 兴奋状态的护理

（1）病情评估

掌握病人兴奋状态的行为特点、规律和发生极端行为的可能性，评估病人冲动行为发生的原因、诱发因素、持续时间等。掌握病人出现极端行为前的言行特征，如言语挑衅、拳头紧握、来回踱步、激动不安等。

（2）有效控制

对于情绪波动较大、冲动行为明显的病人，应安置于重病室，病室保持安静，减少周围的不良刺激；将病人与其他兴奋状态的病人分开安置，以免互相影响。护士在与病人接触时首先要稳定自己情绪，不受病人情绪感染，应和颜悦色、耐心指导，尽量满足病人的合理需求；当病人出现对自己、他人或环境有伤害冲动行为时，护士应沉着、冷静、机智、敏捷、有效地控制病人行为，可以让护士在病人前面分散其注意力，另外的护士从病人后面或侧面给予有效的控制，并及时做好保护性约束。

（3）心理护理

病人的危险行为停止后，要加强对病人的心理疏导，帮助病人正确认识自身的疾病症状。指导病人学会正确表达自己的感情和想法，学会控制自己，鼓励病人在控制不了自己时寻求护士的帮助。

3. 木僵状态的护理

（1）安全隔离

为了防止其他病人对其伤害或者病人突然冲动伤害他人，应将病人单独安置，最好安置在单间内，与其他病人隔离开来，室内环境应舒适、整洁、安静。

（2）加强基础护理

做好晨晚间护理，保持皮肤清洁干燥无破溃，对其进行口腔护理，及时清理口腔内的积存唾液，防止吸入性肺炎。必要时可遵医嘱给予鼻饲治疗或静脉输液，以保证肌体需要。同时注意病人的冷暖，盖适宜的被子，防止病人躯体并发症的发生。

（3）适当的沟通

木僵状态病人多意识清楚，对外界事物能正确感知，木僵缓解后可回忆。因此，护理人员在护理病人时，应与病人进行适当言语交流，传达关怀，为今后的心理护理打下基础。另外，在护理工作中，还应注意保护性医疗制度，不可在病人面前谈论不该让病人知道的内容。

（4）密切观察病情

木僵状态的病人，有时会突然出现短暂的紧张冲动、伤人等行为，因此，应注意观察病情变化，及时采取措施，保证安全，同时还应防止木僵病人被其他病人伤害。

（五）治疗的配合与护理

创造良好的治疗环境，保证治疗的顺利进行和促进病人遵从医嘱完成药物治疗。严密观察病情和治疗反应，为医疗处理提供依据。另外，配合医生完成病人的心理治疗、行为治疗等，帮助病人学习健康的适应性行为方式，促进病人成长。

（六）健康指导

精神分裂症是一种用药时间长、复发率很高的疾病，正确的健康指导对于防止复发、回归社会十分重要，必须认真对待。

1. 针对病人及家属，提供有关精神分裂症疾病和治疗的知识，让病人及家属明白治疗和维持治疗的重要性，积极配合治疗。

2. 教会病人和家属认识相应药物的作用、副作用、使用方法、药物的保管。

3. 教会病人认识疾病复发的先兆症状和怎样预防复发。

4. 教会病人及家属应对各种危机的方法及精神病病人的家庭护理。

5. 指导病人进行回归家庭、回归社会的各种心理功能康复训练。

6. 指导家属正确认识正确对待病人。

七、护理评价

1. 有无意外事件和并发症的发生。

2. 病人是否能够控制自己的情绪和行为，能否用恰当的方式控制和表达自己的情绪。

3. 自知力是否恢复、对疾病的认识程度如何。

4. 日常生活是否能自理。

5. 对所患疾病及所用药物的相关知识了解程度如何。

6. 生活技能和社会交往技巧的恢复情况如何。

第四节 心境障碍护理

心境障碍，又称情感障碍，是以心境（情感）明显而持久的改变（高涨或低落）为主要临床特征，并伴有相应的思维与行为异常改变的一组精神障碍。

此类精神障碍有反复发作的倾向，间歇期精神基本正常，许多心境障碍病人同时存在其他精神和躯体障碍。鉴于正常的情感状态位于两种截然不同的极端情感之间，而抑郁、正常、躁狂等状态之间并无绝对的界限，因此，心境障碍可分为单相和双相（兼有抑郁发作和躁狂发作）。

心境障碍已成为我国患病率最高的精神病之一。首次发病年龄多在 16 ～ 30 岁之间，15 岁以前和 60 岁以后初发者少见。心境障碍的患病率女性比男性高 2 ～ 3 倍，但双相障碍几乎相等。

一、病因和发病机制

心境障碍的病因学理论大多集中在遗传学、生化学和心理社会学等几个领域。

（一）遗传因素

心境障碍病人患者中有家族史者为 30%～ 41%，双相心境障碍的遗传倾向比单相更明显。同卵双生比双卵双生的患病率高。

（二）生化因素

目前大量科研资料提示中枢单胺神经递质的变化和相应受体功能的改变及神经内分泌功能失调者，可能与心境障碍的发生有关。心境障碍病人有下丘脑—垂体—肾上腺轴、下丘脑—垂体—甲状腺轴、下丘脑—垂体—生长素轴等激素异常改变。

（三）心理社会因素

心理社会因素和心境障碍尤其是抑郁症关系密切，92%的抑郁症病人发病前有促发的生活事件。抑郁症发病危险系数增加6倍，提出负性事件，如丧偶、离婚、失业等均可导致抑郁症的发生。经济状况差、社会阶层低下者，女性更易患本病。

（四）人格障碍和认知偏见

心境恶劣病人常有人格障碍，常过分依赖他人的赞扬和承诺来肯定自己，当这种过分涉及他人的人际关系萎缩或终止时，病人即产生抑郁。此外，病人常有从早年发展起来的基本认知框架障碍或思维功能障碍，这也是导致病人产生抑郁的重要原因。

二、临床表现

（一）躁狂发作

躁狂发作病人一般存在所谓的"三高"症状，即思维奔逸、情感高涨和精神运动性兴奋。

1. 思维奔逸

思维奔逸是一种兴奋性的思维联想障碍。病人思维联想速度明显加快，言语增多，语速加快，大脑反应快捷，口若悬河，高谈阔论，但讲话内容肤浅，凌乱无意义，可出现音联或意联，话题常随境转移。

2. 情感高涨

情感高涨是躁狂症的主要原发症状。

3. 精神运动性兴奋

精神运动性兴奋表现为病人精力异常旺盛，整日忙碌不停，爱管闲事，好打抱不平，为人热情，对素不相识者一见如故，好开玩笑，说俏皮话，做事虎头蛇尾，有始无终，行为轻率，有时任意挥霍钱财，购买东西送给陌生人。病人活动增多，睡眠减少，但精力充沛，不觉得疲倦。

4. 躯体症状和其他症状

（1）躯体症状：病人自知力受损，自我感觉良好，极少述说身体不适，但仔细观察可发现病人常面色红润、双目有神，且有心率加快、瞳孔轻度放大等交感神经功能兴奋症状。另外，病人体力消耗过度，多有体重降低。睡眠需要减少，入睡困难。

（2）其他症状：躁狂发作极为严重时，病人呈明显兴奋状态，表现为活动紊乱而毫无目的或方向性，常伴有攻击行为。也可出现意识障碍、错觉或幻觉及思维不连贯症状，临床上称为谵妄性狂躁。

（二）抑郁发作

抑郁发作病人的主要特征是抑郁心境或兴趣丧失，或缺乏愉快体验，其典型症状是"三低"症状，即思维迟缓、情感低落和精神运动性抑制。

1. 思维迟缓

思维迟缓是一种抑制性的思维联想障碍。病人的思维联想过程受到抑制，联想困难、反应迟钝、自觉脑子不好使、主动性话语少、思考问题吃力、语速减慢、在回答问题时反应缓慢或不愿意回答。病人有强烈的"脑袋变迟钝了"的感觉，并感觉苦恼。

2. 情感低落

情感低落，超过90%的抑郁发作病人有此表现，是特征性症状。自杀观念和行为，是抑郁症病人最严重而危险的症状，也是其主要死亡原因，要尤为引起注意。

3. 精神运动性抑制

精神运动性抑制一般指意志活动量明显减少。抑郁发作病人表现出兴趣丧失和精力缺乏。主动性活动明显减少，生活被动，不愿参加外界活动，回避社交场所。病人有明显的精力缺乏，感到疲乏无力、不愿工作甚至活动，病情严重者生活也懒于料理，再发展则不语、不动，可达木僵程度。

4. 躯体症状和其他症状

（1）躯体症状：睡眠紊乱、食欲紊乱，性功能减退，精力丧失，非特异性躯体症状如疼痛、周身不适、自主神经功能紊乱等。

（2）其他症状：大部分抑郁症病人有睡眠障碍，入睡困难、睡眠浅和早醒。部分病人表现为入睡困难或睡眠增多。病人的情绪可能会陷入晨重暮轻（情绪在晨间加重，病人清晨一睁眼，就在为新的一天担忧，不能自已，在下午和晚间有所减轻）的循环。

（三）双相心境障碍

双相心境障碍指发病以来，既有躁狂或轻躁狂发作，又有抑郁发作的一种心境障碍。典型的表现是病人的心境在极端高涨（躁狂症或轻躁狂）和极端低落（抑郁症）之间交替或循环出现，也可以混合方式同时出现。一般呈发作性病程，每次发作后进入精神状态正常的间歇缓解期，大多数病人有反复发作倾向，部分可有残留症状或转为慢性。

典型发作表现为发作性病程，间歇期正常。躁狂发作时，情感高涨，言语增多，活动增多，即协调性精神运动性兴奋；抑郁发作时，情绪低落，思维迟缓，活动减少，即协调性精神运动性抑制。如英国首相丘吉尔就曾受到双相障碍（躁郁症）的困扰。

三、躁狂发作病人的护理

（一）护理评估

1. 健康史及生理功能方面

（1）家族史：评估病人家属是否患有此病。

（2）成长史：评估病人是否有触发患病的事件，如患有疾病、升学、就业等。

（3）生活史：评估病人的生活习惯是否异常，如忙碌程度、特殊嗜好、生活自理状况等。

（4）生理功能：评估病人是否有交感神经亢进的症状，病人食欲增加、性欲亢进、睡眠需求减少等。

2. 心理功能方面

（1）情感状态：病人是否表现为不同程度的病态喜悦，自我感觉良好，情感高涨。

（2）思维状态：病人是否表现为联想过程加快，话语增多，表达内容丰富多彩，但主题极易随境转移。

（3）行为状态：病人是否表现为活动明显增多，整日忙碌，但常常有始无终，虎头蛇尾。

3. 社会功能方面

评估病人的家庭环境，病人的社交能力、应对方式、与家人的关系及家属配合情况、经济状况、受教育情况、工作环境及社会支持系统等。病人是否有社交活动明显增多、爱管闲事、做事随心所欲、不顾后果的情况。

（二）主要护理诊断/问题

1. 有对他人和对自己施行暴力的危险　与失去正常的控制能力、易激惹有关。
2. 营养失调：低于肌体需要量　与精神运动性兴奋及体力过度消耗有关。
3. 睡眠型态紊乱　与精神运动性兴奋有关。

（三）护理目标

1. 病人不发生自伤、伤人、毁物行为。

2. 保证足够的营养。

3. 保证睡眠。

（四）护理措施

1. 安全护理

（1）提供安全、安静的病室环境：避免拥挤、嘈杂及强光刺激，清除所有危险品，病房内家具宜少而实用，避免病人用其当作攻击性武器。

（2）预防和处理病人的暴力行为：密切观察，及时发现病人暴力行为的先兆，如紧握拳头、表情紧张、敌视、急躁、言语威胁、来回走动等，应予以积极的干预，如将病人带到一个安静的房间，清除所有的危险品，鼓励病人用言语表达发泄其愤怒，或以适当的方式发泄其情绪，如拍打枕头、沙袋等。当病人的行为无法控制时，要以坚定的语气制止病人的行为，如仍无效，应采取身体约束的方式协助病人控制自己，如穿约束衣或将病人的四肢约束于床上，注意约束带的松紧度，不能伤及病人的四肢。在约束间，病人常有反抗，护理人员应坦诚、温和、耐心地与病人交谈，告知其约束的目的。必要时遵医嘱给予病人抗精神药物以迅速控制其症状。

2. 建立良好的护患关系

护理人员应尊重、关心病人，对病人态度和蔼，不用刺激性语言激惹病人，以诚恳、尊重的态度接纳病人。

3. 生活护理

（1）饮食护理：病人由于精神运动性兴奋，整日忙碌不停，体力消耗大，又无暇顾及用餐，因此容易造成营养物质及水分的摄入不足。护理人员应为病人选择高热量、富含维生素、容易消化的食物，督促病人进食及饮水。对极度兴奋躁动、不能安静的进食者，应注意预防噎食的发生。

（2）睡眠护理：病人精力异常旺盛，活动明显增多，睡眠需要减少，体力消耗较大，故应保证病人充分的睡眠。护理应该指导病人在睡前避免喝浓茶或咖啡，不宜进行长时间谈话，可热水沐浴或遵医嘱给予安眠药物。

（3）加强个人卫生护理：督促、引导病人保持个人卫生，注意仪表整洁，鼓励病人进行适宜的打扮。

4. 治疗的配合与护理

（1）用药护理：病人常由于自知力缺乏而拒绝服药，护理人员应在病情允许的情况下对病人进行健康教育，告诉其遵医嘱服药的重要性，督促病人按时服药，并密切观察病人用药后的反应，如出现副作用，应立即通知医生。

（2）鼓励病人参加集体活动：安排和鼓励病人参加适宜的集体活动，将过盛的精力以可接受的方式发泄出来，在活动中给予病人适当的鼓励和肯定。

（3）帮助病人管理好财务：病人由于精神运动性兴奋、夸大观念的影响，常在经济上表现得慷慨大方，随意购物或将物品馈赠他人，护理人员应帮助病人管理好财务，以免造成其权益损失。

5. 心理护理

护理病人时应充满爱心、耐心、宽容心和诚心。注意说话的语气应温和，不要自责和羞辱病人。对病人的过激言行不争辩，但也不轻易地迁就病人。不能参与病人的高谈阔论，以免加重病情。对于病人的挑剔、好提意见及要求多，应分析其合理性，对不合理要求给予适当限制，或采取拖延的策略；对合理要求给予满足或部分满足。当病人在工作人员之间搬弄是非，进行挑拨时，医护人员应团结一致，冷静处理。逐渐教会病人克服急躁情绪及处理压力的方法，鼓励病人在无法控制其行为时能积极寻求医护人员的帮助。

（五）护理评价

在执行护理措施后，评价每个护理目标是否实现。对部分实现或未实现的原因进行探讨，找出问题所在，重新修订护理计划或护理措施。

1. 病人是否能控制自己的情绪，不发生自伤、伤人、毁物的行为。

2. 营养状况是否改善。

3. 是否能维持正常睡眠。

四、抑郁发作病人的护理

（一）护理评估

1. 健康史及生理功能方面

（1）家族史：评估病人家属是否患有此病。

（2）成长史：评估病人是否有触发患病的事件，如家庭学校教育、就业、结婚、生育等。

（3）生活史：评估病人是否处在易感生理阶段（老年、女性更年期）、病人生活自理程度如何。

（4）生理功能：评估病人的生理功能是否表现为抑制，如疲乏无力、心悸、胸闷、食欲减退、体重下降、性欲减退等。

2. 心理功能方面

（1）情感状态：评估病人是否兴趣减退或丧失，有无愁眉不展、唉声叹气、悲观绝望、哭泣流泪、自罪感、负罪感等。

（2）思维状态：评估病人是否有反应迟钝、主动性言语减少、思考问题困难。

（3）行为状态：评估病人是否有不愿参加平素感兴趣的活动，有无懒于生活料理及不顾个人卫生，有无自杀的消极意图的行为。

3. 社会功能方面

评估病人的家庭环境、经济状况、受教育情况、工作环境及社会支持系统，病人的社交能力、应对方式、与家人的关系及家属配合情况等，病人是否有不愿与人交往、学习工作效率下降的情况。

（二）主要护理诊断/问题

1. 有自伤、自杀的危险与自责自罪、消极的自我信念有关。
2. 营养失调：低于肌体需要量与食欲缺乏有关。
3. 睡眠型态紊乱与严重抑郁有关。

（三）护理目标

1. 病人无自杀、自伤行为，在出现自杀念头时能主动向医护人员寻求帮助。
2. 保证足够的营养。
3. 睡眠质量改善。

（四）护理措施

1. 安全护理

（1）提供安全的环境：病房光线应充足、明亮，减少噪声的干扰，家具应简洁、固定，遵守安全管理的相关规定，定期清查危险物品，防范自杀事件的发生。

（2）密切地观察病情，及早发现自杀先兆：应将有自杀念头的病人安排在便于观察的病室内，不能单独居住。密切观察病人表现，其活动范围应在护理人员的视线范围内，加强巡视，认真交接班，做好危险品的管理，及时发现自杀先兆，如病人流露出自杀意图、将物品送人、书写遗嘱、情绪突然转好等。此类病人必要时应专人陪护。鼓励病人在出现自杀意念时能立即向工作人员寻求帮助。

2. 建立良好的护患关系

护理人员应尊重、理解和支持病人，鼓励病人诉说自己的想法和感受，护理人员应耐心地倾听，不随意打断病人，也可用沉默的方式来陪伴病人，以增加病人的安全感。

3. 生活护理

（1）饮食护理：病人常有自责、自罪、食欲减退，故常有拒食现象，护理人员应了解其拒食原因，想方设法劝其进餐，如病人认为其不配合进食或只能吃剩饭时，可将饭菜混合，看似剩饭，劝其吃下。对坚决拒食者，必要时可鼻饲流质。

（2）睡眠护理：为使病人夜间睡眠，白天应鼓励其下床活动，尽量不卧床。临睡前禁饮浓茶、咖啡，可进食少许点心或热牛奶，热水沐浴。失眠的病人可遵医嘱服用安眠药物。

（3）协助病人完成个人照料：护理人员应耐心地督促或协助病人完成个人照料，如按时洗脸、洗脚、定期沐浴、理发、更衣、整理被褥、女性病人月经期的卫生料理等。护理中应尽力督促病人自己完成，以免其形成依赖。对病人的进步，应及时给予表扬和鼓励。

4. 治疗的配合与护理

（1）药物护理：督促病人按时服药，严防囤积药物用以自杀。密切观察疗效及不良反应，出现副作用应立即通知医生。

（2）无抽搐电痉挛治疗：如病人须进行无抽搐电痉挛治疗时，应做好治疗前的准备及心理护理，消除病人的紧张、恐惧情绪。治疗中与医生密切配合，保护呼吸道通畅等。治疗后密切观察病人情况，注意病人安全，及时做好记录。

（3）鼓励病人参加集体活动：初期适宜参加简单、易完成、有趣味性的活动。最终能主动参与到集体活动中来，帮助病人在集体活动中与病友友好交往，引导病人关注周围及外界事物，转移病人的注意力，使其逐渐获得自尊、自信与成就感，恢复其社会功能。

5. 心理护理

在良好的护患关系基础上，鼓励病人诉说其想法和感受，帮助病人理解目前存在的问题，看是否是由于负性认识导致了情绪抑郁和焦虑，从而出现了负性行为，三者互相加强，形成了恶性循环。要想改善抑郁情绪，必须纠正负性认识及负性的自我评价，帮助病人理性地看待自己。教会病人运用正确的应对方式来处理压力，对病人合乎现实的期望能发现自己的潜力，改善思考能力，减少疲劳感，增强自信并获得正性认识。

（五）护理评价

1. 病人消极情绪是否得以改善，有无自伤行为。

2. 营养状况是否良好

3. 是否维持正常睡眠。

第五节　神经症性障碍护理

神经症性障碍，亦称神经症、神经官能症，是一组以焦虑、恐惧、强迫、疑病或神经衰弱症状等为主要表现的精神障碍的总称。

根据 ICD-10 的分类标准，神经症性障碍包括恐惧性焦虑障碍、其他焦虑障碍、强迫性障碍、分离（转换）性障碍、躯体形式障碍、其他神经症性障碍（如神经衰弱）。

虽然临床上各类神经症的主导症状、发病机制、病程转归、治疗方法不尽相同，但它们却具有下列共同特征：病人病前多有一定的素质和人格基础；起病多与心理社会因素有关；症状没有相应的器质性病变基础；无精神病性症状，如幻觉、妄想等；自知力完整，主动求医；社会功能相对完好；病情多迁延，可反复发作。

一、恐惧性焦虑障碍病人的护理

恐惧性焦虑障碍简称恐惧症，是一种以过分和不合理地惧怕某种客观事物、情境或与人交往时产生异乎寻常的恐惧和紧张为主要表现的焦虑障碍，常伴有明显的自主神经症状。女性较男性多见。

（一）病因及发病机制

目前恐惧症的病因尚未明了，恐惧症可能与下列因素有关：

1. 遗传因素

恐惧症具有家族遗传倾向，某些特定的恐惧症亦有明显遗传倾向，如血液恐惧症、注射恐惧症等。

2. 生化因素

半数的社交恐惧症病人，在出现恐惧反应的同时有血浆肾上腺素含量升高，提示本症可能与去甲肾上腺素功能失调有关，而惊恐发作则无此现象。

3. 心理社会因素

某些无害事物或情境与令病人害怕的刺激反复同时出现形成条件反射，成为病人恐惧的对象而引起焦虑情绪反应。为减轻这种焦虑情绪，病人采取某种行为加以回避，而正是这种回避行为加强恐惧反应条件化。精神分析理论则认为，某种特定的恐惧来源于病人内心对某种攻击性或侵犯性意向的禁止和恐惧，通过运用代替的防御机制，使内心的恐惧转向某些外界事物，以缓解内心的冲突。此外，本症与病人病前的素质和个性基础有关，恐惧症病人病前性格多为胆小、害羞、被动、依赖、容易紧张和焦虑等。

（二）临床表现

1. 场所恐惧症

场所恐惧症又称广场恐惧症、旷野恐惧症、幽室恐惧症等，是恐惧症中最常见的一种。主要表现为对某种特定环境如高空、广场、拥挤的公共环境或密闭的场所等的恐惧。如：病人害怕离家或独行，害怕进入商场、剧院、车站，害怕乘坐公共交通工具等。病人担心进入这些场所后出现严重焦虑，得不到帮助，无法逃避，因而竭力回避这些场所，甚至根本不敢出门，完全困于家中。恐惧发作时常伴有心悸、冒汗、发抖等自主神经症状和抑郁、强迫、人格解体等症状。场所恐惧症多见于女性，多于 25 岁左右发病，35 岁达高峰，若不做有效治疗，常转为慢性。

2. 社交恐惧症

社交恐惧症主要表现为对社交场合感到惧怕和紧张并有极力回避行为。如病人害怕当众说话或表演，不敢当众进食，害怕上公共厕所，不敢与人对视，不敢面对异性或陌生人。恐惧发作时常伴有脸红、手抖、冒汗、恶心、尿急等自主神经症状。社交恐惧症病人常常缺乏自信，自我评价过低和害怕批评。社交恐惧症多在 17 ～ 30 岁期间发病，女性多见。

3. 单一恐惧症

单一恐惧症又称特殊恐惧症，指病人对某一具体的物件或动物有不合理的恐惧。如对锐器恐惧，如刀、针、剪等；对动物恐怖，如蛇、鼠、猫、狗、毛毛虫等；或者害怕某种特殊情景，如闪电、雷雨、黑暗等。病人往往不仅害怕这些物体或情景本身，而且担心接触之后所带来的可怕后果。单一恐惧症的症状恒定，多只限于某一特殊对象，既不改变，也不泛化。此症常始于童年，以女性多见。如果不加以治疗，可以持续数十年。

（三）护理评估

1. 健康史及生理功能方面

（1）健康史：重点评估病人性别、年龄、民族、文化，现病史（主诉，起病情况、主要症状特点、伴随症状、病情发展与演变、诊疗经过等）、既往相关病史、工作及生活经历等。

（2）生理功能：评估病人的呼吸、脉搏、血压；食欲、睡眠、大小便、生活自理等情况和自主神经症状，如是否有胸痛、心悸、气促、窒息感、头昏、发抖、出汗、口干、血压升高、皮肤潮红或苍白、恶心、尿频等。

2. 心理功能方面

可通过 90 项症状自评量表（SCL-90）或 MARKS 恐怖强迫量表（MSCPOR）对疾病进行连续评估，了解病人的病情特点；重点评估病人有无恐怖、焦虑情绪及恐怖的具体内容和严重程度，有无回避行为等；评估病人病前个性心理特征，了解有无易患因素。

3. 社会功能方面

评估病人的文化、信仰背景；病人对患病的自我感受如何、自我评价如何；病人的人际关系，是否出现角色适应不良；是否由于回避行为影响工作、学习和生活；病人的家庭、工作环境，是否存在让病人恐怖焦虑的场景或情境；病人对生活及压力事件的应对能力。

（四）主要护理诊断/问题

1. 恐惧发作及预期危险有关。
2. 焦虑与预期危险得不到帮助有关。
3. 社会交往障碍与恐惧情绪及回避行为有关。
4. 个人应对无效与没信心、无助感有关。

（五）护理目标

1. 病人恐惧症状消失。
2. 焦虑的情绪减轻或消失。
3. 恢复正常社交功能，无回避行为。
4. 增强信心，提高个人应对能力。

（六）护理措施

1. 安全护理

确保病人的治疗和护理环境安全；密切观察病情变化，保证病人恐惧发作时的人身安全；伴有抑郁情绪的病人，避免独处，防止自伤行为。

2. 生活护理

协助和帮助病人合理安排日常活动，保证充足的睡眠，提供营养丰富、易消化食物，协助做好个人卫生。

3. 心理护理

与病人建立良好的医患关系，通过面谈或问卷方式深入了解病人恐惧的具体对象和回避的场景，有针对性地提供心理支持和帮助。告诉病人，解决恐惧最好的办法就是面对恐惧，回避行为虽然能暂时缓解恐怖和焦虑情绪，但焦虑的消除会强化病人的回避行为，最终引起社会功能受损，如不敢出门等。为病人提供控制焦虑症状的训练策略，如呼吸控制训练、放松训练等，鼓励病人经常练习这些技能。鼓励病人努力克服因恐惧、焦虑而采取的回避行为，勇于进入社交场合，克服紧张害怕心理，逐步提高个人应对问题的能力。

4. 治疗的配合与护理

积极配合医生实施诊疗。包括：心理治疗时的配合和护理；抗焦虑、抗抑郁药物用药护理和疗效观察，注意药物不良反应；密切观察病情，为医疗处理提供依据。

5. 健康指导

向病人及家属介绍疾病相关知识，帮助病人充分了解自己的个性特征，指导病人平时注意心理素质的训练、矫正易患人格。指导病人改善社交技巧，勇于进入社交场合；指导病人一旦出现紧张、焦虑时，学会自我放松方法，逐渐消除社交障碍。

（七）护理评价

1. 病人恐惧症状是否消失。
2. 焦虑情绪是否改善或消失。
3. 社交功能是否恢复，病人是否适应于原有恐怖场景或情境，有无回避行为。
4. 个人应对能力是否提高。

二、其他焦虑障碍病人的护理

其他焦虑障碍，即焦虑症，是一种以发作性或持续性情绪焦虑和紧张为主要表现的神经症性障碍，包括广泛性焦虑障碍及惊恐发作两种形式，常伴有自主神经紊乱、肌肉紧张与运动性不安等躯体症状。病人紧张不安或惊恐并非由实际威胁所致，或其程度与现实情况不相符。

（一）病因及发病机制

焦虑症病因未明，可能与遗传、生化（乳酸盐增高、肾上腺素能神经活动增加、5-HT 功能异常）及心理社会因素等有关。焦虑症病人的病前性格有自卑、自信心不足、胆小怕事、谨小慎微、易紧张和焦虑、不安全感、过分依赖等特点。

（二）临床表现

1. 广泛性焦虑障碍

又称慢性焦虑症，是焦虑症最常见的表现形式。起病缓慢，以广泛而持久的焦虑症状为主要特征。病人长期感到莫名的紧张和不安，并非由于客观的现实的威胁所致。如病人做事总是心烦意乱、没有耐心；与人交往时急切、不沉稳；遇到突发事件时惊慌失措，六神无主；休息时亦感坐卧不安，担心飞来横祸。

慢性焦虑症病人常伴自主神经功能紊乱和运动性不安症状。前者表现为心悸、胸闷、气急、出汗、口干、腹泻、尿频、尿急等，后者则表现为搓手顿足、坐立不安、肌肉震颤或肢体发抖、肌肉紧张性疼痛等。

2. 惊恐障碍

又称急性焦虑症。实质为严重焦虑的急性发作，常常骤然发生，突然停止，历时 5～20 分钟，很少超过 1 小时。主要表现为病人突然感到一种突如其来的惊恐体验，伴濒死感或失控感以及严重的自主神经功能紊乱症状。自主神经功能紊乱表现为：①心脏症状：胸痛、心动过速、心跳不规则。②呼吸系统症状：呼吸困难，严重时有窒息感。③神经系统症状：头痛、头晕、眩晕、晕厥和感觉异常。④其他：出汗、腹痛、全身发抖或全身瘫软等症状。惊恐障碍可随时随地发生，具有不可预测性。发作间期病人除有害怕再次发作的期待性焦虑外，一般状态良好。

（三）护理评估

1. 健康史及生理功能方面

（1）健康史：评估病人的性别、年龄、职业、文化等一般情况，重点评估现病史（主诉，起病情况、主要症状特点、伴随症状、病情发展与演变、诊疗经过等）、既往相关病史、工作及生活经历等。

（2）生理功能：评估病人的呼吸、脉搏、血压；食欲、大小便、生活自理等情况和自主神经症状，如是否胸痛、心悸、气促、窒息感、头昏、发抖、出汗、口干、血压升高、皮肤潮红或苍白、恶心、尿频等。评估病人是否伴随运动不安表现。

2. 心理功能方面

可通过90项症状自评量表、汉密尔顿焦虑量表（HAMA）、焦虑自评量表（SAS）等评定病人是否存在焦虑情绪及焦虑的程度。评估焦虑发生的诱因、好发时间、持续时间；焦虑发生时有无伴随其他情绪和精神症状；病人的表情、语言、动作是否与周围环境相协调，病人自知力如何，是否有求医欲望，是否为焦虑情绪而烦恼等。评估病人病前个性心理特征及与焦虑发生的关系。

3. 社会功能方面

评估病人人际关系，是否出现角色适应不良；焦虑情绪是否影响病人的生活、工作和学习；社会功能是否良好；评估家庭、工作环境，是否存在不利疾病恢复的因素；评估病人生活及压力事件应对的能力。

（四）主要护理诊断/问题

1. 焦虑与焦虑发作、预期焦虑有关。
2. 恐惧与惊恐发作有关。
3. 睡眠型态紊乱与长期焦虑情绪有关。
4. 生活自理缺陷与慢性焦虑症状有关。

（五）护理目标

1. 病人的焦虑症状缓解或消失。
2. 无惊恐发作，恐惧情绪消失。
3. 睡眠质量提高。
4. 生活自理能力恢复。

（六）护理措施

1. 安全护理

确保病人的治疗和护理环境安全；密切观察病情变化，尤其是对惊恐发作的观察，要及时处理，防止意外发生；避免情绪易激惹病人的伤人行为。

2. 生活护理

协助和帮助病人合理安排工作、学习和生活；鼓励病人多参加感兴趣的活动，避免终日无所事事和长期卧床，以转移病人注意力，降低病人对症状过分的自我关注和预期焦虑。饮食、作息规律，保证营养和充足的睡眠。

3. 心理护理

与病人建立良好的医患关系，通过深入的交谈及量表的评定，判断病人焦虑的类型和程度，有针对性地提供心理支持和帮助。鼓励病人倾诉焦虑情感体验，对病人描述的痛苦体验和感受应表示理解和认可，这样使病人的不良情感得以释放。指导病人使用肌肉放松的方法来对抗焦虑情绪的发生；指导病人在发作时不必惊慌，在原地做缓而深的呼吸可以缓解发作。

4. 治疗的配合与护理

积极配合医生实施诊疗，包括心理治疗时的配合和护理；抗焦虑、抗抑郁药物用药护理和疗效观察，注意药物的增减原则及不良反应。

5. 健康指导

向病人及家属介绍疾病相关知识，向病人解释其焦虑症状是功能性的而非器质性的，是可以治愈的；指导病人在接受治疗期间从事正常工作、学习和生活的重要性，指导病人培养生活乐趣和兴趣，养成良好的生活方式，提高生活自理能力。

（七）护理评价

1. 病人焦虑情绪是否改善或消失。
2. 是否无急性焦虑发作，恐惧症状是否消失。
3. 病人睡眠质量是否改善。
4. 生活自理能力是否恢复。

三、强迫性障碍病人的护理

强迫性障碍（OCD），简称强迫症，是一种以强迫观念和强迫行为为主要表现的神经症性障碍。特点是有意识的自我强迫与反强迫同时存在，两者的尖锐冲突使病人焦虑和痛苦。本病通常在青少年期发病，起病缓慢。病程迁延者可表现为仪式动作为主而精神痛苦减轻，但社会功能明显受损。

（一）病因及发病机制

病因不明，与遗传、生化、心理社会因素有关。1/3 强迫症病人病前具有一定程度的强迫人格，表现为过分认真、仔细、注重细节、追求完美而又犹豫、固执、过于刻板和缺乏灵活性等。

（二）临床表现

1. 强迫观念

即强迫思维，指某一概念或想法在病人脑内反复出现，难以控制。

（1）强迫怀疑：病人对自己言行的正确性反复产生怀疑，明知毫无必要，但又不能摆脱。如怀疑门窗是否锁好、煤气是否关闭。常继发强迫检查，须反复查对才能放心。

（2）强迫回忆：曾经经历的往事反复出现在病人脑海中，挥之不去，明知没有必要，无法摆脱，感到苦恼。

（3）强迫性穷思竭虑：病人对日常生活中的一些问题或自然现象，寻根究底，反复思索，明知缺乏现实意义，没有必要，但又不能自我控制。如病人反复思索"血液为什么是红的，不是白的""是先有鸡还是先有蛋"等，追根究底，欲罢不能。

（4）强迫性对立思维：两种相反意义的词句或概念反复在脑中相继出现，感到苦恼。如想到"快乐"即出现"悲伤"、说到"东"即出现"西"等相反的概念。

（5）强迫意向：感觉到内心有要做某件事情的强烈冲动，虽明知做某事不合理，也不会去做，但冲动反复出现，使病人感到异常紧张和害怕。如一见到异性就有想拥抱的冲动，一见到高楼就有想跳下去的冲动。

2. 强迫行为

常常继发于强迫观念。某种行为或动作反复重复，明知没有必要，但不能控制。

（1）强迫检查：多为减轻强迫怀疑引起的焦虑而采取的措施。如反复检查锁好的门窗、反复核对已对好的账单等。

（2）强迫洗涤：多源于怕受污染、怕脏这一强迫观念而表现反复洗手、清洗衣物、擦抹门窗地板、消毒家具等。

（3）强迫计数：指病人不由自主地反复清点、计算某事物，如清点不清或经反复核实，则焦虑不安。如某病人一遇到楼梯即反复计算楼梯数，一遇到高楼的窗户即反复数窗户个数。

（4）强迫性仪式动作：病人经常重复某些动作，久而久之程序化。如某同学进寝室时要在门口站一下，再走进去。某次因与同学们相拥而入，没来得及站立一下，遂焦虑不安，直到后来借故出来，在门口站立一下之后，方才平静下来。

强迫症病人常伴有焦虑、抑郁情绪，系继发于强迫症状所致；有些病人对触发强迫观念和强迫行为的各种情景有回避行为。

（三）护理评估

1. 健康史及生理功能方面

（1）健康史：评估病人性别、年龄、职业、文化等，重点评估现病史（主诉，起病情况、主要症状特点、伴随症状、病情发展与演变、诊疗经过等）、既往相关病史、个人史、家族史等。

（2）生理功能：评估病人的一般情况如睡眠、食欲、大小便、生活自理等及躯体症状。

2. 心理功能方面

可通过90项症状自评量表、Yake-Brown强迫量表（Y-BOCS）等评估强迫症状轻重程度；强迫症状发生时有无相应的背景因素，强迫行为持续的时间，焦虑、抑郁情绪反应与强迫症状的关系等。评估病人的自知力，对强迫症状发生的态度和求医欲望；评估病人病前个性心理特征及与强迫症状发生的关系。

3. 社会功能方面

重点评估病人的人际关系，是否受强迫观念或强迫行为影响。工作、学习、社会功能是否良好；评估家庭、工作环境，是否存在触发疾病发生的因素。

（四）主要护理诊断/问题

1. 精神困扰与强迫症状使活动方式改变有关。
2. 社会交往障碍与强迫症状所致活动受限有关。
3. 生活自理缺陷与强迫行为有关。
4. 有皮肤完整性受损的危险与强迫性洗涤有关。

（五）护理目标

1. 病人强迫症状改善，精神困扰消失。
2. 强迫行为消失，无社会交往障碍。
3. 生活自理能力提高。
4. 无皮肤完整性受损。

（六）护理措施

1. 安全护理

确保病人的治疗和护理环境安全；伴有抑郁病人注意观察病情，避免自伤事件。

2. 生活护理

提供日常所需用品；协助病人制定作息制度和活动时间表；保证营养和睡眠，做好个人卫生，有强迫洗涤行为的病人，除通过认知、行为等疗法减少洗涤次数和程度之外，同时注意皮肤的保护，避免皮肤受损和继发感染。

3. 心理护理

与病人建立良好的医患关系，根据病人的强迫观念和强迫行为，有针对性地提供心理支持和帮助。耐心倾听病人内心感受和体验，帮助病人认清疾病本质，结合心理治疗的知识，教会病人应对的方法，改善强迫症状，减少精神困扰。鼓励病人增强战胜疾病信心，克服强迫行为，积极参与社交活动，改善人际关系。在生活中注意培养兴趣，改变过分追求完美的个性，提高生活自理能力。

4. 治疗的配合与护理

积极配合医生实施诊疗。包括心理治疗时的配合和护理；抗焦虑、抗抑郁药物用药护理和疗效观察，注意药物的增减原则及不良反应。

5. 健康指导

向病人及家属介绍疾病相关知识，向病人解释强迫症状是功能性的而非器质性的，是可以治愈的；指导病人在接受治疗期间从事正常工作、学习和生活的重要性，指导病人培养生活乐趣和兴趣，养成良好的生活方式。

（七）护理评价

1. 病人强迫症状是否改善，精神困扰是否消失。
2. 正常社会交往功能是否恢复。
3. 生活自理能力是否提高。
4. 皮肤完整性是否良好。

四、分离（转换）性障碍病人的护理

分离（转换）性障碍，指一种以分离症状和转换症状为主要表现的精神障碍。

（一）病因及发病机制

分离（转换）障碍病因不明，目前观点认为主要与心理社会因素有关。分离（转换）障碍的病人多有一定的人格基础，其中表演型人格的病人易患本病。表演型人格主要表现为情感丰富、富于幻想、夸张做作、幼稚肤浅、急躁任性、自我中心、暗示性高。当遇到困难或出现冲突引起不愉快心境时，易受他人暗示或自我暗示而发病。另外，社会文化因素如风俗习惯、宗教信仰、生活习惯、文化背景等，对本病的发生、发作形式及症状表现

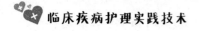

等也有一定影响。

（二）临床表现

1. 分离性障碍

是指病人部分或完全丧失对自我身份的识别和对过去经历的记忆。起病与精神因素有关，主要表现为发作性意识范围缩小、具有发泄性质的情感爆发、选择性遗忘或自我身份识别障碍等。

（1）情感爆发：常在与人争吵、情绪激动时突然爆发，表现为突然号啕大哭、捶胸顿足、大吵大闹、声嘶力竭、撞头、打滚等，具有情感发泄特点，围观的人越多，表现越剧烈。

（2）分离性遗忘：亦称选择性遗忘，表现为病人对过去某一时间段的经历遗忘，遗忘的内容多为引起心理创伤性体验的内容。分离性遗忘其实是病人潜意识里的一种心理防御表现。

（3）分离性漫游：又称神游症，是在意识觉醒状态下，病人出现意识范围缩小、个体身份的遗忘和突然离家出走或非计划内的旅行。漫游期间，病人可以另一身份出现，基本的生活能力（如饮食起居）和简单的社交接触（如乘车、购物、问路等）依然保留。历时数十分钟或几天不等，清醒后对病中经过不能回忆。

（4）分离性身份障碍：又称双重人格或多重人格。主要特征为存在两个或两个以上的独立人格状态，每种身份均有自己独有的记忆、观点和社会关系。病人可以突然失去原有身份的体验，而以另一种身份进行日常活动。常见形式为鬼神或亡灵附体。

2. 转换性障碍

是指病人当遭遇到无法解决的问题或出现内心冲突时产生的不愉快情绪，以转化成躯体症状的方式出现。主要表现为感觉障碍和运动障碍，前者表现为感觉过敏、感觉缺失、感觉异常、失明、失聪等，后者表现为瘫痪、抽搐、木僵、失音等。亦可表现为各种躯体化症状，症状涉及呼吸、循环、消化、泌尿生殖、内分泌等系统。以上症状均没有可证实的器质性病变基础，与心理因素有关，多由暗示诱发，亦可由暗示终止。

（三）护理评估

1. 健康史及生理功能方面

（1）健康史：评估病人的民族、文化特征、职业特点，现病史（主诉，起病情况、主要症状特点、伴随症状、病情发展与演变、诊疗经过等）、既往相关病史、工作及生活经历等。

（2）生理功能：评估病人的生命体征、食欲、睡眠、大小便、营养、体力、生活自理等基本情况和感觉、运动功能及躯体内脏功能等，评估各种相关实验室和辅助检查结果，有无器质性病变阳性发现。

2. 心理功能方面

重点评估病人精神症状、分离或转换症状的具体表现形式，包括意识、思维、情感、意志、行为特点等。评估病人病前个性心理特征，了解有无易患基础。

3. 社会功能方面

评估病人人际关系，是否出现角色适应不良；评估家庭、工作环境，有无应激性事件发生，对疾病发生、发展影响。评估病人生活、学习、工作及社会功能是否受损。

（四）主要护理诊断/问题

1. 有对他人和对自己施行暴力的危险与情感爆发有关。
2. 有外伤的危险与转换性瘫痪、抽搐、木僵有关。
3. 躯体活动障碍与转换性瘫痪和木僵有关。
4. 自我认同紊乱与人格转换有关。

（五）护理目标

1. 病人负性情感体验得以适当的释放，无伤人和自伤的行为。
2. 抽搐发作得以及时有效控制，无外伤等意外伤害。
3. 转换性瘫痪和木僵症状消失，恢复病人躯体活动功能。
4. 分离性身份障碍症状改善，恢复正常人格。

（六）护理措施

1. 安全护理

确保病人的治疗和护理环境安全，减少外界无关人员的探视，避免消极暗示的影响；对情感爆发的病人安排专人护理，避免发生自伤或伤人事件；对漫游病人加强看护，防止走失；对瘫痪、抽搐、木僵病人防止摔伤。

2. 生活护理

督促病人遵守作息制度，保证病人正常的休息和睡眠。对瘫痪、木僵等缺乏主动摄食的病人，注意补充必要的水分和营养，必要时予以静脉营养。有转换性感觉和运动障碍的病人，注意口腔和皮肤的清洁，定期翻身、防止压疮。

3. 心理护理

与病人建立良好的医患关系，提供心理支持和帮助，但避免强化病人获取继发性好处的心理。在护理过程中，鼓励病人表达、释放和发泄其压抑的负性情绪，耐心倾听。对恢复期病人，指导其认识自身性格特点，提供改善的途径和方法；指导病人正确看待和评价应激事件，改变病人对环境和自身的不正确认知；鼓励病人的交往行为，合理安排工作和学习，转移其关注症状的注意力，减少自我暗示的影响。

4. 治疗的配合

与护理积极配合医生实施治疗。最重要为心理治疗时的配合和护理，通过有效的心理治疗和护理，病人各种分离性精神症状和转换性躯体症状得以消失，身心健康恢复。其次为抗焦虑、抗抑郁药物治疗的护理和观察。治疗中，注意观察病情变化，为医疗处理提供依据。

5. 健康指导

向病人及家属介绍分离（转换）性障碍的病因、治疗方法和预后；向病人及家属解释疾病的发生与应激事件或心理因素有关，而非器质性病变引起，消除病人及家属的恐慌和担心。指导病人学会情感释放的方法，注意劳逸结合，多参加社会活动，合理安排工作和生活。

（七）护理评价

1. 病人负性情感是否得以适当释放，有无伤人和自伤行为。
2. 瘫痪、抽搐、木僵症状是否改善，有无外伤事件。
3. 躯体活动功能是否恢复。
4. 正常人格是否恢复。

五、躯体形式障碍病人的护理

躯体形式障碍是一类以持久地担心或相信各种躯体症状的优势观念为特征的神经症性障碍。尽管病人症状的发生、发展与负性生活事件、艰难处境或心理冲突密切相关，但病人常否认心理因素的存在。病程多为慢性波动性。

（一）病因及发病机制

病因不明，一般与遗传、个性特征、神经生理变化及社会文化因素有关。躯体形式障碍病人病前多具有敏感多疑、固执、对身体健康过分关心的神经质个性特征。

（二）临床表现

躯体形式障碍主要包括躯体化障碍、躯体形式自主神经紊乱和躯体形式疼痛障碍、疑病症。其共同特点为：①符合神经症性障碍的共同特点。②以躯体症状为主，并且表现为对躯体症状的过分担心。③反复求医、检查，无阳性发现。阴性结果及医生解释不能打消病人疑虑。④社会功能受损。⑤上述症状不足以诊断为其他神经症性障碍、抑郁症、精神分裂症、偏执性精神病等。

（三）护理评估

1. 健康史及生理功能方面

（1）健康史：重点评估现病史（主诉，起病情况、主要症状特点、伴随症状、病情发展与演变、诊疗经过等）、既往相关病史、个人史等。

（2）生理功能：评估病人的生命体征、食欲、睡眠、大小便、营养、体力、生活自理等基本情况和各种躯体症状等，评估各种相关实验室和辅助检查结果，有无器质性病变阳性发现。

2. 心理功能方面

重点评估病人有无精神障碍，思维、语言、表情、行为是否协调，对疾病的态度，评估病人病前个性心理特征，了解有无易患基础。

3. 社会功能方面

评估病人人际关系，是否出现角色适应不良；评估家庭、工作环境，有无应激性事件发生，对疾病发生、发展影响。评估病人生活、学习、工作及社会功能是否受损。

（四）主要护理诊断/问题

1. 焦虑与长期躯体不适、疑病障碍有关。
2. 舒适度减弱与各种躯体不适有关。
3. 悲伤与自感将失去健康有关。
4. 知识缺乏：缺乏疾病的相关知识。

（五）护理目标

1. 病人焦虑症状改善。
2. 祛除各种躯体不适症状，改善病人舒适度。
3. 改善认知，增强治疗疾病的信心。
4. 了解疾病的相关知识。

（六）护理措施

1. 安全护理

确保病人的治疗和护理环境安全，注意悲伤病人的情绪变化，防止自伤、自杀行为。

2. 生活护理

协助病人合理安排日常活动，保证休息和睡眠；合理饮食，保证营养的供给，润肠通便，做好个人卫生。

3. 心理护理

与病人建立良好的医患关系，提供心理支持和帮助，由于病人会出现各种变化多端的躯体不适症状，此时，护士应该耐心倾听，对其内心痛苦体验表示接受和理解。结合有关阴性检查结果，运用医学理论知识合理肯定地向病人说明，病人各种躯体形式障碍并非器质性病变引起，打消病人疑虑，减轻心理压力，改善焦虑症状。鼓励病人，积极配合治疗，增强疾病治疗的信心。

4. 治疗的配合与护理

积极配合医生实施心理治疗和药物治疗，改善各种躯体不适症状，提高病人舒适度。注意抗焦虑、抗抑郁药物用药护理和疗效观察，注意药物不良反应。观察病情，为医疗处理提供依据。

5. 健康指导

向病人及家属介绍疾病相关知识；向病人及家属解释疾病的发生与应激事件或心理因素有关，而非器质性病变引起，消除病人及家属的恐慌和担心。指导病人学会情感释放的方法，注意劳逸结合，多参加社会活动，合理安排工作和生活。

（七）护理评价

1. 病人焦虑症状是否改善。
2. 各种躯体不适症状是否得以缓解，病人舒适度是否提高。

第五章

康复护理

第一节　康复护理的基本概念

一、康复护理的定义

康复护理是护理学的一部分，它是针对损伤、慢性病和残疾患者在其生理功能、心理功能、家庭与社会生活、经济状况、职业等方面发生功能障碍或改变时，能及时而有效地提供专业知识和技能的服务，预防并发症，并满足他们的需求，使其能恢复自我照顾的能力，支持和教育这些患者以及他们的家属在较长时间内合理使用康复服务，并能维持其理想的健康功能状态。

二、康复护理的特性

康复护理具有以下四个主要特性：

（一）动态性

它是动态的护理过程，常因患者以及家庭成员的需要而不断变化，以促进护理人员、残疾患者及其家属之间互动的过程。

（二）连续性

它贯穿患者住院期间以及回到家庭与社区后的护理全过程。

（三）整体性

它主要针对慢性病、残疾患者以及家属，关注其身体、精神心理、社会、文化四个方面的内容。

（四）可操作性

它采用护理程序的工作方法，注重对病、伤、残者生理功能、心理功能、家庭社会适

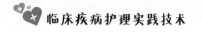

应状态过程中现存或潜在的各种健康问题做出全面而系统的评估，制订护理计划，拟定短期和长期护理目标，执行护理措施和完成护理评价。

三、康复护理的工作范围

康复护理工作的范围可划分为预防性、治疗性和康复性，分别说明如下：

（一）预防性

康复护理预防性的目标就是促进和提高社区居民康复意识，预防伤、残、慢性病的发生。其主要内容包括加强社区居民康复知识的健康教育，指导人们预防意外伤害事故的发生，学会紧急处理措施（如：搬运过程中注意事项，预防颈椎、脊髓损伤等），提高人们对保障和促进健康生活方式的认识（如：合理饮食、体重管理、压力管理等）。工作地点可以选择在各单位卫生所、各级地方卫生院及社区康复服务中心等。

（二）治疗性

康复护理治疗性的目标就是早期发现、早期诊断和早期治疗。主要是在住院期间为患者采取必要的医疗措施，提供良好的身心照顾，以减轻残疾和慢性病对个体造成的伤害，预防并发症的发生。

（三）康复性

主要体现在医院康复医疗中心和出院后社区康复医疗机构为伤、残、慢性病患者提供身体、心理和社会的全面康复服务。将功能训练内容与日常生活密切结合，将治疗性沟通和咨询与患者的心理功能改变相结合，将健康教育计划与患者及其家庭成员共同参与结合在一起，以提高患者家庭对慢性病和残疾带来的损害的认识，协助患者及其家庭成员在出院后，学会利用社区康复医疗资源，获得最大的适应能力。

四、康复护理人员的角色与功能

康复护理专业人员的角色主要有照顾者、协调者、健康教育者、代言人、领导者、合作者、促进者、咨询者、出院前计划者和研究者。

（一）照顾者

在护理患者的过程中，根据病情发展的不同阶段，康复护理人员扮演着各种不同的角色，例如：刚入院时的双亲替代角色，满足患者日常生活的基本需要（如：皮肤清洁、饮食照顾、排泄管理、床上翻身等），以及医疗与护理照顾角色（如：静脉输液、给药、关节活动、预防跌倒等）。

（二）协调者

康复护理人员有责任协调康复团队小组中各康复专业人员之间的关系，帮助患者及其家属按照康复治疗计划有效地进行，了解康复护理计划是否符合患者当前身心状况需求，判断是否实现康复治疗目标，并协助患者早日重返家庭和社会生活。

（三）健康教育者

根据患者及其家庭成员的精神和心理需要，提供与疾病相关的预防、治疗、康复护理知识，并给予积极的支持与鼓励。

（四）代言人

康复护理人员是患者权益的维护者，有责任解释并维护患者权益不受侵犯，并能及时而正确地提供信息，成为康复专业人员和非专业人员（如保险公司）之间沟通的桥梁，协助解决由于残疾所面临的困难。

（五）领导者

康复护理人员应成为康复团队小组的领导者，领导患者、家属和其他小组成员，协助其实现康复的理想目标。

（六）合作者

康复护理人员与康复团队小组的其他成员，要团结患者及其家庭成员，建立平等、信任、尊重、合作的相互关系，实现最佳的康复治疗与护理目标。

（七）促进者

协助患者尽快实现康复目标。如果患者功能恢复的水平没能达到其所期待的目标，患者心理就会出现沮丧、挫折，这时康复护理人员在帮助患者最大限度恢复日常功能水平的基础上，还要在心理上给予鼓励和支持，减少其焦虑或忧郁情绪，建立积极向上的生活态度。

（八）咨询者

对患者以及家庭照顾者提供指导，以协助他们解决残疾和家庭照顾等相关的常见问题。康复护理人员扮演着疑难问题咨询者的重要角色，以提高居民保护身体健康的意识，预防各种伤害和慢性病的发生。如：如何监测血压的变化、高血压药物的合理使用、各种慢性病的饮食指导与合理营养、功能锻炼的注意事项等。

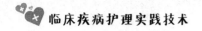

（九）出院前计划者

患者和家属在即将出院时会面临各种问题，在提出疑问时，康复护理人员应该主动提供咨询，协助患者理解和接受各种康复医疗措施，指导自我照顾的护理方法，帮助患者重建积极、健康的自我概念，为重返家庭和社会做好准备。

（十）研究者

康复护士应积极主动地开展康复护理研究，研究残疾、损伤、慢性疾病对患者以及家庭健康所带来的影响，找出影响因素，采取有效的方法去除危险因素，将研究的结果与康复治疗小组成员共同分享，并广泛应用于临床、康复医疗中心、社区康复服务机构，以改善康复护理服务质量，提高康复护理效果。

五、康复团队工作

患者在康复治疗中心或机构治疗期间，不仅要注重身体功能方面的恢复，还应包括心理适应、家庭与社会生活功能的全面恢复。因此，康复医疗服务应特别注重康复团队合作。康复小组的团队成员有：患者与家属、内科医师、康复科医师、护理人员、物理治疗师、作业治疗师、心理治疗师、娱乐治疗师、语言治疗师、营养师、社会工作者、其他成员（如矫形技师、医学工程师等）。

在这个团队小组成员中，患者与家属是小组内最重要的成员，因为康复小组专业成员所制订的康复计划必须依靠患者及其家属的积极主动参与，一方面必须按照专业人员制订的、持续地再学习和再教育计划去执行康复活动，另一方面患者及家属更应采取积极学习的态度去适应生活上的巨大改变。

六、康复护理人员在团队中的作用

康复护理人员是整个团队中重要的协调者，即在完成医嘱的基础上，经常与康复小组的其他成员保持联系，针对患者与家属的需要和各种问题，如患者有心理、社会（家庭、职业、经济困难）等方面问题，康复护理人员应该积极与心理治疗师、社会工作者、患者的家属或其所在工作单位及社区等有关部门共同协商解决。因此，护理人员在讨论康复计划的具体实施过程中，能起到有效的协调作用，在康复小组团队工作中能发挥关键的桥梁作用。

七、康复护理工作重点与目标

康复护理工作的重点是以患者及其家庭为中心，通过康复团队小组成员合作与协调，协助、支持与教育患者及其家属早日重返家庭与社区的健康生活。康复护士的职责就是维持现存功能水平，促进健康，预防身体结构和功能的进一步损伤，预防残疾，恢复社会角色。

在医疗环境中，康复护理人员主要是通过收集资料，提出护理问题，制定护理目标、计划和措施。同时康复护理人员不仅是一个护理者，而且应是康复的促进者、教育者，通过运用治疗性沟通技巧，与患者建立治疗性人际关系，将其被动、消极接受参与康复治疗和护理的过程转变成为主动、积极的自我照顾的过程，引导患者重新认识和接纳自我，并通过不断再学习、再实践，重建良好的生活适应模式。同时满足伤、病、残患者基本生活功能需要，预防并发症发生。

第二节　康复护理理论在临床工作中的应用

临床康复护理工作应该以康复护理理论为依据，以康复护理程序为工作方法，为患者提供有效的康复护理服务。康复护理程序分为以下五个步骤，即评估、诊断、计划与目标、实施、评价。首先，通过收集资料并提出护理诊断或问题，并根据护理诊断的具体问题，制定护理计划和目标，采取具体的护理活动，对护理对象提供具体的护理措施，并在护理活动结束后，再对患者的身体、心理、社会等方面的改变进行判断，以确定护理目标的实现和护理效果达到预期。

一、护理评估

护理评估是护理程序的第一步，评估阶段是提供高质量的个体化护理的基础，也为确定患者的护理诊断、制定目标、实施护理计划和评价护理效果提供依据。除了在入院时的总体评估外，在护理程序的全过程中，还应不断对其进行评估，发现患者住院期间出现的新问题，并根据这些资料决定是否需要修改、中断或继续原有的护理措施。因此，护理评估是连续地、系统地、全面地收集护理对象身体状况以及心理、社会、文化、经济等方面的资料，并以护理理论为指导，对所收集的资料进行组织、整理、核实、分析、归纳、推理和记录。收集资料的方法包括交谈法、观察法、身体评估法和查阅病历法等。

根据康复护理理论来确定收集资料的内容和范围，如以奥伦的自理理论为依据，收集资料可以从一般性自我照顾需求、发展性自我照顾需求和健康不佳时的自我照顾需求三个方面来进行；如以适应理论模式为依据，收集资料可以从生理功能适应方式、自我概念适应方式、角色功能模式和相互依赖的适应方式四个方面来考虑。

二、护理诊断

康复护理是护理工作范围内的一个专业领域，它是诊断和治疗人们对功能活动和生活方式发生改变时所出现的现存的或潜在的健康问题的反应。

根据以上所收集的资料，如果按照奥伦的自理理论框架，可以得出护理诊断为自理能力缺陷，而缺陷的水平可以分为：①完全缺陷，即患者完全丧失了自我照顾的能力，需要护理人员提供全部的帮助才能维持日常生活能力，如昏迷、高位截瘫、精神患者、阿尔茨海默病等；②部分缺陷，即患者有能力完成一部分自我照顾需要，另一部分需要护理人员协助完成以满足日常生活能力需要，如中风患者、骨折等；③支持和教育缺陷，患者和家属由于相关知识不足，不能满足自我照顾的需要，需要护理人员提供正确的指导、咨询、健康教育，以更好地了解疾病的发生、发展的过程，从而达到最佳健康状态，预防并发症，如肢体功能运动指导、药物依从性（抗忧郁症、抗高血压、糖尿病管理）等。

如果按照罗伊的适应理论模式，得出的护理诊断就为：无效生理改变；无效自我概念改变；无效角色改变，即角色缺乏、角色冲突；家庭社会关系适应不良。

三、护理计划与目标

针对护理诊断制定措施来预防、减轻或解决有关问题。制订计划的目的是使患者得到适合于个人的护理，保持护理工作的连续性，促进医护人员的交流和利于评价。具体内容包括建立护理目标和制定护理措施。

（一）建立目标

目标是理想的护理结果。其目的是指导护理措施的制定，衡量措施的有效性和实用性。为此，护理目标应具备下述特点：首先，必须以患者为中心，反映患者的行为；其次，必须现实，要以能够实现为目的；再次，是能够观察和测量，并有具体的检测标准和时间限度；最后，特别注意护理目标应由护理人员与患者以及家属双方共同来制定，以确保目标的可行性和个性化的特征。

同时，目标还有短期（近期）和长期（远期）之分。短期目标是当前需要解决的主要矛盾，长期目标是需要较长时间才能实现的，范围也比较广泛。如中风偏瘫患者，其护理诊断为躯体移动障碍，短期目标（近期目标）是"第一周床上躯体的被动运动""第二周床上躯体练习翻身""第三周床上躯体的主动运动"，远期目标是"一个月内恢复床上躯体自主运动功能"。短期目标应与长期目标互相配合、互相呼应。

（二）制定措施

护理措施是进行解释、帮助患者达到预期目标的行为，是护士为患者提出的特定护理工作项目，是确定护理诊断与目标后的具体实施方案。重点是满足人的基本需要，预防功能缺损，维持功能正常，预防、减少并发症发生，促进功能最大限度地恢复。

护理措施可分为依赖性的、相互依赖性的和独立性的三类。

1. 依赖性护理措施

即康复护理人员执行医嘱的具体方法，它描述了贯彻医疗措施的行为。如医嘱"按时服用降高血压药物，一天两次"。护士执行如下：每天早、晚各服药一次。

2. 相互依赖性护理措施

这类护理措施包括医、护、物理理疗师、治疗师之间的合作，共同完成。如中风偏瘫患者出现活动无耐力时，在进行耐力训练时，护理人员与物理治疗师以及患者家庭成员一起，共同制定的措施为：①床上抬腿训练，左、右腿各10次；②双腿一前一后站立训练，各10次为一组；③行走训练，10步一组，共两组；④上、下午各一次。

3. 独立性护理措施

这类护理措施完全由护士设计并实施，不需要医嘱。护士凭借自己的知识、经验、能力，根据护理诊断来制定，是在其职责范围内，独立思考、判断决定的措施。如：床边合理膳食指导、功能训练时间、运动量大小、训练方式选择、采用合适的体位（卧位、坐位、站位）、为预防各种并发症而采取的护理措施等。

四、护理实施

实施是为达到护理目标而将计划中各项措施付诸行动的过程。包括康复护理人员所采用的各种具体的护理活动，以解决康复护理问题，并记录护理活动的结果及患者反应。重点放在促进健康，维持功能正常，预防功能丧失，满足人的基本需要，预防、降低或限制不良反应。实施由计划者亲自执行或指定他人执行，但必须有患者及其家属共同积极地参与在具体实施阶段，护理的重点是着手落实已制定的措施。根据依赖性、合作性和独立性护理措施的原则，以解决患者存在的主要护理问题。内容包括获取知识、学习操作技术、改变个人心理和情感状态。实施过程原则应遵循个性化和安全性原则。实施的质量如何与护士的知识、人际关系技巧和操作技术三方面的水平有关。实施是评估、诊断和计划阶段的延续，须随时注意评估患者的生理、心理状态，了解患者对措施的承受能力、反应及效果，努力使护理措施满足患者的生理、心理需要，促进疾病的康复。实施过程中的情况应随时用文字记录下来，力求完整性、准确性、前后一致性，以反映护理效果，为评价做好准备。

五、护理评价

评价是将患者的健康状况与原先确定的护理目标进行有计划的、系统的比较过程。评价是贯穿护理全过程的活动，其中护理诊断是评价的依据，护理目标是评价的标准。进行评价的最主要目的是确定患者康复功能恢复的程度，同时也是判断康复护理措施的制定和实施的效果。

评价的方法是将护理效果与原定目标相比较，以鉴定护理效果，找出新的问题。经分析可得出三种结果：①达到目标；②部分达到目标；③未能达到目标。如未达目标，应考虑下述问题：原始资料是否充足、护理问题是否确切、所定目标是否现实、所用护理措施是否有效等。评价是护理程序循环中的一步，评价后还须进一步再收集资料、修订计划，以期达到患者最佳身心状况。一般急性期每3d评价一次，慢性康复患者酌情2～4周评价一次。康复护士应及时准确记录评价的结果，及时发现存在的问题，为下一阶段制定进一步护理计划和目标做好准备。

第三节　帕金森病的康复护理

一、概述

帕金森病（PD）又称震颤麻痹，是中老年常见的神经系统变性疾病，以静止性震颤、运动减少、肌强直和体位不稳为临床特征，主要病理改变是黑质多巴胺（DA）能神经元变性和路易小体形成。而高血压、脑动脉硬化、脑炎、外伤、中毒、基底核附近肿瘤以及吩噻嗪类药物等所产生的震颤、强直等症状，称为帕金森综合征。

帕金森病的病因包括：年龄老化、环境因素和遗传因素。本病多见于中老年人，60岁以上人口的患病率高达1%，而40岁以前发病者甚少，年龄老化可能与发病有关；长期接触杀虫剂、除草剂或某些工业化学品可能是PD发病的危险因素；本病在一些家族中呈聚集现象，有报道10%左右的PD患者有家族史，包括常染色体显性遗传或常染色体隐性遗传。PD的国内临床诊断标准为：至少具备四个典型症状和体征（静止性震颤、少动、僵直和位置性反射障碍）中的两个；临床存在一些疾病容易与原发性PD相混淆，例如锥体束征、失用性步态障碍、小脑症状、意向性震颤、凝视麻痹、严重的自主神经功能障碍、明显的痴呆伴有轻度锥体外系症状；脑脊液中高香草酸减少，对诊断早期PD和特发性震颤、药物性帕金森综合征与PD的鉴别是有帮助的。一般而言，特发性震颤有时与早期原发性PD很难鉴别，特发性震颤多表现为手和头部位置性和动作性震颤，而无少动和肌张力增高。

二、主要功能障碍

（一）运动功能障碍

1. 震颤性功能障碍

震颤是多数PD患者最常见的首发症状，常表现为静止性震颤，多数患者在活动中也有震颤，多从一侧上肢远端开始，呈现有规律的拇指对掌和手指屈曲的不自主震颤，类似"搓丸"样动作。具有静止时明显震颤、动作时减轻、入睡后消失等特征，随病程进展，震颤可逐步涉及下颌、唇、面和四肢。震颤在早期常影响患者的书写、持物、精细动作等，严重的患者丧失劳动力和生活自理能力。

2. 强直所致的功能障碍

强直引起主观上的全身僵硬和紧张，多从一侧的上肢或下肢近端开始，逐渐蔓延至远端、对侧和全身的肌肉。这也是 PD 患者的常见主诉，但是在患者的主诉与强直程度之间并不一定平行。强直限制了 PD 患者的活动程度，在早期即出现明显的笨拙，患者心理上有残疾感，后期，患者全身肌肉的僵硬成为主要问题，逐渐发展最终呈现木僵，甚至植物状态。

3. 运动迟缓

患者随意动作减少、减慢多表现为开始的动作困难和缓慢，如行走时启动和终止均有困难。面肌强直使面部表情呆板，双眼凝视和瞬目动作减少，笑容出现和消失减慢，造成"面具脸"。手指精细动作很难完成，系裤带、鞋带很难进行；有书写时字越写越小的倾向，称为"写字过小征"。

4. 步态异常

早期走路拖步，迈步时身体前倾，行走时步距缩短，上肢协同摆动的联合动作减少或消失；晚期由坐位、卧位起立困难。迈步后碎步、往前冲、越走越快，不能立刻停步，称为"慌张步态"。

5. 姿势不稳定

PD 患者逐渐发展的肌张力增高引起颈、躯干和肢体的屈曲性姿势，上臂保持在躯干的两侧，肘和腕轻度弯曲，与前冲或后冲相关的平衡缺失，患者缺乏正常的姿势反射。姿势障碍是 PD 患者的一个特征性表现，这是引起患者行走中容易跌倒的主要原因，由于在起步时患者的躯干、髋部不能协调地向前或左右摇摆而引起的"僵步现象"。

6. 冻结现象

它的特征是动作的起始或连续有节奏的重复性动作（如语言、书写、行走等）困难，这是引起 PD 患者运动功能障碍的一个重要问题。"冻结现象"是一个独立的表现，它不依赖于运动迟缓和强直。Nakamura 等定量分析了 PD 患者的"冻结现象"。

（二）认知功能障碍

随着疾病的进展，逐渐出现认知功能损害。具体表现为抽象思维能力下降，洞察力及判断力差，理解和概括形成能力障碍，对事物的异同缺乏比较，言语表达及接受事物能力下降，以及学习综合能力下降。视空间能力障碍是 PD 患者最常见的认知功能障碍，早期即可出现，发生率高达 93%，表现为观察问题能力及视觉记忆下降，图像记忆下降，缺乏远见、预见和计划性，结构综合能力下降，视觉分析综合能力、视觉运动协调能力和抽象空间结合技能减退；记忆障碍；智力障碍等。

（三）语言障碍

语言是一种高度复杂的讲话机制参与的活动，受人的呼吸、唇、舌、下颌运动的影响。由于 PD 肌肉的强直和协调功能异常，多数患者逐渐出现语言障碍而影响正常的生活交流。多数患者被语言问题所困惑，常出现语言混浊、缺乏语调、节奏单调等，还会出现下列症状：①音量降低，通常是较早的症状，随着时间的推移，音量严重降低至难以听见；②语调衰减，在开始讲话时音量较强，而后逐渐衰减；③单音调，声音维持在同一水平上，缺乏表情和重音变化；④音质变化，声音像气丝，发颤或高音调或嘶哑等；⑤语速快，从句子的开始到句尾吐字逐渐加速，无任何停顿；⑥难以控制的重复，无意识和难以控制的单字、词组和句子的重复；⑦模糊发音，吐字不清。

（四）精神和心理障碍

震颤和渐进的运动迟缓引起患者在社会活动中的窘迫心理，异常的步态、易跌倒、语言和发音困难等将增加患者的精神压力和严重的残疾，患者害怕将出现生活自理能力的缺失。在 PD 的长达数年的病程中，患者表现出一种较典型的人格类型。患者脑内黑质细胞进行性变性，脑内 DA 减少，势必造成患者的智能和行为改变。患者常有抑郁、幻觉、认知障碍、痴呆等表现。

（五）吞咽困难

PD 患者喉部肌肉运动功能障碍，导致吞咽困难，表现为不能很快吞咽，进食速度减慢，食物在口腔和喉部堆积，当进食过快时会引起噎塞和呛咳。

（六）膀胱功能障碍

膀胱功能障碍的问题很常见，尿动力学研究发现主要原因是（75%的患者）逼尿肌的过度反射性收缩和（17%的患者）外括约肌的功能丧失，当逼尿肌不能克服膀胱的排除阻力时，患者有类似前列腺肥大的表现，常见尿频、尿急、尿流不畅等症状。5%～10%的男性患者有尿失禁，虽然患者有类似前列腺肥大的表现，但是做前列腺切除的效果不明显，而且术后有20%的患者出现尿失禁。

三、康复护理评估

（一）运动功能评定

1. 关节活动范围测量

关节活动范围（ROM）是指远端骨所移动的度数，即关节的远端向着或离开近端运动，远端骨所达到的新位置与开始位置之间的夹角。关节活动范围测量远端骨所移动的度数，而不是两骨之间所构成的夹角。常用的仪器通常为：通用量角器、电子量角器、指关节测量器等。

2. 肌力评定

常采用手法肌力检查法来评估肌肉的力量。

3. 肌张力评定

多数采用 Ashworth 痉挛量表或改良 Ashworth 痉挛量表。

4. 平衡能力评定

主要分为观察法、功能性评定及平衡测试仪评定等方法。

5. 步行能力评定

分为临床分析和实验室分析两个方面，临床分析主要通过观察法和测量法，实验室分析需要借助步态分析仪。

（二）认知功能评定

应用本顿视觉形状辨别测验、线方向判断测验、人面再认测验、视觉组织测验等评估视空间能力，采用韦氏记忆量表评价患者的记忆力和智力。

（三）言语障碍评定

评定言语障碍主要是通过交流、观察、使用通用的量表以及仪器检查等方法，了解被评者有无语言障碍，判断其性质、类型及程度等。

（四）精神和心理障碍评定

1. 常用的智力测验量表

有简明精神状态检查法和韦氏智力量表。

2. 情绪评定

临床中最常见的消极情绪主要有抑郁与焦虑。

（1）常用的抑郁评定量表。Beck 抑郁问卷、自评抑郁量表、抑郁状态问卷及汉密尔顿抑郁量表。

（2）常用的焦虑评定量表。焦虑自评量表、汉密尔顿焦虑量表。

（五）吞咽困难评定

1. 反复唾液吞咽测试

患者坐位，检查者将手指放在患者的喉结及舌骨处，观察 30s 内患者吞咽次数和活动度（观察喉结上下移动状况），正常吞咽环甲骨（喉结）可上下移动 2cm，约滑过一指距离。高龄患者 30s 内完成 3 次即可。对于患者因意识障碍或认知障碍不能听从指令的，反复唾液吞咽测试执行起来有一定的困难，这时可在口腔和咽部用棉棒冰水做冷刺激，观察吞咽的情况和吞咽启动所需要的时间。

2. 饮水试验

患者坐位，像平常一样喝下 30mL 的温水，然后观察和记录饮水时间、有无呛咳、饮水状况等。

（六）膀胱功能障碍

评估患者有无尿潴留、尿失禁和尿路感染的症状和体征。

四、康复护理原则与目标

（一）康复护理原则

合理饮食、心理护理、康复训练、疾病相关知识和日常生活指导。

（二）康复护理目标

包括短期目标和长期目标。

1. 短期目标

患者能适应生活自理能力降低的状态，能采取有效的沟通方式表达自己的需要和感情，生活需要得到满足，情绪稳定，舒适感增强；能配合进行功能的康复训练，维持正常的营养供给，语言表达能力、躯体活动能力和吞咽功能逐步恢复正常。

2. 长期目标

通过实施物理疗法、作业疗法为主等综合措施，最大限度地促进功能障碍的恢复，防止废用和误用综合征，争取患者达到生活自理，回归社会。

五、康复护理措施

（一）运动功能障碍

运动锻炼的目的在于防止和推迟关节强直与肢体挛缩。根据患者的震颤、肌强直、肢体运动减少、体位不稳的程度，尽量鼓励患者自行进食穿衣，锻炼和提高平衡协调能力的技巧，做力所能及的事情，减少依赖性，增强主动运动。患者可采取自己喜爱的运动方式，如散步、慢跑、跳舞、太极拳、导引养生功、舞剑等。

1. 上肢锻炼

上肢锻炼包括触摸下颌、胸部、头向后翘、头向右转向右看和向左转向左看，右肩向下，右耳向右肩上靠，左侧重复，缓慢地大范围地旋转头部，然后换方向。下颌前伸内收均各保持 5s。伸直手臂，高举过头向后，双手向后在背部扣住，往回拉，将手放在肩上，试用面部去接触肘部、双肘分开、挺胸，以上动作均各 10s。手臂置于头上，肘关节弯曲，左手抓住右肘，右手抓住左肘，身体向两侧弯曲，以上每项练习 3～5 次。

2. 下肢锻炼

下肢锻炼包括站立，曲身弯腰向下，手扶墙。右手抓住右脚向后拉，然后左腿重复。面向墙壁站立，双腿稍分，双膝紧靠，手掌贴墙，身体前倾，感觉小腿肌肉牵拉坐在地板上，一腿伸直，另一腿弯曲，曲腿紧靠直腿股部，另一脚重复。双腿盘坐，双脚掌相对，试将膝部靠向地板，保持重复，双腿呈 "V" 形坐下，头靠向右腿中间和左脚，每个位置维护 5～10s，以上每项练习 3～5 次。

3. 躯干锻炼

躯干锻炼包括双脚分开，双膝微曲，右臂前伸，向对侧交叉。平躺在地板上，一侧膝关节曲向胸部，另一侧重复。再双侧同时重复。平躺在地板上，双臂抱住双膝，缓慢地将头伸向膝关节。双手置于头下，一腿伸直。另一腿弯曲，交叉向身体的对侧，另一侧重复，腹部伸展，腿与骨盆紧贴地板，用手臂上撑，俯卧，手臂双腿同时高举。以上动作维持 10s，每项练习重复 3～5 次。

4. 重心锻炼

先进行从坐位到立位的重心移动训练和平衡训练，在关节活动范围内让患者移动重心引起体位反射和防御反应。

5. 行走锻炼

步行时让患者思想放松，尽量迈大步。向前走时让患者抬高脚，脚跟着地，尽可能两脚分开，背部挺直，让患者摆动双臂，目视前方，并让患者抬高膝部跨过想象中的障碍物。

（二）认知功能障碍

认知功能障碍常常给患者带来许多不便，所以认知训练对患者的全面康复起着极其重要的作用。主要通过记忆力训练、注意力训练、感知力训练、解决问题能力的训练（知道报纸中的信息、排列数字、物品分类）等方法。

（三）语言障碍

1. 音量的锻炼

目的是增加吸气的频率，限制呼气时所讲出的单词的数量。正常的讲话是在中间适当的时候有停顿呼吸，而帕金森病患者对呼吸肌肉活动控制的能力降低，使得在单词之间就停顿，做频繁的呼吸，训练时要求患者在停顿呼吸以前，必须以常规的组词方式讲完一定数量的单词。

（1）感知呼吸的动作。双手放在腹部，缓慢吸气和呼气，感觉腹部的运动，重复几次。

（2）呼气练习。吸气然后呼气，呼气时持续发元音的声音（啊、喔、鹅、欧等）并计算每次发音的持续时间，要求能平衡发音 10～15s。

（3）发音感受。把手放在离嘴 12cm 远的地方感受讲话时的气流。用力从 1 数到 10，在每一个数字之间呼吸。

（4）朗读字词。首先深吸气，再分别讲出下列词语的每一个字：读/一本/书、刷/牙、刀/和/叉、高兴/得/跳、幸/运、一帮/男孩。朗读词组，注意每次读说词组，注意每次读说词组前先吸气并做短暂的停顿。如：幸运、一碗汤、上床、写字等。

（5）练习呼吸控制，分节读出下列短语：到吃午饭/的时间了、在院子里/读书、我们需要/更多帮助。

2. 音词的练习

①每次发音前先吸气，然后发"啊"或"de，po"音，从轻柔逐渐调高声音至最大，重复数次"o"；②在不同声级水平上重复一些简单的词语；③连续讲下列词语两遍，每一遍音稍低，第二遍声音大而有力：安静/安静、别看/别看、走近点/走近点；④练习读句子，注意句中的疑问词、关键词等重复读。

3. 清晰发音锻炼

①舌运动练习，舌头重复地伸出和缩回；舌头在两嘴角间尽快地左右移动；舌尖环绕上下唇快速做环形运动；舌头伸出尽量用舌尖触及下颌，然后松弛，重复数次；尽快准确地说出"拉-拉-拉""卡-卡-卡""卡-拉-卡"，重复数次。②唇和上下颌的练习，缓慢地反复做张嘴闭嘴动作；上下唇用力紧闭数秒钟，再松弛；尽快地张嘴和随之用力闭嘴，重复数次；尽快地说"吗-吗-吗-吗……"休息后再重复。

（四）精神和心理障碍

PD 患者早期多忧郁心理，回避人际交往，拒绝社交活动，整日沉默寡言，闷闷不乐；随着病程延长，病情进行性加重，患者丧失劳动能力，生活自理能力也逐渐下降，会产生焦虑、恐惧甚至绝望心理。护士应细心观察患者的心理反应，鼓励患者表达并注意倾听他们的心理感受，与患者讨论身体健康状况改变所造成的影响、不利于应对的因素，及时给予正确的信息和引导，使其能够接受和适应自己目前的状态并能设法改善。鼓励患者尽量维持过去的兴趣与爱好，多与他人交往；指导家属关心体贴患者，为患者创造良好的亲情氛围，减轻他们的心理压力。告诉患者本病病程长、进展缓慢、治疗周期长，而疗效的好坏常与患者精神情绪有关，鼓励他们保持良好心态。督促进食后及时清洁口腔，随身携带纸巾擦尽口角溢出的分泌物，注意保持个人卫生和着装整洁等，以尽量维护自我形象。

（五）吞咽困难

指导患者进行如鼓腮、伸舌、咬嘴、龇牙、吹吸等面肌功能训练，可以改善面部表情和吞咽困难，协调发音；进食或饮水时保持坐位或半卧位，注意力集中，并给予患者充足的时间和安静的进食环境，不催促、打扰患者进食；对于流涎过多的患者可使用吸管吸食流质；对于咀嚼能力和消化功能减退的患者应给予易消化、易咀嚼的细软、无刺激性软食或半流食，少量多餐；对于咀嚼和吞咽功能障碍者应选用稀粥、面片、蒸蛋等精细制作的小块食物或黏稠不易反流的食物，并指导患者少量分次吞咽；对于进食困难、饮水反呛的患者要及时给予鼻饲，并做好相应护理，防止经口进食引起误吸、窒息或吸入性肺炎。护士协助和指导患者进行吞咽困难相关康复训练，主要为基础训练（口腔器官运动训练、冷刺激、呼吸训练和有效咳嗽训练）、摄食训练（进食体位、食物选择、喂食方法等）。

（六）膀胱功能障碍

对于尿潴留患者可指导患者精神放松，腹部按摩、热敷以刺激排尿；膀胱充盈无法排尿时在无菌操作下给予导尿和留置导尿。尿失禁患者应注意皮肤护理，必要时留置导尿，并应注意正常排尿功能重建的训练。

六、康复护理指导

PD为慢性进行性加重的疾病，后期常死于压疮、感染、外伤等并发症，应帮助患者及家属掌握疾病相关知识和自我护理方法，帮助分析和消除不利于个人及家庭应对的各种因素，制订切实可行的护理计划并督促落实。

（一）用药指导

告知患者及家属本病需要长期或终生服药治疗，让患者了解常用的药物种类、用法、用药注意事项、疗效及不良反应的观察与处理。告诉患者长期服药过程中可能会突然出现某些症状加重或疗效减退，让患者及家属了解用药过程中的"开—关现象"以及应对方法。

（二）康复训练

鼓励患者维持和培养兴趣爱好，坚持适当地运动和体育锻炼，做力所能及的家务劳动等，可以延缓身体功能障碍的发生和发展，从而延长寿命，提高生活质量。患者应树立信心，坚持主动运动，如散步、打太极拳等，保持关节活动的最大范围；加强日常生活动作训练，进食、洗漱、穿脱衣服等应尽量自理；卧床患者协助被动活动关节和按摩肢体，预防关节僵硬和肢体挛缩。

（三）照顾者指导

本病为一种无法根治的疾病，病程长达数年或数十年，家庭成员身心疲惫，经济负担加重，容易产生无助感。医护人员应关心患者家属，倾听他们的感受，理解他们的处境，尽力帮他们解决困难、走出困境，以便给患者更好的家庭支持。照顾者应关心体贴患者，协助进食、服药和日常生活照顾；督促患者遵医嘱正确服药，防止错服、漏服；细心观察，积极预防并发症和及时识别病情变化。

（四）皮肤护理

患者因震颤和不自主运动，出汗多，易造成皮肤刺激和不舒适感，皮肤抵抗力降低，还可导致皮肤破损和继发皮肤感染，应勤洗勤换，保持皮肤卫生；中晚期患者因运动障碍，卧床时间增多，应勤翻身勤擦洗，防止局部皮肤受压和改善全身血液循环，预防压疮。

（五）安全护理

指导患者避免登高和操作高速运转的机器，不要单独使用煤气、热水器及锐利器械，防止受伤等意外；避免让患者进食带骨刺的食物和使用易碎的器皿；外出时须人陪伴，尤其是精神智能障碍者其衣服口袋内要放置写有患者姓名、住址和联系电话的"安全卡片"，或佩戴手腕识别牌，以防丢失。

（六）就诊指导

定期门诊复查，动态了解血压变化和肝肾功能、血常规等指标。当患者出现发热、外伤、骨折或运动障碍、精神智能障碍加重时及时就诊。

第四节　糖尿病的康复护理

糖尿病（DM）是在遗传和环境因素相互作用下，因血中胰岛素分泌相对或绝对不足以及靶组织细胞对胰岛素敏感性降低，导致血糖过高，出现糖尿，进而引起蛋白质和脂肪代谢紊乱的一组临床综合征。

一、主要功能障碍

糖尿病造成的眼、肾、心脑血管、神经、外周皮肤等组织器官的并发症，成为其致残甚至死亡的主要原因。

（一）生理功能障碍

1. 心功能障碍

糖尿病微血管病变累及心肌组织，引起心肌广泛性坏死损害，可诱发心力衰竭、心律失常、心源性休克和猝死。糖尿病大中动脉粥样病变，可引起冠心病，出现胸闷、胸痛、心悸等表现，甚至发生心肌梗死危及生命。

2. 神经功能障碍

糖尿病微血管病变可引起神经组织缺血、缺氧和营养不良。糖尿病大中动脉粥样硬化可侵犯大脑动脉，引起缺血性或出血性脑血管病，临床上可有黑矇、失语、偏盲、相应的运动和感觉障碍、意识障碍等表现，甚至危及生命。

3. 泌尿生殖功能障碍

糖尿病微血管病变和大中动脉粥样硬化均可累及肾脏，引起毛细血管间肾小球动脉硬化和肾动脉硬化。临床上出现肾功能减退，伴有高血压、水肿，最终发生氮质血症、肾衰竭。糖尿病自主神经病变可引起膀胱功能障碍，导致尿潴留并继发尿路感染。糖尿病也可引起月经失调和性功能障碍。

4. 运动功能障碍

糖尿病皮肤改变可多种多样，常见的有糖尿病性水疱病、糖尿病性皮肤病、糖尿病脂性渐进性坏死等。如果出现踝关节以下部位皮肤溃疡、肢端坏疽或感染，是致残、截肢的主要原因。晚期由于皮肤破损和感染，形成经久不愈的溃疡，深及肌腱，导致骨破坏，引起步行功能障碍。糖尿病可加速骨关节炎发生，根据临床表现分为四类，即神经病变、有软组织溃疡的皮肤病变、关节脱位、关节肿胀和畸形，影响患者的运动功能。

5. 感觉功能障碍

糖尿病大中动脉粥样硬化可引起肢体动脉硬化，以下肢病变常见，常常表现为下肢疼痛、感觉异常，严重时可导致肢端坏疽。糖尿病神经病变以周围神经病变最常见，通常呈对称性，由远至近发展，下肢病变较上肢严重，感觉功能较易受累，病情进展缓慢。

6. 视觉功能障碍

糖尿病微血管病变可以引起视网膜病变。病程超过 10 年，大部分患者并发不同程度的视网膜病变，轻者出现视力模糊，严重时可致失明。此外，糖尿病还可引起白内障、青

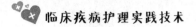

光眼、黄斑病变等，导致视力障碍乃至失明。

（二）日常生活活动功能障碍

糖尿病患者可出现的全身症状有乏力、易疲劳、生活工作能力下降等。若发生眼、脑、心、肾脏、大血管和神经并发症，则可出现日常生活活动严重受限。

（三）心理功能障碍

糖尿病是一种慢性代谢性疾病，患者须终生治疗且须严格控制饮食，给患者生活带来了极大的不便，加重了医疗经济负担，使患者产生悲观情绪，失去生活乐趣，感到孤独无助。而对失明、脑梗死、截肢等严重并发症的担心，更是给患者带来了极大的精神心理负担，患者有抑郁、焦虑、消极态度，缺乏自信，不能坚持治疗。因糖尿病可引起躯体痛苦甚至残疾威胁，患者产生沮丧、恐惧心理。

（四）参与能力障碍

由于糖尿病生理功能障碍或严重的心理障碍，不同程度地影响了患者的生活质量，劳动、就业和社会交往等能力。

二、康复护理评估

（一）生理功能评估

1. 血糖及胰岛 β 细胞功能评定

通过血糖、糖化血红蛋白、尿糖、胰岛素、C-肽功能等的监测来评定糖尿病患者的病情。

（1）血糖

血糖升高是目前诊断糖尿病的主要依据，血糖测定是判断糖尿病病情和控制情况的主要指标。

（2）糖化血红蛋白 Ale（GHbAlc）

红细胞在血液循环中的寿命约为 120d，所以，GHbAlc 测定可反映取血前 4～12 周血糖的总水平，成为糖尿病控制的重要监测指标之一，同时也是评价血糖控制方案的金标准。血糖控制未达到标准或治疗方案调整后，患者应每 3 个月检查一次。血糖控制达到标准后，应每年至少检查两次。

（3）其他检查

包括尿糖测定、胰岛素测定、C-肽功能测定、糖尿病抗体测定、血脂及水电解质检测等。

2. 糖尿病慢性病变的评定

主要包括眼部并发症、糖尿病肾病、糖尿病多发性神经病变、糖尿病足等的评定。

（1）糖尿病眼部并发症。以糖尿病视网膜病变最为常见，是主要的致盲眼病，糖尿病患者的致盲率是普通人群的 25 倍。糖尿病患者应定期检查眼底，通过眼底检查和荧光血管造影来评估糖尿病视网膜病变。糖尿病视网膜病变分为增殖型、非增殖型和糖尿病性黄斑水肿。非增殖型糖尿病视网膜病变为早期改变，增殖型改变是一种进展型改变，黄斑水肿可以与上述两型同时存在。如果病变已进入增殖期或非增殖性病变出现有临床意义的黄斑水肿时，应及时采取激光治疗，以使绝大多数糖尿病患者免于失明。

（2）糖尿病肾病。糖尿病肾病（DN）是糖尿病主要的并发症，也是 1 型糖尿病患者的主要死亡原因。尿微量蛋白（UAER）是诊断早期糖尿病肾病的重要指标，也是判断 DN 预后的重要指标。UAER<200μg/min 为正常白蛋白尿期；UAER 20～200μg/min，即微量白蛋白尿期，临床诊断为早期糖尿病肾病；当 UAER 持续>200μg/min 或常规尿蛋白定量>0.5g/24h，即诊断为糖尿病肾病。

（3）糖尿病多发性神经病变。糖尿病对中枢和周围神经均可造成损害，最常见的是糖尿病多发性神经病变，其诊断必须符合下列条件：①糖尿病诊断明确；②四肢（至少双下肢）有持续性疼痛和感觉障碍；③双拇指或至少有一拇指的振动觉异常，用分度音叉在拇指末关节处测 3 次振动觉的均值小于正常同年龄组；④双踝反射消失；⑤主侧（按利手侧算）腓总神经感觉传导速度低于同年龄组正常值的 1 个标准差。

（4）糖尿病足。①神经病变评定，应用 Semmes-Weinstein5.07（10g）的尼龙纤维丝进行检查，将尼龙丝垂直置于皮肤表面，沿着足的周边接触，整个按压尼龙丝，问患者是否有感觉，同一点重复两次，但是至少有一次是假接触，如果患者能在每一处都准确地感受到尼龙丝，能正确地回答 3 个问题中的两个，那么患者的保护性感觉正常，否则表示感觉异常；音叉测试双拇指末关节处 3 次，3 次中有两次答错，表示音叉感觉缺失。②血管评估，皮肤血液灌注压的测定，如踝的血流灌注可以采用标杆试验来评估，该方法是将腿部抬高后记录超声波信号点；趾部血压和跨皮肤的氧分压测定；胫后动脉和足背动脉的脉搏触诊；下肢体位试验可以了解静脉充盈时间的长短，为下肢缺血的重要指标之一；踝肱压力指数测定（ABI）＝踝动脉收缩压/肱动脉收缩压，正常值为 1.0～1.4，<0.9 提示轻度缺血，0.5～0.7 为中度缺血，<0.5 为重度缺血，此时易发生下肢（趾）坏疽。③X 线检查，可见肢端骨质疏松、脱钙、骨髓炎、骨质破坏、骨关节病变和动脉钙化，也可发现气性坏疽感染后肢端软组织变化，对诊断肢端坏疽有重大意义。

3. 心理功能评定

糖尿病患者的心理改变，主要指由于疾病知识缺乏而产生的焦虑、抑郁、睡眠障碍等。可采用相应的量表测试评定，如 Hamilton 焦虑量表、Hamilton 抑郁量表、简明精神病评定量表、症状自评量表、睡眠自测 A1S 量表。

（二）日常生活活动评定

糖尿病患者的日常生活活动可采用 Barthel 指数评定。

（三）生活质量评定

糖尿病患者由于慢性并发症导致生理功能和心理功能障碍，不同程度地影响生活质量和职业能力。生活质量评价是对患者进行疾病、体力、心理、情绪、日常生活及社会生活等进行综合评价。目前国际上缺乏统一的生活质量评定量表，常用的量表是诺丁汉健康评定表（NHP）。

三、康复护理原则与目标

（一）康复护理原则

糖尿病患者的康复护理应遵循早期诊治、综合康复、个体化方案及持之以恒的原则。

1. 早期诊治。明确糖尿病的临床表现、并发症、诊断方法，及早选择正确的治疗方案。

2. 综合康复。糖尿病患者应进行饮食疗法、运动疗法、药物疗法、血糖监测和康复教育的全面康复护理。

3. 个体化方案。依据糖尿病的不同类型、不同并发症设计不同的康复护理方案。

4. 持之以恒。糖尿病患者的康复护理不仅局限于急性发作期，而应长期坚持改善功能。

（二）康复护理目标

分为短期目标和长期目标。

1. 短期目标

①控制血糖，纠正各种代谢紊乱，促进糖、蛋白质、脂肪代谢功能的正常化，消除临床症状；②控制病情，防治并发症，减轻各种并发症所致的功能障碍程度，降低患者的致残率和病死率；③保证育龄期妇女的正常妊娠、分娩和生育；④巩固和提高糖尿病患者的饮食治疗和药物治疗效果。

2. 长期目标

①通过糖尿病教育，使患者掌握糖尿病的防治知识、必要的自我保健能力和自我监测技能；②改善糖尿病患者的生活质量，使之正常参与社会劳动和社交活动，享有正常人的心理和体魄状态；③保证儿童、青少年的正常生长、发育；④维持糖尿病患者基本的体能和运动量，提高他们的生活和工作能力。

四、康复护理措施

迄今为止，糖尿病尚无根治方法。康复护理的任务是：观察患者进行运动疗法期间的各种反应和效果；协助康复医师和治疗师执行和调整糖尿病运动处方；协调好饮食、运动、药物治疗的关系，及时反馈；加强这类患者的皮肤保护，尤其注意对足的保护；重视对糖尿病患者的心理康复，协助医生开展宣传教育。

（一）运动治疗

1. 适应证和禁忌证

①适应证，轻度和中度的2型糖尿病患者；肥胖的2型糖尿病患者为最佳适应证；1型糖尿病患者只有在病情稳定、血糖控制良好时，方能进行适当的运动，以促进健康和正常发育。②禁忌证，急性并发症，如酮症酸中毒及高渗昏迷；并发各种急性感染；心力衰竭或心律失常；严重糖尿病肾病；严重糖尿病足；严重糖尿病视网膜病变；新近发生的血栓；空腹血糖>15.0mmol/L或有严重的低血糖倾向。

2. 2型糖尿病患者的运动处方

2型糖尿病的发病与环境因素相关，如肥胖、高脂肪、高热量饮食结构、运动减少、吸烟等。此型糖尿病患者的治疗应以改善患者生活方式和运动疗法为基础，同时配合药物治疗。

（1）运动方式

适用于糖尿病患者的运动方式是一种中等或中等偏低强度的有氧运动，或称耐力运动，通常是由肌体较多肌群参与的持续性运动。这种运动对增强心血管和呼吸功能，改善血糖、血脂代谢都有显著的作用。运动方式有步行、慢跑、登楼、游泳、划船、阻力自行车、中等强度的有氧体操、适当的球类活动、太极拳。原地跑或登楼梯也是一些简单可用的运动方法。

（2）运动量

运动量的大小由运动强度、运动时间和运动频率三个因素决定。

①运动强度：如果运动强度过低，只能起到安慰作用，达不到治疗效果。高强度的运动可在运动中和运动后的一段时间内增高血糖的水平，并有可能造成持续性的高血糖，因此，糖尿病患者应采取中等或中等偏低强度的有氧运动。由于在有效的运动范围内，运动强度的大小与心率的快慢呈线性相关，因此，常采用运动中的心率作为评定运动强度大小的指标。临床上将能获得较好的运动效果，且能确保安全运动的心率称靶心率。靶心率的确定可以通过运动试验或公式计算，即运动试验中最高心率的60%～80%作为靶心率。一般先从低强度运动，最大耗氧量的40%左右开始，当患者感觉良好并能继续适应运动的情况下，可逐渐进入中等强度运动。中、重度肥胖者可进行中等甚至更强的运动。如果无条

件做运动试验，最高心率可通过下列公式获得，即靶心率=170-年龄（岁）或靶心率=安静心率+安静心率×（50%～70%）；可用心率监测仪，还可通过自测脉搏的方法来检测。一般是在停止运动后立即测10s脉搏数，然后乘以6即为1min脉率，与运动中的心率比较接近。

②运动时间：运动时间包括准备活动、运动训练和放松活动三部分的时间总和。达到靶心率的运动训练时间以20～30min为宜。因为运动时间过短达不到体内代谢效应，而运动时间过长，加上劳动强度过大，容易产生疲劳，诱发酮症酸中毒，加重病情。训练时间从10min开始，适应后逐渐增至30～40 min，其中可穿插必要的间歇时间。在运动量一定的情况下，年轻或体力好的糖尿病患者训练强度较大时，训练时间可相应缩短，而老年糖尿病患者训练强度一般较低，可相应延长训练时间。

③运动频率：运动频率每天一次或每周3～4次为宜。次数过少，运动间歇超过3～4d，则运动训练的效果及运动蓄积效应将减少，已获得改善的胰岛素敏感性将会消失，这样就难以达到运动的效果，故一般认为，每周运动3～5次是最适宜的。

（3）运动训练的实施

包括三个部分，准备活动、运动训练和放松活动。

①准备活动：通常包括5～10min四肢和全身缓和伸展运动，多为缓慢步行或打太极拳等低强度运动。

②运动训练：为达到靶心率的中等强度或略低于中等强度的有氧运动。

③放松活动：包括5～10min的慢走、自我按摩或其他低强度活动。合适的运动量应为运动时略感气喘但不影响对话，心率在运动后5～10min恢复到运动前水平，运动后轻松愉快，食欲和睡眠良好，即使有疲乏、肌肉酸痛，短时间后也可消失。

3. 1型糖尿病患者的运动处方

1型糖尿病一旦确诊应首先实施胰岛素治疗和饮食控制，待血糖控制良好后再实施运动疗法。

1型糖尿病患者多见于儿童和青少年，运动可促进患儿的生长发育，增强心血管功能，维持正常的运动功能。还可提高外周组织对胰岛素的敏感性，有利于血糖控制。在制订1型糖尿病患者的运动方案时，应注意儿童和青少年特点，不断变换运动的方法和内容，提高运动的兴趣性和直观性，并使运动能够长期坚持，达到促进生长发育的目的。

运动方式可根据患者的兴趣爱好及运动能力选择，如游泳、踢球、跳绳、舞蹈等娱乐性运动训练，以提高他们对运动的积极性。强度以50%～60%最高心率为宜，运动时间从20min开始，每周运动3～4次。随着运动能力的提高，逐渐增加运动时间和运动次数，做到每次运动适度，不过度劳累，以免加重病情。

4. 运动注意事项

无论何种类型糖尿病患者，运动训练时都应注意下列事项：①制订运动方案前，应对患者进行全面的检查，详细询问病史及体格检查，并进行血糖、血压、血脂、血酮、肝肾功能、心电图、运动负荷试验、胸片、关节和足等的检查。②运动训练应严格坚持个体化、循序渐进和持之以恒的原则。③运动应适量，如果运动结束后 10～20min 心率仍未恢复，且出现心悸、疲劳、睡眠不佳、食欲减退等症状，说明运动量过大，易发生糖尿病酮症酸中毒。如果运动后身体无发热感、无汗，脉搏无明显变化或在 2min 内迅速恢复，表明运动量小。④注意运动时的反应，密切监测心率、血压、心电图和自我感觉等，如有不适应及时采取措施，修改运动方案，调整运动量。⑤存在糖尿病的并发症时，尤其要重视运动可能带来的危险。如：冠心病患者发生心绞痛、心肌梗死或心律失常的危险性增高，最初应在心电图监护及医务人员的指导下进行。增殖性视网膜病变的患者发生晶状体出血的可能性增高，应避免进行剧烈运动、低头动作或闭气动作等。如果自主神经功能紊乱，可引起汗腺功能障碍，热天时运动出汗多，应注意补充水分。如果患者存在感觉异常，宜穿合适的袜子和软底运动鞋。足底有轻度破损时，应停止运动，及时处理，防止破损扩大。⑥运动前后必须有热身运动和放松运动，以避免心脑血管事件发生和肌肉关节的损伤。⑦胰岛素注射部位应避开运动肌群，以免加快该部位的胰岛素吸收，诱发低血糖，注射部位一般选择腹部为好。运动训练的时间应选择在餐后 1～3h，必要时减少口服降糖药和胰岛素的剂量。如果患者正在接受胰岛素治疗，应避免胰岛素作用高峰期运动，防止发生低血糖。运动中应适当补充糖水或甜饮料，预防低血糖的发生。

（二）饮食疗法

饮食治疗是所有糖尿病治疗的基础，是糖尿病任何阶段预防和控制手段中不可缺少的组成部分。它按照生理需要定出总热量和均衡的营养成分，定时、定量、定餐，以促进胰岛功能的恢复。

1. 控制总热量

糖尿病饮食治疗的首要措施是控制每日的总热量。

2. 营养素的热量分配

碳水化合物应占糖尿病患者膳食总热量的50%～60%，提倡食用粗制米、面和一定量的杂粮。一般糖尿病患者（无肾病及特殊需要者）蛋白质的摄入量占膳食总热量的15%～20%，其中动物蛋白占 1/3，以保证必需氨基酸的供给。脂肪的摄入量占膳食总热量的20%～25%，限制食物中的脂肪量，少食动物脂肪，尽量用植物油代替。

3. 制定食谱

三餐热量分布大概为 1/5、2/5、2/5 或 1/3、1/3、1/3，或分成四餐为 1/7、2/7、2/7、2/7，可按患者的生活习惯、病情及配合治疗的需要来调整。

4. 维生素和矿物质等微量元素的适当补给

健康状况良好且膳食多样化的糖尿病患者很少发生维生素和矿物质等微量元素的缺

乏。高纤维素饮食可吸附胆固醇，延缓葡萄糖在肠道的吸收，降低餐后血糖，缓解或减轻胰岛素抵抗，增加胰岛素敏感性，并具有降脂减肥作用。因此，提倡糖尿病患者食用荞麦、燕麦、玉米、豆类、海藻类、绿色蔬菜等高纤维素食物。

5. 限盐和忌酒

糖尿病患者每日的摄盐量不应超过7g，伴有肾病者应小于6g，有高血压者应小于3g。糖尿病患者应忌酒，饮酒可以干扰血糖控制和饮食计划的执行，而且大量饮酒还可诱发酮症酸中毒发生。

（三）药物治疗

糖尿病的药物治疗主要指口服降糖药物和胰岛素的应用等。

（四）血糖监测

血糖监测是糖尿病管理中的重要组成部分。坚持长期监测对了解病情，掌握控制治疗的主动权，预防或延缓并发症非常重要。近年来糖尿病患者管理方法的主要进展之一是自我血糖监测，为医护人员和糖尿病患者提供了调整治疗方案的依据。监测频率取决于治疗方法、治疗目标、病情和个人的经济条件，监测的基本形式是患者的自我血糖监测。应定期到医院接受医生检查，每2~3个月复查HbA1c，每年1~2次全面复查，了解血脂、心、肾、眼底和神经功能等情况，以便尽早发现并发症。平时做好自我监测，包括血糖、尿糖、血压及足部等。

（五）康复教育

康复教育是贯穿糖尿病治疗始终的一项重要措施。糖尿病患者及其家属必须接受康复教育，与医护人员密切配合，自己管理自己，长期自觉地执行康复治疗方案，才能取得良好的治疗效果。医护人员可组织各种类型的糖尿病患者学习班，如安排患者集体讨论、交流经验、讲解糖尿病的基础知识。可在集体辅导的基础上开展个别咨询工作。康复教育的目的是使患者了解糖尿病的基本知识，认清并发症的危害，积极应用饮食控制和运动疗法，达到理想体重，少用甚至不用降糖药。血糖控制良好，可延缓和减轻糖尿病慢性并发症。

（六）心理康复

加强护患沟通，及时讲解糖尿病基本知识、治疗的价值，以解除焦虑、紧张心理，提高治疗的依从性。与患者家属共同商讨制订饮食、运动计划，鼓励亲属和朋友多给予亲情和温暖，使其获得感情上的支持。鼓励患者参加各种糖尿病病友团体活动，增加战胜疾病的信心。

常用的方法有：①精神分析法，通过与患者进行有计划、有目的的交谈，帮助患者对糖尿病有完整的认识，建立战胜疾病的信心；②生物反馈疗法，借助肌电或血压等反馈训练，放松肌肉，消除紧张情绪，间接控制血糖；③音乐疗法，通过欣赏轻松、愉快的音乐，消除烦恼和心理障碍；④其他，举办形式多样的糖尿病教育、生活指导座谈会和观光旅游等活动，帮助患者消除心理障碍。

（七）糖尿病并发症的康复护理

1. 糖尿病足的康复护理

糖尿病足指与下肢远端神经异常和不同程度的周围血管病变相关的足部感染、溃疡和（或）深层组织破坏。其高危因素是：①有溃疡或截肢史；②伴保护性感觉受损的周围神经病变；③非神经病变的足部生物力学改变；④包括足部压力增加的证据（如皮肤红斑、胼胝下出血）和骨骼变形；⑤周围血管病变（足背动脉搏动减弱或消失）；⑥严重的趾甲病变和足畸形；⑦振动感觉受损；⑧跟腱反射阙如；⑨不适当的鞋袜和缺乏教育。糖尿病足一般采取以下综合康复护理措施：

（1）减轻足部的压力

①使用治疗性鞋袜，糖尿病患者穿的鞋应柔软舒适，鞋尖有足够的空间让足趾活动，鞋内避免有粗糙的接线和缝口。根据足畸形和患者的活动水平设计开放型运动鞋或特制的矫正鞋。如足前部损伤时，可采用只允许足后部步行的装置减轻负荷，即"半鞋"和"足跟开放鞋"。②全接触式支具或特殊的支具靴，可以把足装入固定型全接触模型，减轻溃疡部分压力。③拐杖和轮椅的应用。

（2）运动治疗

①患者可做患肢伸直抬高运动、踝关节的伸屈运动、足趾的背伸跖屈运动等；②足部保护性感觉丧失的患者可推荐的运动有游泳、骑自行车、划船、坐式运动及手臂的锻炼；③禁忌长时间行走、跑步和爬楼梯。

（3）局部治疗

①用锐器清创和用酶或化学清创；②敷料包扎；③局部用药和皮肤移植等；④足深部感染时，须住院治疗，包括应用广谱抗生素，控制好血糖后切开排脓、施行截肢术等。

（4）物理治疗

糖尿病足溃疡的物理治疗主要用于控制感染，增加血供和促进溃疡面肉芽组织生长。常采用的方法有按摩、运动疗法、超短波、红外线、He-Ne激光、气血循环仪、漩涡浴及高压氧治疗。值得注意的是，上述物理治疗可根据患者溃疡分级选择应用。糖尿病足0级时，可指导患者掌握按摩手法，鼓励患者进行适宜运动。1～3级时，可选用无热量超短波及紫外线控制感染，促进溃疡愈合。2～3级时，可加用气血循环仪和漩涡浴治疗。新鲜创面可运用红外线，He-Ne激光和高压氧可促进肉芽生长。

（5）作业治疗

作业治疗可以改善糖尿病足患者的步行功能，提高患者日常生活活动能力。具体的方法包括 ADL 训练、矫形器具的正确使用和穿戴、假足步行训练、适合患者的职业训练、拐杖和轮椅操作技能训练等。

（6）心理治疗

糖尿病足溃疡经久不愈以及对步行功能的影响，影响了患者的工作、生活和社会交往，加之对截肢恐惧，心理负担加重。适时的心理治疗不仅可以帮助患者树立战胜疾病的信心，同时可以增加疗效。

（7）其他治疗

包括控制血糖、抗感染、营养支持及更换创面敷料等，晚期可考虑血管重建、皮肤移植等，上述治疗无效而且严重缺血坏死的肢体可以考虑截肢。

2. 其他并发症的康复护理

①糖尿病冠心病的康复护理，参照冠心病的康复护理措施；②糖尿病周围神经病变和脑血管病变，参照神经病变和脑血管病变的康复护理措施；③糖尿病并发白内障、青光眼，可行手术治疗；④糖尿病肾病，如导致肾功能障碍主要依靠透析治疗；⑤糖尿病视网膜病变，视力残疾可采用超短波疗法、直流电离子导入疗法、助行器具的使用及家庭和环境适应性作业训练等。

五、康复护理指导

（一）用药指导

常用口服降糖药物有磺脲类、非磺脲类胰岛素促泌剂、双胍类、葡萄糖苷酶抑制剂、胰岛素增敏剂。患者可根据病情选用一种或两种药物联合治疗。护士应指导患者掌握口服降糖药的应用方法和不良反应的观察。对于使用胰岛素的患者，护士应向患者详细讲解胰岛素的名称、剂量、给药的方法和时间，掌握正确的注射方法、不良反应的观察和低血糖反应的处理。

（二）饮食指导

指导患者掌握并执行饮食治疗的具体要求和措施。为患者准备一份常用食物营养素含量表和替换表，使之学会自我饮食调节。

（三）运动指导

使患者了解运动治疗的重要性，掌握运动治疗的具体方法和注意事项。运动时随身携带病情卡片和甜食，以备急需。如果出现头晕、心悸等症状，应立即终止运动。

（四）自我监测的指导

指导患者学习监测血糖、血压、体重指数，了解糖尿病的控制目标。一般每 2～3 月复诊 GHbA1c。如原有血脂异常，每 $1\sim2$ 个月监测 1 次，原无异常每 $6\sim12$ 个月监测 1 次。体重每 $1\sim3$ 个月监测 1 次，以便了解疾病控制情况，及时调整用药剂量。每 $3\sim12$ 个月门诊定期复查，每年全身检查 1 次，以便尽早防治慢性并发症。

（五）并发症预防指导

患者应注意个人卫生，养成良好的卫生习惯。规律生活，戒烟戒酒，熟悉酮症酸中毒及高渗性昏迷等并发症的诱因、主要临床表现及应急处理措施。指导患者掌握糖尿病足的预防和护理知识。

（六）心理指导

说明精神压力和情绪对疾病的影响，指导患者正确处理疾病所致的生活压力，解除患者和家属的思想负担，树立战胜糖尿病的信心。

第五节　骨质疏松的康复护理

一、概述

（一）分类

骨质疏松系骨代谢障碍的一种全身性骨骼疾病，依据病因可分为原发性骨质疏松、继发性骨质疏松和特发性骨质疏松。

1. 原发性骨质疏松

可分为以下两种：①妇女绝经后骨质疏松症（Ⅰ型骨质疏松），一般发生在妇女绝经后 $5\sim10$ 年内；②老年性骨质疏松症（Ⅱ型骨质疏松），指 70 岁后的老人发生的骨质疏松；女性的发病率为男性的两倍以上。前者主要与绝经后雌激素不足有关，后者主要与增龄衰老有关。

2. 继发性骨质疏松

它是由某些疾病或药物病理性损害骨代谢所诱发的骨质疏松，如代谢性疾病、内分泌疾病、结缔组织疾病和影响骨代谢的药物等引起的骨质疏松，可由一种致病因素或多种致病因素引起。继发性骨质疏松的常见原因有内分泌性代谢疾病、骨髓疾病、结缔组织疾病、营养因素、药物因素、失用性因素等。

3. 特发性骨质疏松症

主要见于 $8\sim14$ 岁青少年，无明确的原因，与遗传关系密切。此外，妇女在妊娠期和授乳期钙常摄取不足，骨钙可流失 8%～10%，因而易发生骨质疏松。

（二）诊断要点

骨强度反映了骨骼的两个主要方面，即骨矿密度和骨质量，目前尚缺乏直接测量骨强度的手段。用于评估骨质疏松症的指标是：发生了脆性骨折和（或）骨密度低下。

1. 脆性骨折

是骨强度下降的最终体现，有过脆性骨折即可诊断为骨质疏松症。

2. 骨密度测定（BMD）

仅能反映大约 70% 的骨强度。BMD 是目前诊断骨质疏松症、预测骨质疏松性骨折风险、监测自然病程以及评价药物干预疗效的最佳定量指标。

（1）双能 X 线吸收法（DXA）。世界卫生组织（WHO）推荐的诊断骨质疏松的标准：①骨密度值低于同性别、同种族健康成人骨峰值不足 1 个标准差属正常；②降低 1.0～2.5 个标准差之间为骨量低下（骨量减少）；③降低程度等于或大于 2.5 个标准差为骨质疏松；④骨密度降低程度符合骨质疏松症诊断标准同时伴有一处或多处骨折时为严重骨质疏松。用 T-score（T 值）表示，即 T 值>-1.0 为正常，-2.5<T 值<-1.0 为骨量减少，T 值≤-2.5 为骨质疏松。常用的测量部位是腰椎$_{1-4}$（L_1～L_4）和股骨颈，DXA 测定骨密度要严格按照质量控制要求。

（2）定量超声测定法（QUS）。QUS 经济、方便，适用于筛查，尤其适用于妇女和儿童，在诊断骨质疏松症及预测骨折风险时有参考价值。

（3）X 线摄片法。X 线摄片法是对骨质疏松症所致骨折进行定性和定位诊断的一种比较好的方法。常用的摄片部位包括椎体、髋部、腕部、掌根和管状骨。由于该法诊断骨质疏松症的敏感性和准确性较低，只有当骨量下降 30% 才可以在 X 线摄片中显现出来，故对早期诊断的意义不大。

二、主要功能障碍

（一）疼痛

患者可有腰背酸痛或周身疼痛，负荷增加时疼痛加重或活动受限，严重时翻身、起立、坐及行走都有困难，腰背痛是骨质疏松症最常见的症状，初起时的腰部疼痛只在活动时出现，稍微休息即可缓解，随着时间的推移，骨质疏松程度加重，将出现持续的腰背部疼痛，虽经休息也容易缓解，有时还伴有多处骨关节痛、软组织抽搐痛或神经放射状痛。在腰背部疼痛的情况下，如果再长时间地保持某一种姿态不变如久站、久坐等都可促使疼痛加重，在用力或持拿重物时可以诱发疼痛加重。若伴有骨折（无论有明显外伤或不明显外伤史），原有的持续疼痛症状会有所加重。

（二）骨折

脆性骨折是指轻度外伤或日常活动后发生的骨折。发生脆性骨折的常见部位为肋骨、腰椎、髋部、桡、尺骨远端和股骨的近端。①髋部骨折以老年性骨质疏松症患者多见，通常于摔倒或挤压后发生；②腰和胸椎压缩性骨折常导致胸廓畸形，后者可出现胸闷、气短、呼吸困难，甚至发绀等表现，易并发肺部感染；③脊柱压缩性骨折多见于绝经后骨质疏松症患者。

（三）脊柱变形

骨质疏松严重者，可有身高缩短和驼背。这是骨质疏松症的又一主要症状，人体的脊椎椎体本来是松质骨，很容易因骨质疏松而改变。当骨质疏松患者的内分泌紊乱，骨代谢异常，钙的大量丢失，骨小梁萎缩，骨量减少，导致骨结构松散、骨强度减弱等种种因素，使脊椎的承重能力减退的情况下，即使承受本身体重的重力，也可使椎体逐渐变形，若在椎体前方压缩，即呈楔形变形。特别在胸$_{11}$到腰$_{13}$。由于这些节活动度大，其承受重力也相应地多于别的椎体，多个椎体变形后，脊柱随之前倾，腰椎生理前凸消失，出现了驼背畸形，若驼背畸形继续发展则腰背疼痛症状会日益加重。

由于年龄增加和活动量少等因素，身体各组织、器官会出现退行性变性，椎体间软组织的退行性变性使椎体间的间隙变窄，因骨质疏松引起骨结构松散，强度减弱，原有呈立柱状的椎体，每个约高2cm，受压变扁后，每个椎体可以减少1～3mm，24节椎体的缩减和椎体间隙变窄，使人体的身高可以缩短约几个厘米，甚至更多。随着年龄的增长，骨质疏松程度加重，驼背曲度加大，增加了下肢各关节的负重，出现了多关节的疼痛，尤其是膝关节的周围软组织紧张、痉挛，膝关节不能完全伸展，疼痛更加严重。

三、康复护理评估

（一）危险因素

1. 年龄、性别、遗传

女性绝经期后多见，男性则65岁以后发病较多。遗传因素也是本病的重要危险因素。遗传因素决定个人的峰值骨量和骨骼大小，峰值骨量越高，骨骼越重，到老年发生骨质疏松的危险性就越小。一般认为，体形瘦小的人，峰值骨量也低于正常人，发生骨质疏松症的危险性明显高于其他体形的人；不同人种的发病率也不相同，骨质疏松症多见白种人，其次为黄种人，黑人较少；家族中患本病较多者，本人患此病的危险性明显增高。

2. 内分泌影响

老年人由于性功能下降，抑制骨吸收和促进骨形成的性激素水平明显降低，尤其是绝经后的女性。

3. 营养

老年人由于牙齿脱落及消化功能降低，进食少，多有营养缺乏，使蛋白质、钙、磷、维生素及微量元素摄入不足。

4. 活动

老年人户外运动减少，缺少阳光照射，尤其是长期卧床的老年人，骨骼缺乏负重及肌活动等刺激，使成骨细胞缺乏足够机械应力刺激，活性降低，而破骨细胞的活性增高，导致骨质脱钙，造成失用性骨质疏松。

5. 药物因素

长期使用类固醇激素、甲状腺素、肝素等，均可影响钙的吸收，尿钙排泄增加，加大骨量丢失。

（二）健康史

询问老年人日常饮食结构、运动及体力活动、有无腰痛及疼痛的性质、有无骨折、既往有无长期服用某些药物的情况。

四、康复护理原则与目标

（一）康复护理原则

减轻或消除患者的焦虑，减轻疼痛，做好疾病的预防工作，积极对症处理临床症状，降低骨折的发生率。

（二）康复护理目标

①短期目标，防治骨折，减少并发症，降低病死率；②长期目标，提高疾病的康复水平，改善生存质量。

五、康复护理措施

（一）预防骨折的发生

骨折是骨质疏松症最严重的并发症。降低骨折发生率是康复护理的最重要和最终的目的。

1. 药物预防

对具高危的人群，包括轻微或无暴力的骨折，尤其亦存在骨质疏松的其他危险因素时，应给予药物防治。

（1）钙剂与维生素 D，①维生素 D，维生素 D_2 或维生素 D_3，$400\sim800IU$（$25\sim40$ 明）AI；②骨化三醇 $[1，25（OH)_2D_3]$，$0.25\sim0.5\mu g/d$）。

（2）降钙素（CT）。抑制骨吸收，减慢骨量丢失，增强骨强度，降低骨折发生率，具有镇痛作用。

①密盖息注射剂（鲑鱼降钙素 SCT），$50\sim100IU$，肌内注射，或皮下注射，每日或隔日 1 次，或每周注 2 次；②密盖息鼻吸剂，$200IU/$滴，每日或隔日 1 次，或使用 3 个月停 3 个月，依从性好，不良反应小，可连续使用数年；③益钙宁注射剂（ECT，鳗鱼降钙素），$20IU/$次，肌内注射，每周 1 次，疗效较密盖息差。

（3）二磷酸盐。抑制破骨细胞。①阿仑磷酸盐（福善美），$10mg/d$ 或 $70mg/$周，空腹晨服，立位或坐位，半小时内不进食；②利塞磷酸钠，$5mg/d$，同上。

（4）选择性雌激素受体调节剂（SERM）。雷诺昔芬：$60mg/d$。

（5）促进骨形成药物。骨转换低者用以下两种药物：①依普黄酮，$600mg/d$；②氟化钙类如特乐定、氟钙定。

（6）性激素替代疗法（HRT）。可延缓或防止骨量丢失。①尼尔雌醇（戊炔雌三醇），$1\sim2mg$，每 2 周 1 次；②联合用甲羟孕酮，$6\sim10mg/d$，每 $3\sim6$ 个月用 $7\sim10d$；③替勃龙（甲异族诺酮），$1.25\sim2.5mg/d$。

2. 有骨折者

应给予牵引、固定、复位或手术治疗，骨折患者要尽量避免卧床，多活动，及时给予被动活动，以减少制动或失用所致的骨质疏松。

3. 锻炼要适当

任何过量、不适当活动或轻微损伤均可引起骨折。

（二）运动治疗

运动是防治骨疏松症最有效和最基本的方法。防治骨质疏松症的三大原则是补钙、运动疗法和饮食调节。运动要量力而行，循序渐进，持之以恒。应设计个人的运动处方。如患者正处于疼痛期，应先止痛及向有关医务人员查询，方可做运动。

1. 增加肌力和耐力的方法

①握力锻炼或上肢外展等长收缩，用于防治肱、桡骨的骨质疏松；②下肢后伸等长运动，用于防治股骨近端的骨质疏松；③防治胸腰椎的骨质疏松，可采用躯干伸肌等长运动训练，即在站位或俯卧位下进行躯干伸肌群、臀大肌与腰部伸肌群的肌力增强运动，每次 $10\sim30min$，每周 3 次。

2. 有氧运动

以慢跑和步行为主要方法，每日慢跑或步行 $2000\sim5000m$，防治下肢及脊柱的骨质疏松。

3. 改善平衡能力

增加平衡，预防摔倒。

（1）下肢肌力训练。①坐位，足踝屈伸；②坐位，轮流伸膝；③扶持立位，轮流向前提腿45°（膝保持伸直）；④从坐位立起；⑤立位，原地高提腿踏步。

（2）平衡能力训练。①立位，摆臂运动；②立位，侧体运动；③立位，转体运动。

（3）步行训练。在平地上步行，每日多次，每次50～100m，逐渐增加距离，重点在锻炼步行稳定性和耐力，适当矫正步态，不要求走得快。

（4）练习太极拳。临床观察及研究已证实练习太极拳有助于改善平衡功能，减少摔倒。根据体能情况练习全套，或只练习几节基本动作。

（5）健足按摩。①按摩足底涌泉穴，早晚各做一次，以擦热为度；②按摩小腿足三里穴，每天2～3次，每次5～10min（自我按摩或由他人按摩）。

（三）物理因子治疗

1. 消炎止痛功效的物理因子

如低频及中频电疗法、电磁波及磁疗法、按摩疗法等。

2. 促进骨折愈合类的物理因子

可采用温热疗法、光疗法、超声波疗法、离子导入疗法及磁疗法。

（四）继发骨折的康复护理

1. 脊柱压缩性骨折

静卧期间可进行床上维持和强化肌力训练，主要进行腰背肌、臀肌、腹肌的等长运动训练，3～4周后逐渐进行坐位、站立位的上述肌肉肌力和耐力训练。应坚持早期和以躯干肌等长训练为主的原则，禁止屈曲运动以免引起椎体压缩性骨折，卧位坐起时应保持躯干在伸直位，经侧卧位坐起，或戴腰围后坐起，以防屈曲躯干而加重疼痛或加重椎体压缩。

2. 全髋关节置换术后的康复护理

分为术前（下肢程序训练、术前一周停止吸烟、深呼吸及腹式呼吸运动等）、术后（急性治疗期训练、早期柔韧性及肌力强化训练、后期恢复训练等）。

六、康复护理指导

（一）用药指导

补钙及维生素 D 时，注意复查血钙和尿钙，以免产生高钙血症和高尿钙症，以致发生尿路结石，若尿钙>300mg/d 和尿钙/尿肌酐值>0.3 时，应暂停服用。长期雌激素替代治疗，要认真衡量其利弊，因可能增加乳癌及子宫内膜癌的发生率，应定期行妇科及乳腺检查，并应注意防止血栓栓塞症发生的危险，由于有如此的危险性，现已较少应用此疗法，二磷酸盐治疗期间注意服药方法，防止药物对上消化道损伤。

（二）饮食调理

骨质疏松症患者的饮食需均衡，适量进食蛋白质及含钙丰富的食物、蔬菜和含有丰富维生素 C 的水果，如牛奶、鱼、豆制品；橙、柑、奇异果为佳，减少钠盐摄入及少吃腌制食物，如榨菜、腊味食品、罐头食品等，可减少钙质流失。

（三）保持正确姿势

保持良好的姿势，如正确的卧位和坐位姿势：卧位时用硬床垫和较低的枕头尽量使背部肌肉保持挺直，站立时肩膀要向后伸展，挺直腰部并收腹；坐位时应双足触地，挺腰收颈，椅高及膝；站立时有意识地把脊背挺直，收缩腹肌增加腹压，使臀大肌收缩，做吸气的动作，使胸廓扩展，伸展背部肌肉；面向前方，收回下颚，双肩落下，尽量做到读书或工作时不向前弯腰，尽可能地避免持重物走路。

（四）安全措施

跌倒是患者骨折及软组织创伤的主要因素，因此要注意家居安全。家里有充足的光线，地面要保持干燥，无障碍物，地毯要固定。患者的鞋须防滑，鞋底有坑纹、平而富于弹性，对站立不稳的患者，应配置合适的步行器。

（五）强调三级预防

1. 一级预防

从青少年开始，注意合理的饮食，适当的体育锻炼，养成健康的生活方式，如注意合理营养，应多食蛋白质及含钙丰富的食物，如牛奶、豆制品、蔬菜及水果。钙是提高骨峰值和防治骨质疏松症的重要营养素，WHO 指出钙剂是骨质疏松症的膳食补充剂，补钙是预防骨质疏松症的基本措施，我国营养学会制定：成人每日元素钙摄入推荐量是 800mg，避免嗜烟和酗酒，少喝咖啡和碳酸饮料。对骨质疏松症的高危人群，要重点随访。防治影响骨代谢疾病，限制影响骨代谢药物的应用等。

2. 二级预防

对绝经后的妇女，应及早地采取对策，积极防治与骨质疏松症有关的疾病，如糖尿病、甲状腺功能亢进症、慢性肾炎、甲状旁腺功能亢进症等。

3. 三级预防

对已患有骨质疏松症的患者，应预防不恰当的用力和跌倒，对骨折者要及时进行处理。

第六节 类风湿关节炎的康复护理

一、概述

类风湿关节炎在结缔组织病中处于第二位，是对关节功能破坏性最强的疾病之一；是一种主要侵及关节，以慢性、对称性、周围性多关节炎性病变为主要特征的全身性自身免疫性疾病。临床表现为受累关节疼痛、肿胀、功能下降，严重者出现关节畸形和功能障碍。病变呈持续、反复发作过程，60%～70%的患者在活动期血清中出现类风湿因子。

二、病因和发病机制

（一）病因

类风湿关节炎是一自身免疫性疾病，确切的病因尚无定论，可能与遗传和外界环境因素有关。

1. 感染

虽然目前尚未证实有导致本病的直接感染因子，但临床表明一些细菌、支原体、疱疹病毒 EB、原虫等的感染与类风湿关节炎关系密切。一般认为微生物感染可能是引起发病或触发免疫反应的因素，在某些易感或有遗传素质的人中引起发病。

2. 其他因素

代谢障碍、营养不良、受教育水平、环境因素、职业及心理社会等因素可能在其发病中起一定作用，但其确切机制尚不清楚。寒冷、潮湿可能作为本病的诱发因素。类风湿关节炎女性多于男性、更年期妇女患病率达高峰；女性患者妊娠期病情可缓解，提示类风湿关节炎与内分泌有关。身体和心理应激可能与本病复发或病情恶化有关。近来发现吸烟和饮用咖啡可增加本病的发病率。受教育程度较低的妇女中本病发病率及病死率均较高。

（二）发病机制

尽管类风湿关节炎的病因尚不清楚，目前一般认为类风湿关节炎是一种自身免疫性疾病，其发生及病程迁延是病原体和遗传基因相互作用的结果。其机制可能为：某些环境因素（如病毒或反转录病毒）作用于具有遗传素质的个体，引起以关节炎症改变为主的病变过程，其特征改变为持续性细胞免疫活性增强、自身免疫紊乱及免疫复合物出现在关节及关节外病变部位等。

当细菌、病毒、支原体等进入人体后，在某些诱因（潮湿、寒冷、创伤等）的作用下，侵及滑膜和淋巴细胞。当抑制性 T 细胞功能低下时，导致有遗传素质和易感基因个体的 B 细胞增殖与活化，诱发正常的 IgG 发生变性，而 B 细胞再以变性 IgG 作为抗原刺激滑膜和淋巴结等的浆细胞，产生抗变性 IgG 的抗体（IgG、IgM 甚至 IgA、IgE 型），即类风湿因子。类风湿因子主要沉积于滑膜绒毛等结缔组织内。IgG 或 IgM 型类风湿因子与变性 IgG 形成免疫复合物，该免疫复合物可沉积于关节、血管和胸膜；同时可进一步激活补体，释放趋化因子，吸引大量中性粒细胞等进入关节滑膜组织和滑液内，并在吞噬过程中释放出溶酶体颗粒，导致关节滑膜组织发生炎症反应，且使软骨和骨破坏加重。

类风湿关节炎的关节病变特点为，伴有炎症细胞及炎症介质参与的慢性炎症病变。局部浸润并已活化了的炎症细胞可分泌细胞因子，如活化了的巨噬细胞能分泌白介素 1（IL-1）、IL-6、肿瘤坏死因子（TNF）和集落刺激因子（CSF），活化了的淋巴细胞则分泌 IL-2、IL-3、IL-4、α-干扰素等。细胞因子一方面使活化了的巨噬细胞、淋巴细胞持续被活化，造成慢性病程。另一方面也产生很多临床表现，如 IL-1 可促使前列腺素代谢、引起炎症变化；促进胶原酶产生，造成关节破坏、骨和软骨的吸收；使肝细胞合成急性期蛋白，导致发热；促使某些细胞因子（如 IL-6）等的分泌，加重类风湿关节炎炎症和关节破坏。

三、病理

（一）滑膜炎

滑膜炎是类风湿关节炎的基本病理改变。疾病早期，由于炎症介质、细胞因子、蛋白水解酶等的作用，可导致滑膜下层血管充血，内皮细胞肿胀，间质水肿和中性粒细胞、多形核细胞和淋巴细胞等浸润。晚期，滑膜增厚，并形成许多绒毛样凸起，伸入关节腔内，亦可侵入软骨和软骨下的骨质。在小血管周围的滤泡内，浆细胞、巨噬细胞及淋巴细胞等形成结节状血管翳。血管翳持续增长扩张，覆盖于软骨面，阻断软骨与滑液的接触，影响软骨的营养摄取。血管翳中免疫活性细胞释放炎症介质及蛋白水解酶、胶原酶等，对关节软骨、软骨下骨、韧带、肌腱等组织进行侵蚀，引起关节软骨破坏，软骨下骨溶解、关节囊破坏松弛、关节脱位、关节融合以致骨化，是最终造成关节破坏、关节畸形、功能障碍的病理基础。

（二）血管炎

类风湿关节炎为一全身性结缔组织病，其病变可发生于全身任何含结缔组织的组织和器官。①血管炎可发生在患者关节外的任何组织，可有多种形式。血管炎可引起相应器官或系统功能障碍，甚至衰竭，这些病理改变一般出现于疾病晚期，有时可危及患者生命。②类风湿结节是血管炎的一种表现，结节中心部是纤维素样坏死组织，周围有上皮细胞浸润，排列成环状，外被以肉芽组织。常见于关节伸侧受压的皮下组织，但也可见于肺、胸

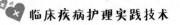

膜、心包、心肌等内脏深部。小血管炎与其形成关系密切。

四、护理评估

(一) 健康史

在询问类风湿关节炎患者的健康史时，应重点注意收集与类风湿关节炎有关的危险因素和病因因素。由于类风湿关节炎多发生于青年女性，因而应注意患者的性别和年龄；询问患者家族中有无同类疾病患者，是否存在遗传因素；了解患者有无细菌、病毒或支原体感染，以及有无某些诱发因素，如潮湿、寒冷或创伤等；询问女性患者是否服用避孕药；了解患者的应对能力，及近期是否有应激事件的发生。

(二) 临床表现

大部分患者以缓慢而隐匿起病，在出现明显的关节症状前可有低热、乏力、全身不适、体重下降、纳差等症状。少数则起病较急剧，在数天内出现多个关节的症状。有时患者能精确指出其出现症状的具体时间或活动过程。15%～20%的患者的发病介于二者之间，症状可能在数周内出现。此类患者较易出现全身症状。

尽管目前尚无科学证据证实类风湿关节炎的发病有明显诱因，临床观察却表明：类风湿关节炎在冬季发病较为多见，对北半球类风湿关节炎发病的研究表明，类风湿关节炎在10月份至3月份的发病率约为其他6个月的2倍；有些患者主诉其发病前有应激史，如感染、工作压力、强体力活动、手术、分娩等；抑郁或焦虑也可诱发或加重病情。类风湿关节炎的临床表现，可分类为早期或晚期表现、关节及关节外表现。

1. 早期表现

可为关节表现或关节外表现。有些患者可表现为全身不适、疲乏无力、僵硬、食欲不振、手部肿胀、弥漫性肌肉骨骼疼痛、体重下降（约1kg），及持续性低热等。关节表现可出现较晚，腱鞘受累较早时，早期可出现关节周围结构的改变。在对病情做回顾性分析时，患者往往可发现早期即有单个关节受累，随之发展为对称性和多关节累及。有时晨僵可出现于关节疼痛之前，这是睡眠过程中关节腔过多积液所致。

2. 晚期表现

晚期常表现中或重度体重下降、发热及重度疲乏。随着疾病的进展，可出现各种关节畸形、功能障碍、关节外的其他全身表现。

3. 关节表现

类风湿关节炎典型的关节表现为多关节、对称性损害，且随着病情的进展，受累关节逐渐增多。最常侵犯的关节为腕、近端指间关节、掌指关节，其次是膝、踝、肘、肩、附骨间等关节。一般大关节受侵犯时无症状期较短，小关节病变的无症状期长，患者主诉关节肿胀、僵硬、局部发热、压痛及疼痛。若炎症持续存在可引起关节自身结构及其周围的支持性结构，如肌腱、韧带和肌肉受损。

病情早期评估时，可发现手的近端指间关节、掌指关节最先被侵犯。受累关节可出现轻度发红、局部发热、僵硬、肿胀、压痛或疼痛，这些表现在触诊时更明显。

关节畸形可见于晚期患者的关节表现，骨折可发生于伴有骨质疏松者。其表现如下：①晨僵，晨僵是指病变关节静止不动后出现较长时间（至少 1h）的僵硬，活动受限，尤其是早晨更为明显，经活动后症状减轻。出现在 95% 以上的患者。晨僵持续时间与关节炎症程度呈正比，是观察本病活动程度的指标之一。由于关节滑膜炎及渗出，触诊时局部较软且肿胀，病变最终可侵犯大多数，甚至所有的滑膜关节。②严重病例可累及颞颌关节，但较少见（出现于 1/4 的患者），早期表现为讲话或咀嚼时疼痛加重，严重者有张口受限。③当病变侵及脊柱时，最常受累部位为颈椎，颈椎的可动小关节及其周围腱鞘受累出现颈痛、活动受限，有时因解剖位置而往往不易被检出，有时甚至因半脱位而出现脊髓受压。此时患者可出现呼吸功能障碍及四肢麻痹或瘫痪，可危及患者生命。④检查时可发现各种畸形，如尺侧偏斜、屈曲畸形、天鹅颈样畸形、纽扣花畸形等，肌肉萎缩（由于关节疼痛导致的失用性萎缩）及受累关节活动范围变小。⑤当腕部广泛受累时，可表现为腕管综合征。此时可出现正中神经受压，从而引起疼痛及麻木等感觉。关节周围组织压痛阳性。

关节肿痛和结构破坏都会引起关节的活动障碍。美国风湿病学院将因本病而影响了生活的程度分为四级：①Ⅰ级，能照常进行日常生活和各项工作；②Ⅱ级，可进行一般的日常生活和某种职业工作，但对参与其他项目活动受限；③Ⅲ级，可进行一般的日常生活，但参与某种职业工作或其他项目活动受限；④Ⅳ级，日常生活的自理和参与工作的能力均受限。

总之，本病的关节炎有以下特点：它是一个主要累及小关节，尤其是手关节的对称性多关节炎。病情多呈慢性且反复发作，病情发展和转归的个体差异性甚大，但如不给予恰当的治疗则逐渐加重，加重的速度和程度在个体之间差异亦很大。

4. 关节外表现

病情严重时可出现多种关节外表现，这些表现可危及患者生命。通常关节外表现的多少及轻重与类风湿关节炎的病期及病情严重程度有关。

（1）类风湿结节。是本病较特异的皮肤表现，20%～30% 的患者会出现类风湿结节，是类风湿关节炎最常见的关节外表现。浅表结节多位于关节隆突部及受压部位的皮下，如肘鹰嘴附近、前臂伸面、枕、跟腱等处。结节呈对称分布，质硬无压痛，大小不一，直径数毫米至数厘米不等，结节可消失或出现，其出现提示病情活动。深部结节可出现在肺部、心脏、肠道及硬脑（脊）膜。结节可发生液化，肺部的结节咳出后形成空洞。结节溃破后可并发感染，否则一般不引起不适症状。

（2）类风湿血管炎。是关节外损害的基础，典型的病理改变为坏死性血管炎，主要累及病变组织的动脉，可出现在患者的任一脏器，如皮肤、肌肉、眼、肺、心、肾、神经等器官组织。当动脉发生血管炎时，可引起其所支配脏器或系统的缺血和功能障碍。皮肤受累时表现为甲床或指端小血管炎，少数发生局部缺血性坏死。查体可见指甲下或指端出现小血管炎，少数引起局部组织的缺血性坏死，应注意其坏死的数目及动态变化情况，若数目增多，提示血管炎损伤加重，否则为减轻的表现；同时应注意出现在下肢的较大的皮损，这些损伤常可导致溃疡形成，且由于血液循环不良，其愈合较为缓慢。由血管炎所导致的周围神经病变可表现为足下垂和感觉异常，尤以老年人多见。

（3）肺部病变。肺部病变至少有六种类型，即胸膜炎、结节病、细支气管炎和肺炎、肺间质纤维化、动脉炎（肺动脉高压）及小气道病变。①胸膜炎，尸解证实胸膜受累可达50%以上，临床上多数患者无症状，约10%的患者可有阳性，表现为单侧或双侧性的少量胸水，偶为大量胸水而导致呼吸困难。胸水呈渗出性，糖含量很低。②结节样改变，肺内出现单个或多个结节，为肺内的类风湿结节的表现。结节有时可液化，咳出后形成空洞，或出现支气管胸膜瘘。

（4）心脏并发症。心脏的并发症包括心包炎、心肌炎、心内膜炎、传导障碍、冠状动脉炎、心脏瓣膜病等，其中心包炎是最常见心脏受累的表现。

（5）其他。①眼，眼的受累可出现虹膜炎、巩膜炎。评估时可发现患者单侧或双眼巩膜发红、瞳孔形状不规则。②本病的血管炎很少累及肾脏。若出现尿的异常则应考虑因抗风湿药物引起的肾损害，也可因长期的类风湿关节炎而并发的淀粉样变。如滥用非那西丁可引起肾乳头坏死，水杨酸盐、其他非甾体抗炎药可引起肾脏功能异常，金制剂和D-青霉胺可导致膜性肾病。

5. 相关综合征

在类风湿关节炎严重病例，可出现以下几种综合征的表现：①Sjogren综合征，可出现于30%～40%患者。口干、眼干的症状多不明显，必须通过各项检验方能证实有干燥性角、结膜炎和口干燥症。②Felty综合征，即类风湿关节炎伴有脾大、中性粒细胞减少，有的甚至贫血和血小板减少。③Caplan综合征，尘肺患者患类风湿关节炎时更易出现多发肺结节，常突然出现，同时伴有关节症状的加重，称为Caplan综合征。最先见于煤矿工人或石棉工人。以上综合征可通过系统的身体评估和诊断性检查而确诊。

（三）心理社会评估

类风湿关节炎是一种慢性致残性疾病，一般患病15年后，近50%的患者将完全失去生活自理能力。这种改变可导致患者家庭及社会角色的改变，如不能为家人备餐或失去性生活能力等。另外由于过度疲劳，可导致患者休息时间延长而不愿参加一些社会活动。有些病例，患者完全失去工作能力，无法给家人以经济支持。

身体的变化还可引起自体形象紊乱及自尊低下。由于许多群体均以人们的身体形象等外表是否有吸引力等来判断人的价值，因而类风湿关节炎患者在公共场所时常会感到尴尬，导致患者出现悲哀、抑郁甚至想自杀的心理。由于目前尚缺乏对本病的根治方法，对疾病的无法控制可导致患者出现失望感。

慢性疾病及疼痛可给患者、家属及其他相关人员带来巨大的困难，并可影响其生活质量。他们可出现诸如焦虑、恐惧、精神痛苦、悲观和失望等反应，患者不能应对所发生的一切。护理人员应详细评估家属及工作单位对患者及其所患疾病的态度，了解患者有无经济困难和付费的方式。

五、护理诊断及医护合作性问题

1. 慢性疼痛。与长期关节炎症有关。
2. 躯体移动障碍。与疲乏、疼痛、炎症及关节功能受损有关。
3. 自理缺陷。与关节功能障碍、疼痛、疲乏、僵硬等有关。
4. 疲乏。与肌体不适状态、睡眠型态紊乱、进行日常活动时能量需求增多有关。
5. 自我形象紊乱。与失去肌体功能控制有关。
6. 营养失调：低于肌体需要量与食欲缺乏、疲乏无力有关。
7. 性生活形态改变。与慢性疾病、疼痛及过度疲乏等有关。
8. 个人应对无效。与自理能力缺陷、慢性疾病过程、角色改变有关。
9. 持家能力障碍。与应对慢性疾病及支持系统不足有关。
10. 睡眠型态紊乱。与疼痛、生活规律改变、和/或抑郁等有关。

六、计划与实施

对类风湿关节炎患者治疗和护理的总体目标是：患者关节疼痛减轻或消失，舒适感增加；患者关节僵硬和活动受限减轻，能够适当活动（有或无助行器），并进行基本的生活自理活动（有或无辅助设施）；患者能够复述类风湿关节炎治疗和康复的知识；疲乏程度减轻；患者能接受自我形象的改变；患者及家属的焦虑程度减轻，生理和心理上舒适感有所增加。

综合护理措施包括：药物疗法的护理、休息、锻炼、关节功能的保护、热疗及对患者和家属的健康教育等。

（一）慢性疼痛的护理

1. 药物疗法

类风湿关节炎的治疗药物很多，但至今尚无特效药物。药物治疗旨在缓解疼痛和控制疾病发展。常用药物包括非甾体抗炎药、肾上腺皮质激素、慢作用抗风湿药等。

（1）非甾体抗炎药

非甾体抗炎药是本病不可缺少的、非特异性的对症治疗的药物，可达到控制关节肿痛、晨僵和发热的目的，但不能改变疾病的自然病程，且其有效量与中毒量的差异较小。作用机制是通过抑制环氧酶以减少花生四烯酸代谢为前列腺素，而缓解炎症性疼痛。但由于其同时减少胃肠道前列腺素的合成，因而常可引起胃肠道不良反应，如消化不良、食欲减退、胃黏膜损伤及出血等。常用药物有阿司匹林，每日 4～6g，分 3～4 次服用，血清浓度高时引起耳鸣时要减量。为减少胃肠道反应，可选用肠溶阿司匹林。此外，尚可选用吲哚美辛、布洛芬、萘普生及双氯芬酸等。

除前述消化系统不良反应外，久用此类药物尚可出现神经系统不良反应，如头痛、头晕、精神错乱、肝与肾毒性、水和钠潴留、抗凝作用以及皮疹等，尤其多见于老年患者，应注意观察，及早发现并处理。

用药护理措施如下：评估患者是否存在非甾体抗炎药的禁忌证，如阿司匹林过敏、消化性溃疡或胃炎、肾疾病、抗凝治疗等。由于此类药物可引起水、钠潴留，因而治疗之前应检查并记录患者的基础生命体征及体重情况。注意患者是否存在可影响此类药物作用的因素，如老年人伴有慢性器官功能不全或接受多种治疗，肾功能减退、接受甲氨蝶呤或利尿药治疗的患者等。按医嘱给药，饭后服用或与牛奶及食物同时服用，可减少胃肠道不良反应，监测药物疗效，如疼痛、红肿等是否减轻，以及活动度是否增加等。注意是否出现药物不良反应，包括：消化性溃疡及消化道出血、神志状态改变、肾功能障碍、骨髓抑制、白细胞减少症、贫血及血小板减少等。指导患者及家属：了解有关药物的疗效，按医嘱用药的重要性，观察药物的作用及可能的不良反应，若出现不良反应及时与医生联系。

（2）肾上腺皮质激素

抗炎作用强，能快速缓解症状，但不能根本控制疾病，停药后症状易复发。长期用药可造成停药困难的依赖性，易出现不良反应，如糖尿病、伤口愈合缓慢、易感染、水和电解质失衡、高血压、骨质疏松、青光眼等。停药后会出现严重的反弹症状。所以，肾上腺皮质激素仅限于活动期有严重症状者，关节炎明显而又不能被非甾体抗炎药所控制的患者，或慢作用药尚未起效的患者使用，可用泼尼松每天 30～40mg，症状控制后递减为10mg 维持。

用药护理措施如下：评估患者是否存在用药的禁忌证，如消化性溃疡、青光眼、糖尿病或精神疾病等。治疗之前检查并记录患者的基础生命体征及体重，同时于用药期间常规监测二者的变化，并与基础水平比较。高血压和体重增加可能由水、钠潴留所致。做好出、入液量的监测，注意有无水肿。按医嘱给药，若单剂量用药时可于早晨一次服用。与食物共服可减少胃肠道不良反应的发生。监测药物的预期疗效，如抗感染、止痛及增加活动度等。注意是否出现药物不良反应，包括：易感染、高血糖、低血钾、水肿、高血压、心力衰竭征象、消化性溃疡及消化道出血、神志状态改变等，对于长期用药者应注意是否出现库欣综合征。指导患者及家属了解有关药物的疗效、按医嘱用药的重要性、观察药物的作用及可能的不良反应，若出现不良反应及时与医生联系。

（3）慢作用抗风湿药

这类药物包括：细胞毒类药物、金制剂、抗疟药、柳氮磺胺吡啶、D-青霉胺。起效时间长，可作用于病程中的不同免疫成分，并有控制病情进展的可能，因其抗炎作用小，多采用与非甾体抗炎药联合应用的方案。

①细胞毒类药物

甲氨蝶呤为一种价格便宜、毒性低且有效的治疗类风湿关节炎的细胞毒类药物，也是目前该类药物治疗类风湿关节炎的首选药物。不良反应有恶心、呕吐、口腔溃疡、肝脏毒性等。

②金制剂

尽管其作用机制不明，金制剂可改变病情和减轻疼痛及炎症。分注射及口服两种剂型，注射给药起效快，但可引起局部疼痛；口服制剂如金诺芬则较常用。不良反应包括：皮肤炎、口腔炎、骨髓抑制、蛋白尿、腹泻、恶心、呕吐等。

③抗疟药

羟氯喹是一种抗疟药，有时用于类风湿关节炎的治疗。用药后 3 ～ 6 个月开始起效，但作用不强。常见的不良反应有眼黄斑病和视力降低，用药期间应至少每半年查一次眼底。其他不良反应包括恶心、腹泻、皮疹、神经肌肉病变等。

④柳氮磺胺吡啶

起效慢，约50%患者于用药后 3 ～ 6 个月开始起效。常见的不良反应为恶心和呕吐，若开始用小剂量而逐渐增大剂量或停药后可消失。其他毒性则较为严重，如骨髓抑制、蛋白尿和肾病变等。

⑤D-青霉胺

起效较慢，一般用药数周甚至数月起效，对类风湿关节炎的治疗作用不如金制剂。不良反应与金制剂类似。

（4）其他止痛药

其他止痛药如对乙酰氨基酚、丙氧芬等可与非甾体抗炎药合用而增强其止痛效果。这类药物可引起头痛、头晕及嗜睡等。当患者伴有代谢水平降低时，可引起药物在体内蓄积，严重者可导致死亡。护理人员应教会患者识别药物的不良反应及毒性反应，出现以上情况及时与医生联系。

2. 休息、体位及冷热疗法

充足的休息、适当的体位、合理使用冷热疗法等对疼痛的治疗至关重要。

规律地安排患者休息，有利于减轻患者疲乏和疼痛。休息时间的长短可根据疾病的严重程度及患者的个体差异等而调整。急性活动期应注意休息，保护关节功能，保持关节功能位。为了预防僵硬和不能移动，一般不必要绝对卧床休息。

冷热疗法可减轻僵硬、疼痛和肌肉痉挛，在进行冷、热敷时应避免直接与皮肤接触而造成皮肤损伤。冷疗主要适应于急性炎症期，治疗时应注意避免冻伤。为减轻疾病晚期发生的晨僵和疼痛，护理人员鼓励患者早晨起床后行温水浴，或用热水浸泡僵硬的关节，而后活动关节。

3. 其他止痛方法

其他可用于治疗类风湿关节炎的非药物性止痛疗法包括：经皮电刺激神经法、催眠术、针灸、磁疗及音乐疗法等。对紧张压力的处理在疼痛干预中的应用越来越广泛。

尽管尚未发现对类风湿关节炎的特殊饮食，但平衡膳食在类风湿关节炎的治疗中却有重要的作用。类风湿关节炎患者可补充以下食物：ω-3 脂肪酸（鲜鱼、金枪鱼中含量丰富）、鱼油胶囊（患者接受抗凝血疗法时禁用）及抗氧化的维生素 A、C、E 等。

4. 实验性治疗

脉冲（冲击）疗法及血浆置换是两种可用于类风湿关节炎治疗的实验性治疗方法。脉冲疗法是将大剂量药物经血管在数天内注入肌体的方法；血浆置换则可清除患者血液中的抗体，调节自身免疫反应。对病情严重且危及患者生命时可二者同时使用。

5. 手术疗法

对于晚期有关节畸形失去关节功能的患者，可做关节置换或滑膜切除手术，以改善关节功能。

（二）躯体移动障碍的护理

1. 锻炼

制订适当的运动、锻炼计划是整体治疗方案的一部分。计划应有利于关节灵活性、关节强度及耐力等的恢复。对慢性期尤其是经治疗症状明显缓解时，护理人员应鼓励患者适当地进行主动锻炼或被动锻炼，可做肢体屈伸、散步、手部抓握、提举等活动，也可配合理疗、按摩，以增加局部血液循环、松弛肌肉、活络关节，防止关节废用。同时应注意其锻炼方式是否正确。活动强度应以患者能承受为限，活动过少可导致关节僵硬和肌肉无力，活动过多则可引起疼痛、炎症和关节损伤等。

2. 助行器的使用

评估患者是否需要助行器，如扶杖、扶车等。尽管患者一般并不喜欢使用或可能忘记如何正确使用，但正确使用的确可保护关节及防止疼痛，应告诉患者使用助行器如扶杖及扶车的技巧，行走期间可适当休息。教会患者使用这些仪器，以增强其独立性。

3. 关节功能保护

保护关节功能在类风湿关节炎的治疗中与药物治疗同等重要。为保持关节功能、防止关节畸形和肌肉萎缩，护理人员可指导患者合理安排一天的活动及工作计划，教会患者用能减少关节受压的方式去完成日常活动。此目的可通过改变完成任务的方式及用特殊仪器辅助等方法而达到。

4. 其他

护理人员应合理安排各项护理操作，如晨间护理及其他护理操作等应在患者晨僵恢复后进行。肯定和强调患者在行走方面的能力和强度。

（三）自理缺陷的护理

评估患者的自理能力，以了解患者哪些日常活动能够独立完成、哪些需要他人协助完成。根据患者活动受限的程度，给患者以必要的协助，做好患者的生活护理。确保已满足患者生活需要，并评估其是否需要辅助性器械等，如对穿衣有困难者是否需要相应加长手臂或其他适宜的医疗机械辅助器。若可能，鼓励患者用大肌群及大关节，以替代小关节的功能。职业治疗对帮助患者建立和恢复自理能力非常重要。护理人员可请职业治疗师协助患者进行自理能力的训练。肯定患者进行生活自理的能力，教会患者在活动期间进行适当休息。评估患者完成活动时的疼痛状况，并给予适当处理。

（四）疲乏的护理

评估疲乏的原因及程度。鼓励患者处理好活动与休息的平衡，强调日间有计划地休息的重要性。教会患者一些节省体能技巧，如分清活动的重要程度，一般可将重要的工作最先完成。鼓励患者参与日常活动，介绍给患者一些咨询处或支持群体。评估其营养及睡眠型态。

（五）自我形象紊乱的护理

护理人员应表达对患者的关心，接受患者的态度，鼓励患者表达自身的感受，给予患者及家属心理上的支持。在可能的情况下，让患者参与制订护理计划，给患者提供适当的选择以让其做出决定。尽可能鼓励患者保持其自理及日常角色能力等。教会患者使用一些可增强其独立性的辅助性器械。对患者的自理能力及适应性技巧给予肯定性反馈。向患者介绍一些自助小组、支持群体，及其他可提供辅助性器械及有关宣传资料的机构。

（六）健康教育

1. 类风湿关节炎的预防

目前尚无有效预防类风湿关节炎的方法，此方面的健康教育内容应包括：做好类风湿关节炎早期症状的宣传教育，以提高早期诊断和治疗的机会；类风湿关节炎是一个典型慢性、进行性发展的疾病，帮助患者及家属了解疾病的性质、病程和治疗方案，取得其合作至关重要。

2. 家庭护理管理

类风湿关节炎患者通常在家进行治疗。家庭护理的准备依患者病情而定，如对于活动受限而须用轮椅的患者，可能需要家庭居住结构方面的改进，包括加宽门的宽度及卫生间的改建等。

3. 患者及家属教育

由于疾病的长期发展，患者及家属可能四处求医，护理人员应特别注意指导以免患者上当受骗；同时应帮助患者、家属及其他相关人员了解药物治疗、关节功能的保护、节省体能、休息与锻炼等对类风湿关节炎治疗的重要性。

帮助患者及家属了解疾病的性质，讲明尽管关节受累最为常见，但类风湿关节炎为一全身系统性疾病。强调自觉遵医嘱服药，指导用药方法和注意事项，不要随便停药、换药、减增药量，坚持治疗的重要性。鼓励患者及家属参与对治疗及护理方案的制订。强调休息和治疗性锻炼的重要性，养成良好的生活方式和习惯，每天有计划地进行锻炼，增强肌体的抗病能力，保护关节功能，防止废用。教会他们合理使用冷、热疗法以减轻疼痛及增强舒适感。病情复发时，应及早就医，以免重要脏器受损，同时定期来院复查。通过给患者家属讲解类风湿关节炎的相关知识及治疗效果，使其理解患者为何不能进行日常生活活动（尽管外表可能正常）。教会患者使用辅助性器械，以提高其自理能力。

4. 心理社会准备

由于受慢性疾病的影响，患者情绪可有反常表现；由于对其生活失去控制能力及依赖性的增强，患者可表现为自尊低下且难以改善，有些患者则对其健康状态持否定态度，如坚持生活自理而不愿接受帮助，护理人员应教育患者及家属正确认识疾病，讲明适当请求帮助对于防止关节进一步损伤及病情的恶化至关重要。同时患者发现其社会及工作角色也会因类风湿关节炎而受影响，由于无法工作而导致的经济来源减少也会给患者带来心理压力。除前面已述及的有关护理措施外，护理人员可指导那些心理压力大的患者向心理医生或精神病学专家咨询，以帮助他们找到重新调整、适应的方法。

七、护理评价

患者主诉关节疼痛减轻或消失，舒适感增加；患者掌握了缓解僵硬的方法，关节疼痛、僵硬程度减轻，关节活动受限的状况得到改善，能进行适度的关节活动，能独自进行穿衣、进食、如厕等日常生活活动或参加工作；患者了解了类风湿关节炎治疗和康复的知识，能积极配合治疗；患者掌握了节省体力、减轻疲劳的措施，有充沛的体力参加活动；患者接受了自我形象的改变，乐观地重新面对生活；患者及家属叙述其焦虑程度减轻，生理和心理上舒适感有所增加。

第六章

中医护理

第一节 针灸治疗与护理

一、刺法

刺法是根据中医学经络学说理论，将毫针刺激人体一定穴位，运用捻、转、提、插等针刺手法，达到疏通经络、行气活血、扶正祛邪、调整阴阳的目的而治疗疾病。

（一）适应证

适用范围比较广泛，包括内、外、妇、儿、骨伤、五官科常见疾病。对于疼痛性疾病、功能性失调性病症及某些急性病症，可视为首选疗法。

（二）禁忌证

自发性出血、皮肤感染、严重过敏性皮肤病、溃疡、瘢痕、肿瘤的部位，以及孕妇的腰骶部、会阴部、三阴交、合谷均禁针，过度饥饿、疲劳、醉酒及精神过度紧张、女性月经期、小儿囟门未闭时头顶上禁忌针刺，乳中、神阙等穴位禁忌针刺，高度水肿者、年老体弱者慎用针刺。

（三）手法

1. 进针法

（1）单手进针法

多用于较短的毫针。用右手拇指、示指持针，中指端紧靠穴位，指腹抵住针体中部，当拇指、示指向下用力时，中指也随之屈曲，将针刺入，直至所需求的深度。此法三指并用，尤适宜于双穴同时进针。此外，还有用拇指、示指夹持针体，中指尖抵触穴位，拇指、示指所夹持的针沿中指尖端迅速刺入，不施捻转。针入穴位后，中指即离开应针之穴，此时拇指、示指、中指可随意配合，施行补泻。

（2）双手进针法

①指切进针法：又称爪切进针法，用左手拇指或示指端切按在腧穴位置的旁边，右手持针，紧靠左手指甲面将针刺入腧穴。此法适宜于短针的进针。

②夹持进针法：或称骈指进针法，即用左手拇指、示指持捏消毒干棉球，夹住针身下端，将针尖固定在所刺腧穴的皮肤表面位置，右手捻动针柄，将针刺入腧穴。此法适用于长针的进针。

③舒张进针法：用左手拇指、示指将针刺入腧穴部位的皮肤向两侧撑开，使皮肤绷紧，右手持针，使针从左手拇指、示指的中间刺入。此法主要用于皮肤松弛部位的腧穴。

④提捏进针法：用左手拇指、示指将针刺入腧穴部位的皮肤提起，右手持针，从捏起的上端将针刺入。此法主要用于皮肉浅薄部位的腧穴，如印堂穴。

2. 行针方法

（1）提插法

将针刺入穴位一定深度后，将针身提到浅层再由浅层插到深层的操作方法，将针身由深层向上退到浅层为提，反之使之从浅层向下刺入深层为插，目的是加大刺激，使局部产生酸、麻、胀的感觉。提插幅度要均匀一致，一般 3～5min，频率快慢一般 60～90 次/min，用力均匀，勿时轻时重。

（2）捻转法

将针刺入穴位一定深度后，以右手拇指及中、示二指持住针柄，进行一前一后地来回旋捻动的方法，捻转的幅度越大频率越快，刺激也越大，反之刺激量小，因此，捻转的角度频率及时间，应根据患者体质病情及穴位的特征而定。运用捻转法时捻转角度要均匀一致，一般旋转在 180°左右，频率快慢一致，每分钟 90 次左右，用力均匀，勿时轻时重，不能单向捻转，以免针身被肌纤维缠绕，引起疼痛而导致滞针。

（四）护理要点

1. 针刺前做好准备和解释工作，交代施术中的感觉和注意事项，消除患者的紧张心理。在过度疲劳及饥饿时避免进行操作，以免晕针。

2. 协助患者调整舒适体位，做好保暖，以防止感冒，并嘱咐患者不要随意变动体位，以免弯针或折针。

3. 严格执行操作规程，一个穴位使用一根针，防止交叉感染。

4. 注意观察患者的神志变化、效果和反应。如出现晕针、折针、弯针等现象，立即报告医生，并及时采取相应措施。

5. 遵医嘱针刺，严格掌握禁忌证。

6. 取针时应核对留针穴位及针数，以免将针遗留在患者身上。面部等血管丰富部位，取针后应用干棉球按压，以防止皮下血肿。

7. 针刺后协助患者穿好衣服，安置好体位，并做好护理记录。

（五）并发症预防

1. 晕针

①患者因过度紧张而畏针，应做好解释工作，解除患者恐惧心理。对于体质较虚弱者、饥饿者宜进餐后治疗，过度劳累者休息后治疗，手法宜轻。汗、吐、下或大出血后，暂时不做针刺治疗。②选择舒适的体位，初诊者以仰卧位为佳。初次针刺治疗者取穴宜少，手法宜轻。在整个针刺过程中，要注意观察患者的表情，一有异常，及时处理。③环境：保持室内空气流通，温度适宜，防止过热或过冷。

2. 滞针

对精神紧张者，施针前做好解释工作，消除患者紧张情绪。行针时手法适宜，避免单向捻转。

3. 弯针

操作手法要熟练、轻巧，不要过猛过快操作。患者体位要适宜，留针时不要移动体位，注意保护针柄不受外力碰撞。

4. 断针

①针刺前认真检查针具质量，不合要求的剔除不用。②针刺手法熟练、轻巧，不可强力猛刺。使用电针，切忌突然增强电流量。③留针时嘱患者不要移动体位，保护针柄免受外力碰撞。④操作时针身留3～5分于皮肤之外，不要全部刺入。⑤及时处理滞针、弯针。

5. 针刺异常感

（1）血肿
①消除针尖钩曲。②熟悉穴位局部解剖。③针刺手法柔和适度，眼区穴位更须注意，不要刺伤小血管。

（2）针刺后异常感
针刺手法不宜过重，留针时间不宜过长。若患者出针后不能挪动体位，可能是由于有毫针遗留体内。因此，出针时一定要清点针数，避免遗漏。若患者针刺之后原有症状反而加重，多是选穴与补泻手法不当所致。因此，临证时一定要认真辨证，选穴精准，补泻手法适度。

6. 刺伤脑脊髓

后项区穴位注意针刺方向与深度，不能向上斜刺，不能深刺，如风府、哑门穴的深度不得超过1寸。胸、腰椎段督脉穴与华佗夹脊穴，注意针刺方向与深度，不宜深刺，如督脉穴不得超过1寸。以上穴位均不宜提插，禁用捣针。

7. 针刺引起创伤性气胸

胸背部腧穴应注意针刺方向、角度与深度。一般平刺或斜刺，不宜直刺、深刺，不宜长时间留针。

8. 刺伤内脏处理

熟悉穴位局部解剖。针刺胸腹、腰背穴位时，掌握好针刺方向与深度，提插幅度不宜过大。

二、灸法

"灸"，有灼烧之意。以艾绒为主要灸材，烧灼或温熨体表一定部位，借其温热刺激及药物作用，通过温通经络，起到温经散寒、温肾健脾、益气升阳、祛风解表、温中散寒、扶阳固脱、消瘀散结、拔毒泻热、防病保健的作用。

（一）适应证

骨关节病（肩、颈、腰、腿等）、妇科病（痛经、月经不调、宫寒不孕、乳腺增生等）、寒湿证、电脑综合征、男性和慢性疲劳综合征、更年期综合征、内分泌失调。对于头疼、头晕、感冒、近视、小儿厌食症、糖尿病、皮肤病、肝病、高血压等也表现出较好的效果。另外，在威胁人类生命的重大疾病如癌症和冠心病等面前，也显示出很好的前景。

（二）禁忌证

中风早期、白喉、大叶性肺炎、高热、肝阳头痛、咯血、吐血、心悸、心动过速、血压过高、肺结核晚期、猩红热、麻疹、丹毒、传染性皮肤病、伤寒、艾叶过敏（闻到艾灸气味出现呕吐、憋气、头晕、连续打喷嚏、咳嗽等症状）、中暑、高血压危象、实热证、阴虚发热者，一般均不适宜灸疗；对颜面、五官，不宜采用瘢痕灸；孕妇的腹部、腰骶部也不宜施灸；经常性的皮肤过敏者，过饱、过劳、过饥、醉酒、大渴、大惊、大恐、大怒者，皮薄、肌少、筋肉结聚处，男女的乳头、阴部、睾丸等不要施灸。关节部位不要直接灸。此外，大血管处、心脏部位不要灸，眼球属颜面部，也不要灸。

（三）手法

1. 种类

（1）艾炷灸

是将纯净的艾绒搓捏成圆锥状（特制的艾炷，也可用三个手指交接艾绒捻成圆锥形如麦粒或半截枣核、米粒等大、中、小类型），直接或间接置于部位上施灸的技术操作。

①直接灸

根据施灸部位有无灼伤化脓分为化脓灸和非化脓灸两种。

化脓灸（瘢痕灸），选择体位：舒适、平正、宜于持久。安放艾炷：穴位局部涂以少许葱、蒜的汁液，增加刺激，放置中、小艾炷。点火施灸：患者感到灼痛，可在施灸处周围轻轻拍打以减轻疼痛。灸完一壮后，用纱布蘸冷开水轻擦灸处，反复灸 7～9 壮。灸后处理：敷膏药，灸后护理。适应证：顽固性疾病。

非化脓灸：将施灸处涂少许凡士林，安放中、小艾炷，点燃灸之；出现灼痛时用镊子夹去艾炷或压灭，更换艾炷再灸；连续灸 3～7 壮，以皮肤轻度红晕为度。适应证：一般虚寒性病症。

②隔物灸

将间隔物置于艾炷与皮肤之间点燃施灸的方法。根据间隔药物的不同，间接灸又有多种灸法。

隔姜灸：适用于一些寒性病症。制作姜片：将鲜姜切片，厚 0.2～0.5cm，直径约 2cm，中间用针穿数孔。定穴：把姜片放在穴位皮肤与艾炷之间，点燃至尽，除灰烬。当患者感到灼痛时更换艾炷，姜片烧坏时更换姜片。灸 5～7 壮至皮肤潮红。作用：解表散寒、温中止呕。

隔蒜灸：适用于痈肿，可消肿。制作蒜片：将独头蒜切片厚 0.2～0.5cm，中间用针穿数孔。定穴：把蒜片放在穴位皮肤或肿块与艾炷之间，点燃至尽，除灰烬。患者感到灼痛时更换艾炷，蒜片烧坏时更换蒜片。灸 5～7 壮至皮肤潮红。作用：清热解毒、消肿散结、杀虫。

隔附子灸：适用于肾阳虚。附子研粉，以黄酒调成厚 0.5cm、直径 2cm 的药饼，中间穿数孔。将附子饼置于穴位皮表与艾炷之间，点燃施灸。患者出现灼痛时更换艾炷，灸 5～7 壮，以皮肤红晕为度。作用：回阳救逆、温中散寒。

隔盐灸：适用于消化功能差、腹泻，尤其是五更泻。患者仰卧屈膝，肚脐凹陷者，将盐填平脐孔。隔以姜片，置艾炷于其上，点燃灸之。患者出现灼痛时更换艾炷再灸。一般灸 5～10 壮（亡阳脱证不拘壮数，灸至病情好转为止）。作用：回阳救逆、温中散寒。

（2）艾条灸

用纯净的艾绒（或加入中药）卷成圆柱形的艾卷，点燃后在穴位表面熏烤的一种技术操作。

有药艾灸：适用于阳虚患者或有特殊需要的患者。

纯艾条或清艾条：适用于一般患者。

温针灸：是针刺与艾灸结合使用的一种方法，可增强针刺的疗效。

针刺得气后留针，将约 2cm 长的艾条套置在针柄上，或将艾绒搓捏于针尾处，点燃施灸至艾段燃尽。若用艾绒，可灸 3～5 壮。适于既要留针又施灸的患者。操作时在施灸部位用硬纸片垫衬，以防艾绒脱落烫伤皮肤。

2. 方法

一般分为悬起灸和实按灸两大类。

（1）悬起灸

是将艾条悬放在距离穴位一定高度上进行熏烤，而不使艾条点燃端直接接触皮肤。悬起灸一般用无药艾条，有时也可用药物艾条进行熏灸。又分为温和灸、回旋灸和雀啄灸。

①温和灸

将艾条燃着的一端与施灸处的皮肤保持1寸左右距离，使患者局部温热而无灼痛。每穴灸20min左右，以皮肤出现红晕为度。对昏迷或局部知觉减退者，须随时注意局部温热程度，防止灼伤。近有各种灸疗架，可将艾条插在上面，固定施灸。这种灸法的特点是：温度较恒定和持续，对局部气血阻滞有消散的作用，主要用于病痛局部的灸疗。

②回旋灸

又称熨热灸。即将点燃的艾条一端接近施灸部位，距皮肤1寸左右，平行往复回旋施灸。一般灸20～30min。这种灸法的特点是：温度呈渐凉渐温互相转化，除对局部病痛的气血阻滞有消散作用外，还能对经络气血的运行起到促进作用，故对灸点远端的病痛有一定的治疗作用。

③雀啄灸

将艾条点燃的一端对准穴位，似鸟雀啄米状，一上一下地进行艾灸。多随呼吸的节奏进行雀啄。一般可灸15min左右。这种灸法的特点是：温度忽凉忽温，对唤起腧穴和经络的功能有较强的作用，因此，适用于灸治远端的病痛和内脏疾病。

（2）实按灸

艾条灸的一种。将艾条（通常用药艾条）燃着端，隔布或棉纸数层，紧按在穴位上施灸，使热气透入皮肉，待火灭热减后，再重新点火按灸，每穴可按灸几次至几十次。常用于风湿痹证。古代的太乙神针、雷火针灸法属此范畴。

（四）护理要点

1. 行艾灸时，须注意患者保持舒适体位，以免患者自行移动时，艾灰脱落或艾炷倾倒而发生烫伤或烧坏衣被。

2. 艾条灸时，要注意燃点的距离，太近则易烫伤，太远则疗效不佳，应随时询问患者温热感，并观察局部潮红程度。行艾炷灸时，更应认真守护观察，以免发生烫伤。

3. 灸后如起小水疱，一般无须处理，较大水疱应消毒后用无菌针头刺破，覆盖无菌纱布。

4. 艾条灸毕后，应将剩下的艾条套入玻璃试管内或将燃头浸入水中，以彻底熄灭防止再燃。如有绒灰脱落床上，应清扫干净，以免复燃烧坏被褥。

5. 艾灸毕应为患者盖好衣被，开窗通风，保持室内空气新鲜。

6. 要防止感染。化脓灸或因施灸不当，局部烫伤可能起疱产生灸疮，这时一定不要把疮弄破，如果已经破溃感染，要及时抗感染治疗。

7. 要掌握施灸的程序。如果灸的穴位多且分散，应按先背部后胸腹、先头身后四肢的顺序进行。

8. 必须注意施灸时间，有些病症如失眠症要在临睡前施灸。不要饭前空腹时或在饭后立即施灸。

9. 注意掌握好刺激量，要循序渐进，初次使用灸法先少量、小剂量，如用小艾炷，或灸的时间短一些，壮数少一些，以后再加大剂量。不要一开始就大剂量进行。

10. 防止晕灸。晕灸虽不多见，但是一旦晕灸则会出现头晕、眼花、恶心、面色苍白、心慌、汗出等，甚至发生晕倒。出现晕灸后要立即停灸，并躺下静卧，再加灸足三里，温和灸 10min 左右。

11. 注意施灸温度的调节。对于皮肤感觉迟钝者或小儿，用示指和中指置于施灸部位两侧，以感知施灸部位的温度，做到既不烫伤皮肤，又能收到好的效果。

（五）并发症预防

1. 晕灸

主要从心理和生理上进行预防，语言诱导。施灸前，先耐心给患者讲解艾灸的具体方法，说明可能出现的针灸的感觉、程度和传导途径，以取得患者的信任和配合。生理预防，如嘱饥饿患者，灸前宜适当进食；过度疲劳者，应令其休息至体力基本恢复；特别对有晕针或晕灸史者，最好采取侧卧位，简化穴位，减轻刺激量。

2. 灸疗过敏

艾灸前应仔细询问病史，了解有无过敏史，特别对艾灸有无过敏史。如原有穴位注射过敏者，亦应慎用艾灸疗法。艾灸或穴位注射过程中，如出现过敏反应先兆时，应立即停止艾灸疗法或注射。

三、耳穴与耳针法

耳针法是使用短毫针针刺或其他方法，通过对耳郭特定区域（耳穴）的观察（或检测）和刺激以诊治疾病的一种方法。在针灸医学的各种刺灸方法中，耳针是较为独特的疗法。古代医著中就有"耳脉"、耳与脏腑经络的生理病理关系，以及借耳诊治疾病的理论和方法等记载。

耳针法有自己的刺激区，尽管集中在小小的耳郭上，但耳穴数量之多，仅次于体穴。特别是它还具有诊断、预防、治疗、保健"四位一体"的优点。应用耳部某些区域进行诊断和治疗疾病，起源于中国古代，但是真正获得巨大进展，并形成一门较为完善的疗法，则是在现代。

（一）适应证

1. 各种疼痛性病症：挫伤、扭伤、痛经。
2. 各种炎症性病症：咽喉炎、腮腺炎、胆囊炎。
3. 功能紊乱性病症：心律不齐、神经症、高血压。

4. 过敏及变态反应性病症：哮喘、湿疹、过敏性紫癜。

5. 内分泌及代谢性病症：糖尿病。

6. 其他：催乳、戒毒、戒烟、美容、延缓衰老、保健。

（二）禁忌证

1. 外耳有明显炎症或病变，如感染、冻疮破溃、溃疡及湿疹等，应暂停治疗。

2. 有严重器质性疾病者或精神过度紧张者，不宜用较强烈的穴位刺激方式（如割治、放血等）和过强的毫针手法。妇女怀孕期间宜慎用耳针疗法，有习惯性流产史者则禁用耳针。

3. 严重心脏病者不宜采用，更不宜强刺激。

（三）手法

首先要定准耳穴。根据处方所列耳穴，在穴区内探寻阳性反应点，做好标记，为施治的刺激点。要严格消毒。耳郭组织结构特殊，使用耳针法时，必须实施两次消毒法，即除了针具与医者手指消毒外，耳穴皮肤应先用2%碘酊消毒，再用75%乙醇消毒并脱碘。正确选用刺激方法。耳穴的刺激方法较多，应根据患者、病情、穴位、时令等具体情况灵活选用。目前临床常用的有下列4种：

1. 毫针法

即用毫针刺激耳穴以治疗疾病的方法。

操作方法：进针时，医生用左手拇指、示指固定耳郭，中指托着针刺部位的耳背，这样既可掌握针刺的深度，又可减轻针刺时的疼痛。用右手持针，在选定的反应点或耳穴处进针。进针的方法有捻入法和插入法两种。针刺的深度应视耳郭局部的厚薄、穴位的位置而定，一般刺入2～3寸深即可达软骨，其深度以毫针能稳定而不摇摆为宜，但不可刺透耳郭背面皮肤。刺激强度应根据患者的病情、体质、耐痛度而灵活掌握。针刺手法以小幅度捻转为主。若局部感应强烈，可不行针。留针时间一般是20～30min，慢性病、疼痛性疾病可适当延长，小儿、老年人不宜多留。起针时，左手托住耳背，右手起针，并用消毒干棉球压迫针孔，以防出血，必要时再用安尔碘涂擦1次。一般来说，急性病症，两侧耳穴同用；慢性病症，每次用一侧耳郭，两耳交替针刺，7～10次为一疗程，疗程间歇2～3日。耳针疗效的高低与取穴的准确有关，为提高疗效，特别是对疼痛一类的急性病，可采用一穴多针法。

2. 电针法

指将传统的毫针法与脉冲电流刺激相结合的一种方法。利用不同波形的脉冲电刺激，强化针刺耳穴的刺激作用，从而达到增强疗效的目的。凡适合耳针治疗的疾病均可采用。

操作方法：是将毫针分别刺入所选定的耳穴后，把性能良好的电针仪的电流输出调节旋钮拨至"0"位，然后将一对输出导线的正负极分别连接在两根毫针柄上，选择好所需的波形和频率，再打开电针仪的开关，慢慢调节电流输出旋钮，使电流强度逐渐增大至所需的刺激量。治疗完毕后可先将旋钮拨回"0"位，再关闭电源开关，撤去导线，最后起针。一般每次通电时间以10～20min为宜，疗程与毫针法相同。

3. 埋针法

指将皮内针埋于耳穴内，作为一种微弱而持久的刺激，达到治疗的方法。具有持续刺激、巩固疗效等作用，适用于一些疼痛性疾病、慢性病，或因故不能每日接受治疗的患者，也可用于巩固某些疾病治疗后的疗效。

操作方法：严格消毒局部皮肤，医者左手固定耳郭，绷紧耳针处的皮肤，右手用镊子夹住消毒的皮内针柄，轻轻刺入所选耳穴内，一般刺入针体的2/3，再用胶布固定。若用环形揿钉状皮内针时，因针环不易拿取，可直接将针环贴在预先剪好的小块胶布上，再按揿在耳穴内。一般仅埋患侧单耳，每次埋针3～5穴，每日自行按压3～5次，留针3～5日。必要时也可埋两耳。若埋针处痛甚时，可适当调整针尖方向和深浅度。埋针处不要淋湿浸泡，夏季埋针时间不宜过长。埋针后耳郭局部跳痛不适，须及时检查埋针处有无感染；若有感染现象，起针后针眼处红肿或有脓点，当立即采取相应措施。

4. 压籽法

指选用质硬而光滑的小粒药物种子或药丸等贴压耳穴以防治疾病的方法，又称压豆法、压丸法，是在耳毫针、埋针治病的基础上产生的一种简单的方法。不仅能起到毫针、埋针同样的疗效，而且安全、无创、无痛，且能起到持续刺激的作用，容易被患者接受。此法适用于耳针治疗的各种病症，特别适宜于老人、儿童、惧痛的患者和须长期进行耳穴刺激的患者。压籽法所用材料可因地制宜，植物种子、药物种子、药丸等，凡是具有表面光滑、质硬无副作用、适合贴压穴位面积大小的物质均可选用，如王不留行、油菜籽、六神丸、喉症丸、绿豆、小米等。

操作方法：先在耳郭局部消毒，操作者一手固定耳郭，另一手用镊子夹取耳穴压丸贴片贴压耳穴，并给予适当按压，使耳郭有发热、胀痛感（"得气"）。一般每次贴压一侧耳穴，两耳轮流，三日一换，也可两耳同时贴压。在耳穴贴压期间，应嘱患者每日自行按压数次，每次每穴1～2min。使用此法时，应防止胶布潮湿或污染。

耳压手法：①直泻压法：示指、拇指指尖垂直按压，候至有沉重胀痛感时，持续按压20s，停歇10s，再按20s。重复压主穴6～10回，配穴4～6回。适用于实证、痛证。②旋转压法：指腹顺时针方向旋转轻轻揉压，候至稍有胀痛或刺痛后，每穴按压1～2min。适用于虚证或年老体弱者。③点平压法：指腹（或指尖）按压丸药，候至有轻度胀痛时，每穴以0.5s的速度间歇地按压1～2min。适用于一般体质或虚实不显者，如失眠、头昏者。

（四）护理要点

1. 耳郭局部有炎症、冻疮时不宜贴压，注意耳郭畸形的患者。

2. 对胶布过敏者，可缩短贴压时间，并加压肾上腺、风溪穴，或改用毫针法。按压时，切勿揉搓，以免搓破皮肤造成感染。临床应用中，也有根据病情需要选用一些药液将王不留行或其他压耳的种子浸泡，压耳与药物的共同治疗作用可以提高疗效。

3. 操作时要动作连贯，注意力度。

4. 耳穴压贴期间，患者感觉到局部有热、麻、胀、痛或循经放射传导，为得气，应密切观察局部皮肤情况。

5. 嘱咐患者局部皮肤不湿水，一般耳穴压丸可留置 3～5 日，天热可缩短时间。

6. 对肢体活动障碍及扭伤的患者，在耳针留针期间，应配合适量的肢体活动和功能锻炼，有助于提高疗效。

第二节　推拿治疗与护理

一、推拿手法

推拿是以中医理论为基础，以辨证论治为原则，运用特定的手法（以肢体的某些部位）或借助一定的工具作用于身体表面的部位或穴位，达到调节人体生理病理过程，防治疾病的中医外治方法。操作人员通常以手、腕、肘、前臂、足、膝等部位，按照一定的操作技术要求，施加于患者身体表面的部位或穴位。

二、推拿的适应证与禁忌证

（一）适应证

1. 骨伤科疾病：颈椎病、落枕、颈肩综合征、前斜角肌综合征、肩关节周围炎、胸胁迸伤、肋软骨炎、腰椎后关节紊乱、急性腰扭伤、慢性腰肌劳损、腰椎滑脱症（轻度）、第三腰椎横突综合征、骶髂关节半脱位、臀中肌损伤、梨状肌综合征、尾骨挫伤，各种常见关节脱位等。

2. 内科疾病：感冒、胃脘痛、胃下垂、胆绞痛、呃逆、便秘、腹泻、肺气肿、哮喘、高血压、冠心病、糖尿病、尿潴留、眩晕、昏厥以及阳痿等。

3. 妇科疾病：急性乳腺炎、月经不调、痛经、闭经、带下病、产后缺乳、产后耻骨联合分离症、更年期综合征、慢性盆腔炎、子宫脱垂等。

4. 儿科疾病：脑性瘫痪、咳嗽、发热、顿咳、泄泻、呕吐、疳积、佝偻病、夜啼、遗尿、脱肛、肌性斜颈、小儿麻痹后遗症、臂丛神经损伤、斜视、桡骨小头半脱位等。

5. 五官科疾病：近视、视神经萎缩、慢性鼻炎、慢性咽炎、急性扁桃体炎、耳鸣、耳聋等。

6. 神经科疾病：面瘫、失眠、神经性偏头痛、自主神经功能紊乱、臂丛神经损伤、坐骨神经痛、中风后遗症等。

（二）禁忌证

1. 各种急性传染病。
2. 各种恶性肿瘤的局部。
3. 各种溃疡性皮肤病。
4. 烧伤、烫伤。
5. 各种感染性、化脓性疾病和结核性关节炎。
6. 严重心脏病、肝病。
7. 严重的（不能合作、不能安静）精神病。
8. 经期、妊娠期妇女疾病（尤其是腹部严禁推拿）。
9. 胃、十二指肠等急性穿孔。
10. 年老体弱的危重病患者。
11. 诊断不明，不知其治疗要领的疾病（如骨折、骨裂和颈椎脱位等）。
12. 诊断不明确的急性脊柱损伤或伴有脊髓症状的患者。

三、护理要点

1. 推拿过程中，要随时观察和询问患者的反应，适时地调整手法与用力的关系，做到均匀柔和、持久有力。对老人、儿童应掌握适宜的刺激量，真正做到使患者不知其苦。

2. 急性软组织损伤，局部疼痛肿胀、瘀血甚者，应选择远端穴位进行推拿操作，待病情缓解后，再行局部操作。

3. 推拿者手要保持清洁，指甲要每日修剪。冬季要保持温暖，要坚持使用介质（加滑石粉等），防止损伤患者的皮肤。

4. 推拿中应全神贯注。对于饱餐后、大量饮酒后、暴怒后、大运动量后的患者，一般不予立即治疗。推拿的一个疗程以 10～15 次为宜，疗程间须休息 2～3 日。

5. 操作时必须选择适当的体位。在进行胸部、腹部、腰背部、四肢操作时均可自然站立位，两腿呈丁字步或弓步。

6. 在推拿治疗头面部、颈部、肩及上肢部、胸腹部、下肢部及小儿疾病时，可采取坐姿。

7. 患者须采取适当的体位以配合治疗。治疗头面部、胸腹部、下肢前侧部疾病时，患者取仰卧位，即面部向上，双上肢置于身体两侧，双下肢自然伸直；上肢置于面部下方或体侧。治疗髋部疾病时，患者取侧卧位，双下肢自然屈曲，或下面腿伸直，上面腿屈曲，下面上肢屈肘约 90°，上面上肢自然伸直置于体侧或撑于体前床面。治疗头面部、颈部、肩及上背部、腰部，也可以指导患者取端坐位。

四、常见病症的推拿疗法及护理

（一）颈椎病

1. 推拿疗法

患者取坐位，医者站其后。先用滚法放松患者颈、肩背部的肌肉 3min 左右；接着，用拇指、示指、中指三指拿捏颈项两旁的软组织，由上而下操作 10 遍。然后，用拇指指腹点揉风池穴 1min，以酸胀感向头顶放散为佳，再点揉太阳、百会、风府、天宗、曲池、合谷等穴，约 3min，以局部酸胀为度；弹拨缺盆、极泉、小海等穴，以手指有触电样感为宜；医者两前臂尺侧放于患者两肩部并向下用力，双手拇指顶按在风池穴上方，其余四指及手掌托住下颌部，嘱患者身体下沉，术者双手向上用力，前臂与手同时向相反方向用力，把颈牵开，持续 20s；接上势，边牵引边使头颈部前屈、后伸及左右旋转，其动度由小逐渐加大达到最大限度结束，反复 5 次。最后，拍打肩背部和上肢，约 2min；搓揉患肢肌肉，往返 4 次；牵抖上肢 20 次。以上手法用于治疗颈椎病的神经根型、椎动脉型、交感型 3 型，对早期脊髓型颈椎病应慎用。

2. 护理

1. 在使用被动运动手法治疗时，动作应缓慢，切忌暴力、蛮力和动作过大，以免发生意外。

2. 患者低头位工作不宜太久，须坚持做颈部保健操。

3. 注意颈肩部保暖，预防感冒。

4. 睡眠时枕头高低和软硬要适宜。

5. 神经根型颈椎病炎性反应较重者，可配合静脉滴注消炎脱水药物治疗。

6. 对脊髓型颈椎病，推拿治疗效果不佳，或有进行性加重趋势，应考虑外科手术治疗。

（二）落枕

1. 推拿疗法

患者取坐位，医者站其后，用轻柔的揉法在患侧颈项及肩部施术 2～3min。接着，拿颈椎棘突旁的软组织，以患侧为重点部位，往返 5 次；再点揉风池、风府、肩井、天宗、肩外俞等穴，约 3min，以酸胀为度；用拇指拿捏紧张的肌肉压痛点或结节物 10 次，使之逐渐放松；掌根推患侧斜方肌，反复 5 遍；用小鱼际缓慢地推患侧桥弓穴（胸锁乳突肌），反复 5 遍。嘱患者自然放松颈项部肌肉，术者一手持续托起下颌，另一手扶持后枕部，使颈略前屈，下颌内收。双手同时用力向上提拉，维持牵引力量 20s，并缓慢左右旋转患者头部 8 ～ 10 次。继上，在颈部微前屈的状态下，迅速向患侧加大旋转幅度，左右扳动各 1 次。最后，以小鱼际擦患部，以透热为度。

2. 护理

（1）推拿治疗过程中，手法宜轻柔，忌用强刺激手法。旋转颈椎时注意力度和幅度，不可强求关节弹响，防止发生意外。

（2）经常发生落枕的患者，睡卧时垫枕高低要适当，并注意颈项部的保暖。

（3）加强体育锻炼，尤其做颈部保健操。

（4）必要时采用综合疗法，可用痛点封闭治疗，或冰块按摩患部。

（三）前斜角肌综合征

1. 推拿疗法

患者坐位，医者站其后，双手多指自内向外提拿两肩，以斜方肌为重点，反复 10 次。患者正坐位，头向对侧倾斜，医者站其患侧，先用拇指按揉法在患侧斜角肌自上而下施术 10 遍，以患者能忍受为度。接着用拇指揉拨斜角肌下部及锁骨窝，以硬结处为重点，拇指自内而外沿锁骨下反复揉拨，反复 10 次。以拇指点揉风池、肩井、大椎、肩中俞、肩外俞、曲池、小海、合谷等穴，约 5min，以局部酸胀为度。然后，嘱患者自然放松颈项部肌肉，术者以一肘持续托起下颌，另一手扶持后枕部，使颈略前屈，下颌内收。前后同时用力向上提拉，维持牵引力量 20s，并缓慢左右旋转患者头部 10 次。最后，擦颈肩部，以热为度；牵抖患臂，约 20 次，治疗结束。

2. 护理

（1）不宜睡过高枕头，患部注意保暖。

（2）避免肩负重物或手提重物，以免加重病情。

（3）嘱患者配合扩胸锻炼，每日 1 ～ 2 次，可缓解症状。

（四）胸胁迸伤

1. 推拿疗法

患者患侧在上卧位，医者以掌面按揉胸胁部或肩背患处，着重按揉紧张痉挛的肌肉，约 5min。接着，医者用拇指指腹点按中府、云门、大包、膻中、日月等穴，约 4min；再用拇指弹拨痉挛的条索状肌索，由内至外横向进行，直至肌索由硬变软、变小；患者正坐位，医者先以拇指按揉胸廓痛相对应的脊柱旁，约 3min，使之温热，再以拇指按揉背部两侧膀胱经俞穴，约 2min。接着，患者站立位，全身放松，不可进气，身体后仰，医者稍屈膝下蹲，背对背地以双臂交挽患者两臂，然后腰贴腰，背起患者身体，让患者双脚离地腾空，再令患者用力咳嗽的同时颤动患者腰背部，慢慢地放下患者即可。最后，用鱼际擦热患处。

2. 护理

（1）避免重体力劳动。

（2）患者宜睡硬板床。

（3）患部须保暖，预防风寒湿邪侵袭。

（五）脊柱小关节紊乱

1. 推拿疗法

（1）颈椎小关节紊乱：患者取坐位，颈部自然放松，术者先用滚法施术于颈椎两旁及肩部 3min 左右，以解除肌肉痉挛。接着，让患者头部处于中立位，医者用拇指指腹按揉风池、风府、肩井、天宗及局部阿是穴，以酸胀为度。然后，医者站立于患者身后，用左手拇指指腹顶推高起之棘突，其余四指扶持于颈部。右前臂掌侧紧贴下颌体，手掌环绕过下颌抱住后枕部，向上牵提并向受限侧旋转头颅至最大角度，与此同时，左手拇指向颈前轻轻顶推棘突高隆处，在指下有棘突轻度移位感时，多可听到"咔嗒"声响，表示复位成功。最后，再用滚法施术于颈椎两旁及肩部 2min。

（2）胸椎小关节紊乱：患者取坐位，医者立于患者身后，先用滚法施术患椎两旁肌肉 3min 左右。指按揉偏歪棘突旁的压痛点和上下的阿是穴，以局部酸胀为度。感到患处紧张的肌肉放松一些后，令患者两手交叉扣住，置于项部。然后，两手从患者腋部伸入其上臂之前、前臂之后，并握住其前臂下段，同时用一侧膝部顶住患部脊柱，同时膝部前顶。若听到"咔嗒"声响，则复位成功。最后，用鱼际擦热患处。

（3）腰椎小关节紊乱：患者取端坐位，腰部自然放松，一助手夹住并固定患者的双腿，医者立于其后外侧，一手拇指按压在棘突的偏向侧旁以定位，另一手穿过腋下夹住对侧的肩部，做腰前屈、旋转侧屈、逐渐伸直的复合动作，这时可以听到一弹响声，同时按在棘突旁的指下有腰椎松动的移位感。最后，用拇指在患椎的棘突两旁自上而下做理筋手法数次。

2. 护理

（1）在采用活动关节类手法治疗时，要使患者身心放松，术者手下做到稳、准、巧。

（2）症状缓解或消失后，应适当休息，避免劳累，以巩固疗效。

（3）局部注意保暖，防止风寒湿邪侵犯而加重病情。

（4）适当进行功能锻炼，以加强腰背肌肉的力量，增强保护机制。

第三节　中医外治与护理

外治法是运用药物和手术或配合一定的器材等，直接作用于患者体表某部或病变部位以达到治疗目的的治疗方法。

外治法是与内治法相对而言的，外治之理，即内治之理，外治之药，即内治之药，所异者法耳。这句话指出了外治法与内治法在给药途径上的不同，使药物直接作用于皮肤和黏膜，使之吸收，从而起到治疗作用，这也是外科所独具的治疗方法。

外治法的运用同内治法一样，要进行辨证施治，根据疾病不同的发展过程，选用不同的治疗方法；对不同的证候，采用不同的处方。兹将常用的方法归纳为药物疗法和手术疗法。

一、药物疗法

药物疗法就是根据病情需要，选用恰当的药物，按组方原则配伍成方，通过适当的加工处理，制成一定制剂形式，施用于患者，并赖药物的性能，使其直达病所，供外用，发挥祛风除湿、疏通腠理、消肿定痛、清热解毒、杀虫止痒、提脓祛腐、生肌收口等作用，从而达到治疗的目的。本疗法分有膏药、油膏、箍围药、掺药、草药等。

二、手术疗法

手术疗法是运用各种器械和手法操作来进行治疗的方法，它在外科治疗中也有十分重要的位置。由于疾病不同，方法各异，常用的方法有切开法、烙法、砭镰法、挂线法、结扎法等，分别应用于疮疡、皮肤病、肛门病，手术操作时必须严格消毒，局部麻醉，并注意出血、刀晕等。

（一）切开法

切开法就是运用手术刀进行脓肿切开的一种手术方法，以使脓液排出，从而达到疮疡毒随脓泄，脓消痛止，逐渐愈合的目的。

1. 适应证

一切外疡，不论阴证、阳证，确已成脓者，均可使用。

2. 用法

使用切开法之前，应当辨清脓成的程度、脓的深浅、患部的经络位置等情况，然后决定切开与否，具体运用如下：

（1）选择有利时机：即辨清脓成的程度和正确掌握切开排脓的有利时机，当肿疡成脓之后，且脓肿中央也有透脓（脓腔中央最软的一点），确为脓成已熟，此时予以切开最为适宜。

（2）选择部位：在脓肿稍低的部位，可使脓液畅流，不致袋脓，即为正确的切口位置。

（3）切口位置：一般疮疡宜循经直开，刀头向上，免伤血络；乳房部应以乳头为中心，放射形切开，免伤乳囊；面部脓肿应尽量沿皮肤的自然纹理切开；手指脓肿，应从侧方切开；关节区附近的脓肿切开，切口尽量避免越过关节；若在关节区脓肿，一般施行横切口，纵切口在瘢痕形成后会影响关节功能。总之除了特殊情况下，一般均采用纵形的切法。

（4）切口的深浅：不同的病变部位，进行深浅必须适度，如脓腔浅的，或疮疡生在皮肉较薄的头、颈、胁肋、腹、手指等部位，必须浅开；如脓腔较深，或生在皮肉较厚的臀、臂等部位，可以稍深无妨，但总以得脓为度。如疮疡脓浅而深开，则内脓虽出，而好肉损伤；脓深而浅开，则内脓不得外泄，血后走泄。

（5）切口大小：应根据脓肿范围大小，以及病变部位的肌肉厚薄而定，凡是脓肿范围大，肌肉肥厚而脓腔较深的切口宜大；脓肿范围小，肉薄而脓肿较浅的，切口宜小。一般切口不能过大，以免损伤好肉筋络，且愈合后形成瘢痕较大；但切口也不能过小，以免脓水难出，延长治愈日期。总以达到脓流通畅为度。

（6）操作方法：手术时以右手握刀，刀锋向外，拇指、示指夹住刀口要进刀的尺寸，其余三指把住刀柄，并把刀柄的末端顶在鱼际上1/3处，这样能使进刀有力准确，同时左手拇、示两指按捺在所要进刀部位的两侧，进刀时刀口宜向上，在脓点部位向内直刺，深入脓腔即止，如欲刀口开大，则可将刀口向上或向下轻轻延伸；反之，将刀直出即可。如采用西医手术刀，可应用小号尖角刀以反挑式之执刀法，进行直刺，如欲刀口开大，则可将刀口向上或向下轻轻延伸。

3. 护理及注意事项

在关节和筋脉的部位宜谨慎开刀，不要损伤筋脉，致使关节不利，如患者过于体弱，应先内服调补药物，然后开切，以免晕厥；凡颜面疔疮，尤其在鼻唇部位，应忌早期切开，以免疔毒走散，并发走黄危证。切开后，由脓自流，切忌用力挤压，以免感染扩散、毒邪内攻。

（1）生活起居护理：居室温湿度适宜，通风，注意保暖。

（2）饮食护理：饮食宜富于营养，忌食辛辣、肥甘、鱼腥之物。

（3）情志护理：术前向患者详细介绍手术治疗的意义，术前、术后的注意事项。护理人员在患者面前应镇静、自信，给患者一种安全感，消除患者紧张恐惧心理，保持心情舒畅，避免忧思郁怒或急躁情绪。

（4）对症护理：保持创口周围皮肤干燥清洁，及时观察切开处引流情况，保持引流通畅。

（5）刀晕防治与护理：刀晕是指在进行手术时突然发生严重的全身性综合征，而不是一种特殊的疾病。轻者头晕欲吐，或自觉心慌意乱、心悸不宁、恶寒微汗等；重者可以突然面色苍白、神志模糊、四肢厥冷、大汗淋漓，以及呼吸微弱、脉搏沉细、血压下降等。防治的方法应注意以下几个方面。

刀晕的预防：①在手术前，先做好解释工作，以减少患者的精神紧张和恐惧。②若患者体质虚弱，营养不良，在手术前应先内服调补药物。③不要在患者饥饿、睡眠不足、体力疲劳时进行手术。④在手术时要注意患者的适当体位。⑤在进行手术时，操作要细致，动作要敏捷，操作时间不宜太长或动作粗暴。

刀晕的处理：在进行手术时患者发生刀晕，应立即停止手术，进行急救。刀晕轻者，只要扶持患者，安静平卧或头位稍低，给服开水，稍待片刻，精神就会恢复；刀晕重者，除上述处理外，必须止痛保暖，针刺合谷、水沟、少商等穴急救。如牙关禁闭，即用开关散吹鼻，喷嚏后则气通窍开，方可转危为安。若素体血虚，加以手术时出血过多的刀晕患者，则应内服补气、补血的药物，或中西医综合治疗。

（二）烙法

烙法是应用针和烙器在火上加热后进行手术操作的一种方法。烙法分两种：一种是火针烙法，另一种是烙铁烙法，其适应证与用法均不相同。

1. 火针烙法

古称燔针焠刺，是指将针具烧红后刺激患部的治疗方法。分有粗针与细针两种，粗针用以刺脓，细针用以消散。细针应用时将针烧红后对准患部速刺速出，目前对瘰疬之病偶尔用之，至于其他外科疾病则很少应用，故这里仅介绍粗针烙法。

粗针形如细筷，系铁或铜制成，长 18～21cm，针头尖细而圆，针柄较粗或圆或方。它是借着灼烙的作用来代替开刀，从而达到脓肿溃破引流，并能防止出血的目的。

（1）适应证：适用于附骨疽、流痰等肉厚脓深的阴证。脓熟未溃，或虽溃而疮口过小，脓出不畅者，均可使用。

（2）用法：使用时将针头蘸麻油在炭火或酒精灯上烧红，从脓腔低处向上方斜入烙之，脓即随之流出（需要疮口开大，可在拔针时向上一拖，取斜出方向；需要疮口开小，可在拔针时取直出方向）。一烙不透，可以再烙，烙后可插入药线，使疮口一时不致黏合，便于引流排脓。至于进针宜深宜浅等，其具体要求均与"切开法"的注意相同。

（3）护理及注意事项：对红肿焮痛的阳毒小疮，用之反增肿痛，加深溃烂；筋骨关节之处，用之恐焦筋灼骨，形成残疾；胸肋、腰、腹等部位，不可深刺，否则易伤及内膜；头面为诸阳之会，而且皮肉较薄，也在禁用之列。

①生活起居护理：居室温湿度适宜，通风。

②饮食护理：饮食宜富于营养，忌食辛辣、肥甘、鱼腥之物。

③情志护理：多关心安慰患者，消除患者紧张恐惧心理，避免忧思郁怒或急躁情绪。

④对症护理：保持创口干燥清洁，如有引流应及时观察药线引流情况，保持引流通畅；及时清除皮肤上的引流物，防止湿疹发生。

2. 烙铁烙法

烙铁古代系用银制，现改用铁或铜制成，其头如半粒小蚕豆大小，上有一柄，它主要利用器械烧灼病变处，不但可以止血，而且又能烫治病根。目前以电灼器代替火烙。

（1）适应证：适用于创伤脉络裂断出血，以及赘疣、息肉凸出等。

（2）用法：先在患处做局部浸润麻醉后，用烙器烧赤烙之，如脉络裂断，可向出血点烧灼，如赘疣、息肉等，可用剪刀齐根剪除后再烙。

（3）护理及注意事项：使用时应避免患者看见，以免引起精神上的极度紧张而发生晕厥之变。对血瘤及岩肿等病，禁用烙灼。

①生活起居护理：居室温湿度适宜，保持空气流通，避风寒。

②饮食护理：饮食宜富于营养，忌食辛辣、肥甘、鱼腥之物。

③情志护理：保持心情舒畅，避免忧思郁怒或急躁情绪。

④对症护理：保持创口周围皮肤干燥清洁，及时观察创口变化；密切观察患者治疗中的反应，如有不适，应稍做休息后进行；用电灼器治疗时应避免患者戴有金属饰品。

（三）砭镰法

砭镰法俗称飞针，它是用三棱针或刀锋在疮疡患处，浅刺皮肤或黏膜的方法，从而放出少量血液，促使内蕴热毒，随血外泄。

1. 适应证

适用于急性的阳证，如丹毒、红丝疔等。

2. 用法

先常规消毒，然后用三棱针或刀锋直刺皮肤或黏膜，迅速移动击刺，以患部出血或排出黏液、黄水为度。

3. 护理及注意事项

不可刺得太深，以免伤及经络，刺后可再敷药包扎或外擦收口药。慢性的阴证、虚证禁用。

（1）生活起居护理：居室温湿度适宜，通风。

（2）饮食护理：饮食宜富于营养，忌食辛辣、肥甘、鱼腥、生冷之物。

（3）情志护理：消除患者紧张恐惧心理，保持心情舒畅，避免忧思郁怒或急躁情绪。

（4）对症护理：保持创口周围皮肤干燥清洁，观察敷药周围皮肤变化，以防感染。

（四）挂线法

挂线法是采用普通丝线（或药制丝线，或纸裹药线，或橡皮筋等）来挂断瘘管或窦道的治疗方法。使用之后，利用线的紧力，促使气血阻绝，肌肉坏死，达到切开的目的。

1. 适应证

凡溃疡溃后，脓水不净，经内服、外敷等治疗无效而形成瘘管或窦道者，或疮口过深，或生于血络丛处且不宜采用切开手术者均可使用。

2. 用法

先用球头银丝自甲孔探入管道，使银丝从乙孔穿出（如没有乙孔的，可在局部麻醉下用硬性探针顶穿，再从顶穿处穿出），然后用丝线做成双套结，将橡皮筋线一根结扎在自乙孔穿出的银丝球头部，再由乙孔回入管道，从甲孔抽出，这样，橡皮筋线与丝线贯穿瘘管管道两口，此时将扎在球头上的丝线与橡皮筋线剪开（丝线暂时保留在管道内，以备橡皮筋线在结扎折断时，用以引橡皮筋线做更换之时），再在橡皮筋线下先垫以两根丝线，然后收紧橡皮筋线，打一个单结，再将所垫的两根丝线，各自分别在橡皮筋线上打结处予以结缚固定，最后抽出管道内上述保留的丝线。

上面介绍的是橡皮筋线挂线法，如采用普通丝线或纸裹药线挂线法，则在挂线以后，须每隔2～3日解开线结，收紧一次，因而延长切开日期；橡皮筋线因有弹性，一般一次结紧后即可自动收紧切开，所以目前多采用橡皮筋线挂线法。

3. 护理及注意事项

如果瘘管管道较长，发现挂线松弛时，必须加线收紧，以免达不到切开的目的，且须仔细探查瘘管管道，以免形成假道，而不能达到治愈的目的。

（1）生活护理：居室温湿度适宜，保持空气流通，避风寒。

（2）饮食护理：饮食宜富于营养，忌食辛辣、肥甘、鱼腥之物。

（3）情志护理：多关心安慰患者，保持心情舒畅，避免忧思郁怒或急躁情绪。

（4）对症护理：保持挂线周围皮肤干燥清洁，及时观察挂线松紧，以防脱落；告知挂橡皮筋或用丝线拖线者，坐浴水温适宜，坐浴时不可牵拉留在外面的橡皮筋或丝线，以免引起疼痛或断裂。坐浴结束时应半蹲一会儿，以利污水及脓水流出；鼓励适当活动，以加速橡皮筋脱落，保证拖线处引流通畅。

（五）结扎法

结扎法又名缠扎法。它是利用线的紧力，通过结扎，促使患部经络阻塞，气血不通，结扎上部的病变组织失去营养而致逐渐坏死脱落，从而达到治疗的目的。同时对较大经络断裂而引起活动性出血，利用本法结扎血管，可以制止出血。

1. 适应证

适用于瘤、赘疣、痔、脱疽等病，以及经络断裂引起出血之症。

2. 用法

凡头大蒂小的赘疣、痔核等，可在根部以双套结扣住扎紧。凡头小蒂大的痔核，可以缝针贯穿它的根部，再用 8 字式结扎法，两线交叉扎紧。如截除脱疽坏死的趾、指，可在其上端预先用丝线缠绕十余转，渐渐扎紧。如脉络断裂，可先找到断裂的络头，再用缝针引线贯穿出血底部，然后系紧打结。结扎所使用的线的种类有普通丝线、药制丝线、纸裹药线等，目前多采用较粗的普通丝线或医用缝合线。

3. 护理及注意事项

如内痔用缝针穿线，不可穿过患处的肌层，以免化脓；扎线应扎紧，否则不能达到完全脱落的目的；扎线未脱，应俟其自然脱落，不要硬拉，以防出血。

（1）生活起居护理：居室安静，保持温湿度适宜，通风。

（2）饮食护理：饮食宜清淡富于营养，忌食辛辣、肥甘、鱼腥之物，以免助生湿热，多食新鲜蔬果。

（3）情志护理：消除患者紧张恐惧心理，保持心情舒畅，避免忧思郁怒或急躁情绪。

（4）对症护理：保持结扎周围组织的清洁，及时观察结扎处组织变化，防止感染。

第四节　其他疗法与护理

一、引流法

脓肿切开或自行溃破后，须用各种方法引流，以使脓液畅流，腐脱新生，防止毒邪扩散，促使溃疡早日愈合。引流法有药线引流、导管引流、扩创引流等。

（一）药线引流

药线俗称纸捻或药捻，大多采用桑皮纸，也可应用丝绵纸或拷贝纸等做成。按临床实际需要，将纸裁成阔狭长短适度，搓成大小长短不同的绞形药线备用。药线的类别有外粘药物及内裹药物两类，目前临床上大多应用外粘药物的药线。它是借着药物及物理作用，插入溃疡疮孔中，引流脓水外流；同时利用药线之绞形，能使坏死组织附着于药线而使之外出，此外，尚能探查脓肿的深浅，以及有无死骨的存在，探查有无死骨也是利用药线绞形之螺纹，如触及粗糙骨质者，则为疮疡已损骨无疑。采用药线引流和探查，具有方便、痛苦少、患者能自行更换等优点。目前将捻制成的药线，经过高压蒸汽消毒后应用，使之无菌而更臻完善。

1. 适应证

凡溃疡疮口过小，脓水不易排出者，或已成瘘管、窦道者，均可使用。

2. 用法

分如下两种：

（1）外粘药物法：分有两种，一种是将搓成的纸线，临用时放在油中或水中润湿，蘸药插入疮口；另一种是预先用白及汁与药和匀，黏附在纸线上，候干存贮，随时取用。目前大多采用前法。外粘药物，多用含有升丹成分的方剂或黑虎丹等，因它有提脓祛腐的作用，故适用于溃疡疮口过深过小，脓水不易排出者。

（2）内裹药物法：是将药物预先放在纸内，裹好搓成线状备用。内裹药物，多用白降丹、枯痔散等，因它有腐蚀化管的作用，故适用于溃疡已成瘘管或窦道等。

3. 护理及注意事项

药线插入疮口中，应留出一部分在疮口之外，并应将留出的药线末端向疮口侧方向下方折放，再以膏药或油膏盖贴固定。如脓水已尽流出淡黄色黏稠液体时，即使脓腔尚深，也不可再插药线，否则影响收口时间。

（1）生活起居护理：居室温湿度适宜，通风；避免花粉等刺激，避免穿化纤类衣物。

（2）饮食护理：饮食宜富于营养，忌食辛辣、肥甘、鱼腥之物。

（3）情志护理：保持心情舒畅，避免忧思郁怒或急躁情绪。

（4）对症护理：保持药线周围皮肤干燥清洁，及时观察药线的位置及松紧，以防滑脱。

（二）导管引流

导管引流，古代导管用铜制成，长约10cm，粗细为0.3cm，中空，一端平面光滑，一端呈斜尖式，在斜尖下方之两侧，各有一孔（以备脓腐阻塞导管腔头部后，仍能起引流的作用），即为导管的形状，消毒备用。这种导管引流较之药线引流，更能使脓液流出，从而达到脓毒外泄的目的。

1. 适应证

凡附骨疽、流痰、流注等，脓腔较深，脓液不易畅流者。

2. 用法

将消毒的导管轻轻插入疮口，达到底部后，再稍退出一些即可，并视其管腔中已有脓液畅流排出时，即用橡皮膏固定导管，外盖厚层纱布，放置数日（纱布可每日更换），当脓液减少后，改用药线引流。导管另一种用法，当脓腔位于肌肉深部，切开后脓液不易畅流，将导管插入，引流脓液外出，待脓稍少后，即拔去导管，再用药线引流。导管引流，目前在体表脓肿已很少采用，大多应用于腹腔手术后，且导管均改用塑料管或橡皮管（导尿管）以替代铜制导管。

3. 护理及注意事项

导管的位置应放在疮口较低的一端，易使脓液畅流。导管必须固定，以防滑脱或落入疮口内。管腔如被腐肉阻塞，可松动引流管或轻轻冲洗，以保持引流通畅。

（1）生活起居护理：居室温湿度适宜，通风，避免穿化纤类衣物。

（2）饮食护理：饮食宜清淡富于营养，忌食辛辣、肥甘、鱼腥之物；可以菊花、决明子泡水代茶饮。

（3）情志护理：多关心安慰患者，保持心情舒畅，避免忧思郁怒伤及脾胃。

（4）对症护理：保持导管周围皮肤干燥清洁，导管固定松紧适宜，以防脱落，保持导管引流的通畅；观察引流液的性质。

（三）扩创引流

扩创引流是采用手术的方法来进行引流，大多应用于脓肿溃破后，有袋脓现象，经其他引流、垫棉法等无效的情况下才采用。

1. 适应证

如痈、有头疽，溃后有袋脓者；瘰疬溃后形成空腔者；脂瘤继发感染化脓时。

2. 用法

在消毒局部麻醉下，对脓腔范围较小者，只须用手术刀将疮口上下延伸即可；如脓腔范围大者，则用剪刀做十字形扩创。痉挛之溃疡，除扩创外，并须将空腔之皮修剪，剪后使疮面全部暴露。有头疽溃疡的袋脓，除做十字形扩创外，切忌将空腔之皮剪去，以免愈合后形成较大的瘢痕，影响活动功能。脂瘤继发感染化脓的扩创，做十字形切开后，将创面两侧皮肤稍做修剪，便于棉花嵌塞，并用刮匙将渣样物质及囊壁一并刮清。

3. 护理及注意事项

扩创后，须用消毒棉花按疮口大小，蘸八二丹或七三丹嵌塞疮口以祛腐，并加压固定以防止出血，以后可按溃疡处理。

（1）生活起居护理：保持床单位、衣裤的清洁干燥，脓水浸渍污染应及时更换；室内保持空气新鲜，定时开窗通风，以除秽气；保持一定的温湿度，温度一般在 18～20℃，相对湿度以 50%～60% 为宜，避免对流风。

（2）饮食护理：饮食原则上宜易消化。初期以清凉、易消化为主，可以菊花叶、绿豆、冬瓜佐食；高热者给予流汁或半流汁；疾病恢复期宜食清补之品，保持各类营养物质的摄入；不宜食生冷瓜果，忌鱼腥、辛辣、刺激性食物。

（3）情志护理：给予患者心理指导。脾胃为气血化生之源，患者思虑过多，则忧虑伤脾，脾失运化，气血生化无力，气血虚则运行无力，不能达于肌表，皮肤肌肉失于濡养，而致创面愈合缓慢。

（4）对症护理：观察疮口形态、肿势、疼痛以及引流是否通畅；保持创面周围皮肤干燥清洁，如有加压包扎固定者应注意松紧适宜，以防周围组织血运不畅。

二、垫棉法

垫棉法是用棉花或纱布折叠成块以衬垫疮部的一种辅助疗法。它是借着加压的力量，使溃疡的脓液不致下坠而潴留，或使过大的溃疡空腔皮肤与新肉得以黏合而达到愈合的目的。

（一）适应证

适用于溃疡脓出不畅有坠脓者；或疮孔窦道形成脓水不易排尽者；或溃疡脓腐已尽，新肉已生，但皮肉一时不能黏合者。

（二）用法

有积脓者，将棉花或纱布垫衬在疮口下方空隙处，并用阔绷带固定。对窦道深而脓水不易排尽者，用棉垫压迫整个窦道空腔，并用绷带扎紧。溃疡空腔的皮肤与新肉一时不能黏合者，可将棉垫（按空腔的范围稍为放大）满垫在疮口之上，再用阔绷带扎紧。至于腋部、腘窝部的疮疡，因此处最易积脓或形成空腔，影响疮口愈合或虽愈合而易复溃，故应早日加用垫棉法。具体应用须根据不同部位，在垫棉后采用不同的绷带予以加压固定，如项部用四头带，腹壁多用多头带，会阴部用丁字带，腋部、腘窝部用三角巾包扎，小范围的用阔橡皮膏加压固定。

（三）护理及注意事项

在急性炎症红肿热痛尚未消退时不可应用，否则有促使炎症扩散之弊；如应用本法，未能获得预期效果时，则宜采取扩创引流术。

1. 生活起居护理：居室温湿度适宜、通风，避免穿着化纤类衣物。

2. 饮食护理：饮食宜富于营养，忌食辛辣、肥甘、鱼腥之物。

3. 情志护理：保持心情舒畅，避免忧思郁怒或急躁情绪。

4. 对症护理：保持创面周围皮肤的清洁干燥，及时清除皮肤上的引流物，防止皮肤湿疹及感染；及时观察加压包扎周围组织血运情况，防止组织水肿；加压包扎时注意保持肢体功能位。

三、药筒拔法

药筒拔法是采用一定的药物，与竹筒若干个同煎，乘热急合疮上，以吸取脓液毒水的方法。它是借着药筒具有宣通气血、拔毒泻火的作用，从而达到脓毒排出、毒尽疮愈的目的。

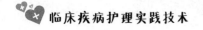

（一）适应证

适用于有头疽坚硬散漫不收，脓毒不得外出者；或蛇毒咬伤，肿势迅速蔓延，毒水不出者；以及反复发作的流火等。

（二）用法

先用鲜菖蒲、羌活、紫苏、蕲艾、白芷、甘草各15g，连须葱60g，用清水10碗煎数十滚，待药浓熟为度，备用。次用鲜嫩竹数段，每段长23cm，径口4.2cm，一头留节，刮去青皮留白，厚约0.3cm，靠节钻一小孔，以杉木条塞紧，放前药水内煮数十滚（药筒浮起用物压住），如疮口小可用拔火罐筒。将药水锅放在病床前，取筒倒去药水，趁热急对疮口合上，按紧，自然吸住，待片刻药筒已凉（5～10min），拔去杉木塞，其筒自落。并视其需要和病体强弱，每日可拔1～2筒或3～5筒，如其坚肿不消，或肿势继续扩散，脓毒依然不能外出者，翌日可再次吸拔，如此连用数日。如应用于丹毒，患部消毒后，先用砭镰法放血，再用药筒拔吸，待拔吸处血液自然凝固后，用纱布包扎，适用于复发性丹毒已形成象皮腿者。

（三）护理及注意事项

必须验其筒内拔出的脓血，若是鲜明红黄稠厚者预后较好，纯是败浆稀水、气秽黑绿者预后较差。此外，操作时须避开大血管，以免出血不止。

1. 生活起居护理：居室温湿度适宜，通风保暖。

2. 饮食护理：饮食宜富于营养，忌食辛辣、肥甘、鱼腥之物。

3. 情志护理：多关心安慰患者，消除患者紧张恐惧心理，保持心情舒畅。

4. 对症护理：保持拔罐周围皮肤干燥清洁，如有破溃严禁此项操作；观察患者拔罐过程中的反应，如有不适，立即停止；注意药水温度，防止烫伤。

四、针灸法

针法与灸法常相提并论，有时则统称针灸，其实针与灸各有其适应证。在外科方面，古代则多采用灸法，但近年来针法较灸法应用广泛，很多疾病均可配合针刺治疗而提高临床疗效。

灸法是用药物在患处燃烧，借着药力、火力的温暖作用，可以和阳祛寒、活血散瘀、疏通经络、拔引郁毒等，如此则肿疡未成者易于消散，既成者易于溃脓，既溃者易于生肌收口。

（一）适应证

针刺适用于瘰疬、乳痈、乳癖、湿疮、瘾疹、蛇串疮、脱疽、内痔术后疼痛、排尿困难等。灸法适用于凡肿疡初起坚肿，特别是阴寒毒邪凝滞筋骨，而正气虚弱，难以起发，不能托毒外达者；或溃疡久不愈合，脓水稀薄，肌肉僵化，新肉生长迟缓者。

（二）用法

一般采取病变远隔部位取穴，手法大多用泻法，不同疾病取穴各异。灸的方法虽多，但主要有两类。一种是单纯用艾绒做艾炷着肤施灸，称明灸。此法因有灼痛，并容易引起皮肤发生水疱，所以比较少用。一种是捣药成饼，或切药成片（如豆豉、附子等做饼，或姜、蒜等切片），上置艾炷，于疮上灸之，称隔灸。此外，还有用艾绒配伍其他药物，做成药条，隔纸燃灸，称雷火神针灸。豆豉饼灸，隔姜、蒜灸等，适用于气血具虚、风邪寒湿凝滞筋骨之证，取其温经散寒，调气行血。雷火神针灸适用于风寒湿毒侵袭、经络痹痛之证，取其香窜经络，祛风除湿。至于灸炷的大小、壮数的多少，须视疮形的大小及疮口的深浅而定。总的原则，务必使药力达到病所，以痛者灸至不痛、不痛者灸至觉痛为止。

（三）护理及注意事项

凡针刺一般不宜直接刺于病变部位。疔疮等实热阳证，不宜灸之，以免以火济火；头面为诸阳之会，颈项接近咽喉，灸之恐逼毒入里；手指等皮肉较薄之处，灸之更增疼痛；年老体弱者不宜针灸。此外，在针灸的同时，根据病情应与内治、外治等法共同施治。

1. 生活起居护理：居室温湿度适宜、通风，注意操作部位的保暖。

2. 饮食护理：饮食宜富于营养易消化，忌食辛辣、肥甘、鱼腥厚腻之物。

3. 情志护理：多关心安慰患者，消除患者紧张恐惧心理，保持心情舒畅，避免忧思郁怒或急躁情绪。

4. 对症护理：保持针灸部位皮肤干燥清洁，如有皮肤破溃，严禁此项操作；观察患者针灸过程中的反应，如有不适，立即停止；灸时要随时观察患者对温度的反应，并注意弹去艾灰，防止烫伤皮肤；灸后出现的小水疱可自行吸收，如水疱较大，可用无菌注射器抽取疱内液体，再以无菌纱布覆盖，保持干燥，防止感染。

五、熏法

熏法是用药物燃烧后，取其烟气上熏，借着药力与热力的作用，使腠理疏通，气血流畅而达到治疗的目的。

（一）适应证

不论肿疡、溃疡都可应用。

（二）用法

神灯照法有活血消肿、解毒止痛的功能，适用于痈疽轻证，未成者自消，已成脓者自溃，不腐者即腐。桑柴火烘法有助阳通络、消肿散坚、化腐、生肌、止痛的功能，适用于疮疡坚而不溃、溃而不腐、新肉不生、疼痛不止之症。烘熏法有杀虫止痒的功能，适用于干燥而无渗液的各种顽固性皮肤病。

（三）护理及注意事项

随时听取患者对治疗部位热感程度的反映，不得引起皮肤灼伤；室内烟雾弥漫时，要适当调节空气流通。

1. 生活起居护理：居室温湿度适宜，保持通风，充分暴露操作部位并注意保暖。
2. 饮食护理：饮食宜富于营养，忌食辛辣、肥甘、鱼腥肥甘之物。
3. 情志护理：保持患者心情舒畅，消除患者紧张恐惧心理。
4. 对症护理：注意观察患者治疗时的反应，如有不适及时停止；昏迷、对烟雾敏感等患者禁止该项治疗。

六、熨法

熨法是用药物加酒、醋炒热，布包熨摩患处，可使腠理疏通，气血流畅，达到治疗的目的。目前常因药物的炒煮不便，而较少应用，但在临床上单纯的热敷方法还是普遍使用的。

（一）适应证

凡风寒湿痰凝滞筋骨肌肉等证，以及乳痈的初起或回乳，均可使用。

（二）用法

熨风散药末，取赤皮葱连须240g，捣烂后与药末和匀，醋拌炒热，布包熨患处，稍冷即换，有温经祛寒、散风止痛之功，适用于附骨疽、流痰皮色不变，筋骨酸痛。又如取皮硝80g，置布袋中，覆于乳房部，再用热水袋置于布袋上待其融化吸收，有消肿回乳之功，适用于乳痈初起或哺乳期的回乳。

（三）护理及注意事项

一般同熏法，阳证肿疡禁用。

七、热烘疗法

热烘疗法是在病变部位涂药后，再加热烘的一种疗法。通过热力的作用，使局部气血通畅，腠理开疏，药物渗入，以活血祛风而达到减轻或消除痒感，以活血化瘀而达到消除皮肤肥厚等治疗目的。

（一）适应证

适用于鹅掌风、慢性湿疮、银屑病（牛皮癣）等皮肤干燥、瘙痒之证。

（二）用法

依据病情，选择相适应的膏药，如鹅掌风用疯杨膏，慢性湿疮用青黛膏，银屑病用疯油膏等。操作时先将药膏涂于患部，须涂布均匀极薄，然后用电吹风烘（或火烘）患部，每日1次，每次20min，烘后即可将所涂膏药擦去。

（三）护理及注意事项

一般同熏洗，此外禁用于一切急性皮肤病。

八、浸渍法

浸渍法古称溻渍法，是用药物煎汤淋洗患部的方法。它能使疮口洁净，祛除病邪等，从而达到治疗的目的。

（一）适应证

凡溃疡溃后脓水淋漓或腐肉不脱，皮肤瘙痒、脱屑，内、外痔的肿胀疼痛等。

（二）用法

临床上常用的有淋洗、坐浴、浸泡等。如2%～10%黄柏溶液有清热解毒的作用，适用于溃疡溃后，脓水淋漓或腐肉不脱，疮口难敛者；苦参汤有祛风除湿、杀虫止痒之功，可以洗涤尖锐湿疣、白疕等病。香樟木有调和营卫、祛风止痒之功，可以煎汤沐浴，适用于瘾疹。五倍子汤有消肿止痛和收敛止血的作用，可煎汤坐浴，适用于内、外痔肿痛，脱肛等。鹅掌风浸泡方有疏通气血、杀虫止痒之功，将药加醋同煎，待温，每日浸泡1～2h，连续7日，适用于鹅掌风。

（三）护理及注意事项

1. 生活起居护理：居室温湿度适宜、通风，冬季应该保暖，夏令宜避风凉，以免感冒。

2. 饮食护理：饮食宜富于营养，忌食辛辣、肥甘、鱼腥之物。

3. 情志护理：多关心安慰患者，消除患者不良情绪，保持心情舒畅。

4. 对症护理：药液的浓度和温度适宜，如须加温以不烫手为宜；妇女月经期及妊娠期，会阴部禁止坐浴疗法。

第七章

儿科疾病护理

第一节 新生儿黄疸护理

新生儿黄疸又称高胆红素血症，是由于新生儿时期血清胆红素浓度升高而引起皮肤、巩膜等黄染的临床现象。分生理性黄疸及病理性黄疸两大类。严重者非结合胆红素进入脑部可引起胆红素脑病（核黄疸），危及生命或导致中枢神经系统永久性损害而留下智力落后、听力障碍等后遗症。

一、临床特点

（一）生理性黄疸

主要由于新生儿肝葡萄糖醛酸转移酶活力不足引起。黄疸一般生后 2～3d 开始出现，4～5d 达高峰，10～14d 消退，早产儿可延迟到 3～4 周。血清胆红素足月儿<221μmol/L（12.9mg/dL），早产儿<256.5μmol/L（15mg/dL）。一般情况良好，以血中非结合胆红素升高为主。

（二）病理性黄疸

1. 一般特点

①黄疸出现早，一般在生后 24h 内出现；②黄疸程度重，血清胆红素足月儿>221μmol/L（12.9mg/dL），早产儿>256.5μmol/L（15mg/dL）；③黄疸进展快，血清胆红素每日上升>85μmol/L（5mg/dL）；④黄疸持续时间长，足月儿超过 2 周或早产儿超过 4 周黄疸仍不退或退而复现；⑤血清结合胆红素>26μmol/L（1.5mg/dL）；⑥重者可引起胆红素脑病，又称核黄疸，是由于血中游离非结合胆红素通过血脑屏障引起脑组织的病理性损害。胆红素脑病一般发生在生后 2～7d，早产儿更易发生。临床分警告期、痉挛期、恢复期、后遗症期。警告期表现：嗜睡、吸吮力减弱、肌张力低下，持续 12～24h。痉挛期表现：发热、两眼凝视、肌张力增高、抽搐、两手握拳、双臂伸直内旋、角弓反张，多数

因呼吸功能衰竭或肺出血死亡，持续 12～48h。恢复期表现：抽搐减少或消失，恢复吸吮能力，反应好转，此期约持续 2 周。后遗症期于生后 2 个月或更晚时出现，表现为手足徐动、眼球运动障碍、听力障碍、牙釉质发育不良、智力障碍等。

2. 不同病因引起病理性黄疸的特点

（1）胆红素来源增多

以非结合胆红素增高为主。①新生儿溶血。a. 同族免疫性溶血如新生儿 ABO 或 Rh 溶血症或其他血型不合溶血。ABO 或 Rh 溶血症往往于生后 24h 内出现黄疸，并迅速加重，可有进行性贫血。ABO 溶血病可呈轻中度贫血或无明显贫血；Rh 溶血病贫血出现早且重，严重者死胎或出生时已有严重贫血、心力衰竭，部分患儿因抗体持续存在，可于生后 3～6 周发生晚期贫血。全身水肿，主要见于 Rh 溶血病，肝脾肿大，髓外造血活跃所致；低血糖，见于重症 Rh 溶血病，大量溶血时造成还原型谷胱甘肽增高刺激胰岛素释放所致；重症者可有皮肤瘀点、瘀斑、肺出血等出血倾向；容易发生胆红素脑病。血型鉴定母婴 Rh 或 ABO 血型不合；血中有致敏红细胞及免疫性抗体，改良直接抗人球蛋白试验阳性，抗体释放试验阳性，游离抗体试验阳性。b. 红细胞酶缺陷溶血如葡萄糖 6-磷酸脱氢酶（G-6-PD）缺乏症，往往生理性黄疸持续不退或进行性加重、贫血，易发生胆红素脑病，高铁血红蛋白还原率下降。c. 红细胞形态异常如遗传性球形或椭圆形、口形红细胞增多症等。球形红细胞增多症可早期出现溶血性贫血，外周血直径较小的球形红细胞增多，红细胞脆性试验阳性，有家族史。d. 血红蛋白病如地中海贫血，可引起胎儿水肿综合征、低色素小细胞性贫血、黄疸、肝脾肿大。②体内出血：头颅血肿、颅内出血、内脏出血等逸至血管外，红细胞寿命会缩短而出现黄疸，有相应部位出血的表现。③红细胞增多症：常见于宫内缺氧、胎—胎输血、脐带结扎延迟等。一般在生后 48h 出现黄疸加深，患儿有多血貌或青紫，呼吸暂停，静脉血红细胞 $>6×10^{12}$/L，血红蛋白 >220g/L，血细胞比容 $>65\%$。④肠肝循环增加。a. 开奶延迟，吃奶少，大便排出延迟、排出少或不排（如肠闭锁等消化道畸形）使胆红素重吸收增加而出现黄疸。以非结合胆红素升高为主。b. 母乳性黄疸，见于母乳喂养儿，可能与母乳中 β-葡萄糖醛酸苷酶活性高使胆红素重吸收增加有关。黄疸于生后 3～8d 出现，1～3 周达高峰，6～12 周消退，停喂母乳 3～5d 黄疸明显减轻或消退，如重新母乳喂养黄疸可稍加重，患儿一般情况良好。⑤其他：维生素 E 缺乏、低锌血症可影响红细胞膜功能；孕母分娩前静滴催产素（>5IU）和不含电解质的葡萄糖溶液使胎儿处于低渗状态导致红细胞通透性及脆性增加而溶血，母亲有分娩前用药史。以非结合胆红素升高为主。

（2）肝摄取结合胆红素减少

以非结合胆红素升高为主。①葡萄糖醛酸转移酶受抑制：家族性、窒息、缺氧、低体温、低血糖、使用水合氯醛、婴儿室应用酚类清洁剂可抑制肝酶活力。患儿有血糖及体温异常、窒息、用药等相应病史，以非结合胆红素升高为主。②先天性葡萄糖醛酸转移酶缺乏症（Cri-gler Najjar 综合征），分两型：Crigler Najjar Ⅰ型为葡萄糖醛酸转移酶完全缺乏，常染色体隐性遗传病，多于生后 3d 内出现明显黄疸，并持续终身，黄疸不能被光疗所控制，须换血再行光疗方能奏效，如不换血大多发生胆红素脑病，酶诱导剂无效；Crigler Najjar Ⅱ型为葡萄糖醛酸转移酶部分缺乏，常染色体显性遗传病，酶诱导剂有效，个别发生胆红素脑病。③家族性暂时性新生儿高胆红素血症（Lucey Driscoll 综合征）：为母孕中、后期血清中一种能通过胎盘到达胎儿体内的孕激素抑制了葡萄糖醛酸转移酶所致。有明显家族史，多于生后 48h 内出现严重黄疸，如不及时换血可发生胆红素脑病，生后两周内黄疸逐渐消退。④先天性非溶血性黄疸（Gilbert 综合征）：常染色体显性遗传病。肝细胞摄取胆红素功能障碍，也可伴有葡萄糖醛酸转移酶活性部分减低。一般黄疸轻，呈慢性或间歇性。⑤酸中毒、低蛋白血症：影响非结合胆红素与白蛋白结合。血气分析 pH 降低或血白蛋白低。⑥药物：磺胺类、水杨酸盐、维生素 K_3、吲哚美辛、毛花苷 C 与胆红素竞争 Y、Z 蛋白结合位点，噻嗪类利尿剂可使胆红素与白蛋白分离等。患儿有用药史。⑦其他：甲状腺功能低下、脑垂体功能低下、先天愚型等常伴血胆红素升高或生理性黄疸消退延迟。甲状腺功能低下表现为少哭、喂奶困难、吸吮无力、肌张力低、腹膨大、便秘、生理性黄疸持续不退，血清 T_3 和 T_4 降低，TSH 增高。

（3）胆红素排泄障碍

引起结合胆红素增高或混合性高胆红素血症。①肝细胞对胆红素的排泄障碍。a. 新生儿肝炎综合征如 TORCH（T，弓形虫；R，风疹病毒；C，巨细胞病毒；H，单纯疱疹病毒；O，其他如乙肝病毒、梅毒螺旋体、EB 病毒等感染）引起，以巨细胞病毒感染最常见。感染可经胎盘传给胎儿或在通过产道时被感染，常在生后 1～3 周或更晚时出现黄疸，粪便色浅或灰白，尿色深黄，可有厌食、呕吐、肝脏肿大、肝功能异常；血清巨细胞病毒、疱疹病毒、风疹病毒、弓形虫 IgM 抗体阳性；巨细胞病毒（CMV）感染者还可有 CMV 特异性结构蛋白 pp65 阳性、尿 CMV-DNA 阳性；梅毒患儿梅毒螺旋体间接血凝试验（TPHA）及快速血浆反应素试验（RPR）阳性。b. 先天性代谢缺陷病：如半乳糖血症，患儿进食乳类后出现黄疸、呕吐、体重不增、白内障、低血糖和氨基酸尿，红细胞 1-磷酸半乳糖尿苷转移酶活性低，血半乳糖升高。c. 先天性遗传性疾病如家族性进行性胆汁瘀积、先天性非溶血性黄疸（结合胆红素增高型）等。以结合胆红素升高为主。家族性进行性胆汁瘀积初为间歇性黄疸，常诱发于感染，以后转变为慢性进行性胆汁瘀积、肝硬化。②胆管胆红素的排泄障碍。a. 新生儿先天性胆管闭锁：生后 1～3 周出现黄疸并逐渐加重，大便呈灰白色，皮肤呈深黄绿色，肝脏明显增大，质硬，大多于 3～4 个月后发展为胆汁性肝硬化，以结合胆红素增高为主，腹部 B 超检查可发现异常。b. 先天性胆总管囊肿：呈间歇性黄疸、腹部肿块、呕吐、无黄色大便，超声检查可确诊。c. 胆汁黏稠综合征：严重新生儿溶血病时大量溶血造成胆总管被黏液或浓缩胆汁所阻塞。皮肤呈深黄绿色，大便呈灰白色，尿色深黄，以结合胆红素升高为主。d. 肝和胆管肿瘤、胆管周围淋巴结病压迫胆总管引起黄疸，以结合胆红素升高为主。腹部 B 超或 CT 协助诊断。

（4）混合性

如新生儿败血症，感染的病原体或病原体产生毒素破坏红细胞及抑制肝酶活性引起黄疸。常表现为生理性黄疸持续不退或退而复现或进行性加重，有全身中毒症状，有时可见感染灶，早期以非结合胆红素升高为主或两者均高，晚期有的以结合胆红素升高为主，血培养可阳性，白细胞总数、C 反应蛋白增高。

3. 辅助检查

（1）血常规：溶血者红细胞和血红蛋白降低（早期新生儿小于 145g/L），网织红细胞显著增高（大于 6%），有核红细胞增高（大于 10/100 个白细胞）。

（2）血清总胆红素增高，结合和（或）非结合胆红素升高。

二、护理评估

（一）健康史

了解母亲妊娠史（胎次、有无不明原因的流产、早产及死胎、死产史和输血史、妊娠并发症，产前有无感染和羊膜早破），有无黄疸家族史，患儿的兄、姐有无在新生儿期死亡或者明确有新生儿溶血病，询问父母血型、母婴用药史，了解患儿喂养方式（母乳或人工喂养）、喂养量和大小便颜色、量，了解患儿有无接触樟脑丸、萘，询问黄疸出现时间及动态变化。

（二）症状、体征

评估黄疸程度、范围，有无皮肤黏膜苍白、水肿、肝脾肿大，评估患儿有无心率快等心力衰竭表现及嗜睡、角弓反张、抽搐等胆红素脑病的表现，检查有无头颅血肿，注意有无脓疱疹、脐部红肿等感染灶，注意大小便颜色及大便次数、量。

（三）社会、心理

评估家长对黄疸病因、预后、治疗、护理的认识程度；了解家长心理状态，有无认识不足和焦虑。

（四）辅助检查

了解母子血型，血红蛋白、网织红细胞、血清胆红素值尤其是非结合胆红素是否升高，抗人球蛋白试验、红细胞抗体释放试验等是否阳性。了解红细胞脆性试验、肝功能检查是否异常。高铁血红蛋白还原率是否小于 75%。了解血培养是否阳性，白细胞总数、C 反应蛋白是否增高。了解血、宫内感染病原学检查结果及腹部 B 超等检查结果。

三、常见护理问题

1. 合作性问题，胆红素脑病。
2. 有体液不足的危险，与光照使失水增加有关。
3. 皮肤完整性受损，与光照疗法引起结膜炎、皮疹、腹泻致尿布疹有关。
4. 有感染的危险，与肌体免疫功能低下有关。
5. 知识缺乏，家长缺乏黄疸的护理知识。

四、护理措施

（一）密切观察病情

1. 观察黄疸的进展和消退情况：监测胆红素值，观察皮肤黄染程度、范围及其变化，注意大小便色泽。
2. 注意有无拒食、嗜睡、肌张力减退等胆红素脑病的早期表现。
3. 观察贫血进展情况：严密监测患儿贫血的实验室检查结果。观察患儿面色、呼吸、心率、尿量、水肿、肝脏大小等情况，判断有无心力衰竭。

（二）预防胆红素脑病

减少胆红素产生，促进胆红素代谢。

1. 做好蓝光疗法和换血疗法准备工作与护理工作：须做换血疗法者用无菌生理盐水持续湿敷脐带残端保持新鲜，防止脐血管干燥闭合，为脐动脉插管做准备。
2. 遵医嘱给予血浆、白蛋白和肝酶诱导剂：非结合胆红素增高明显者遵医嘱尽早使用血浆、白蛋白以降低胆红素脑病的危险。白蛋白一般稀释至 5% 静脉输注。溶血症者遵医嘱正确输注丙种球蛋白以抑制溶血。
3. 杜绝一切能加重黄疸、诱发胆红素脑病的因素：避免发生低温、低血糖、窒息、缺氧、酸中毒、感染，避免不恰当使用药物等。①做好保暖工作，监测体温，维持体温正常。②供给足够的热量和水分，如病情允许及早、足量的喂养，不能进食者由静脉补充液体和热量。监测血糖，及时处理低血糖。③监测血气分析、电解质，缺氧时给予吸氧，及时纠正酸中毒。④避免使用影响胆红素代谢的药物如磺胺类、吲哚美辛等。⑤防止感染，加强皮肤、黏膜、脐带、臀部护理，接触患儿前洗手。⑥保持大便通畅，必要时用开塞露灌肠，促进胆红素排泄。⑦避免快速输入高渗性药液，以免血脑屏障暂时开放而使胆红素进入脑组织。

（三）预防心衰

减轻心脏负担，防止心力衰竭。

1. 保持患儿安静，减少刺激，各项治疗护理操作尽量集中进行。

2. 白蛋白静脉输注 4h 左右，必要时在输注后遵医嘱预防性使用呋塞米以减轻心脏负荷。

3. 心力衰竭时输液速度 5mL/（kg·h）左右。遵医嘱给予利尿剂和洋地黄类药物，并密切观察药物反应，防止中毒。

五、出院指导

（一）用药

出院时若黄疸程度较轻，日龄已大，可不必再服用退黄药物。出院时黄疸仍明显，可能需要服用苯巴比妥与尼可刹米联合制剂（酶诱导剂）3～6d。贫血者强调铁剂的补充。G-6-PD 缺陷者，可因某些药物如维生素 K_3、磺胺类、解热镇痛药及新生霉素等引起溶血和黄疸，乳母和小儿都应避免应用。肝炎综合征病程较长，一般需 4～6 个月，出院后常需要服用保肝药，如葡醛内酯、胆酸钠等，同时小儿要加强脂溶性维生素 A、维生素 D、维生素 E、维生素 K 的补充。

（二）复查

疑有胆红素脑病或已确诊胆红素脑病，应加强神经系统方面的随访，以便尽早做康复治疗。新生儿溶血病的小儿，一般在生后 2～3 个月内每 1～2 周复查一次血红蛋白，若血红蛋白降至 80g/L 以下，应输血以纠正贫血。患肝炎综合征的小儿，应每隔 1～2 个月复查肝功能，直至完全康复。

（三）就诊

孩子出现下列情况如小儿黄疸持续时间较长，足月儿大于 2 周，早产儿大于 4 周，黄疸消退或减轻后又再出现或加重，更换尿布时发现大便颜色淡黄或发白甚至呈陶土色，尿色变深黄或呈茶色，或者皮肤出现瘀斑、瘀点、大便变黑等，家长要引起重视，及时就诊。

（四）喂养

母乳营养高、吸收快、无菌且含有多种免疫活性物质，即使是新生儿溶血病仍提倡母乳喂养，可按需喂养。若为 G-6-PD 缺陷者，乳母和小儿忌食蚕豆及其制品。母乳性黄疸，若黄疸较深可暂停或减少母乳喂养，改喂其他乳制品，2～4d 后黄疸会减退，再喂母乳时黄疸再现，但较前为轻且会逐渐消退，所以不必因黄疸而放弃母乳喂养。

（五）促进孩子康复的措施

婴儿和产妇的房间应该空气清新，阳光充足。抱孩子适当户外活动，多晒太阳。保持

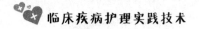

大便通畅，如大便秘结，及时用开塞露灌肠排出大便，减少胆红素吸收。由于低温、低血糖会加重黄疸，应避免受寒和饥饿。G-6-PD 缺陷者衣服保管时勿放樟脑丸。

（六）溶血症患儿母亲如再次妊娠，须做好产前监测与处理孕期监测

抗体滴度不断增高者，可采用反复血浆置换术。胎儿水肿，或胎儿 Hb 低于 80g/L，而肺尚未成熟者，可行宫内输血；重症 Rh 阴性孕妇既往有死胎、流产史，再次妊娠中 Rh 抗体效价升高，羊水中胆红素增高，且羊水中磷脂酰胆碱/鞘磷脂值大于 2，可提前分娩，减轻胎儿受累。胎儿娩出后及时送新生儿科诊治。

第二节　新生儿肺炎护理

新生儿肺炎是一种常见病。按病因不同可分为吸入性肺炎和感染性肺炎两大类。

一、临床特点

（一）吸入性肺炎

主要指胎儿或新生儿吸入羊水、胎粪、乳汁等引起的肺部炎症。胎儿在宫内或娩出时吸入羊水所致肺炎称羊水吸入性肺炎，吸入被胎粪污染的羊水引起的肺炎称胎粪吸入性肺炎，出生后因喂养不当、吞咽功能不全、反流或呕吐、食管闭锁和唇裂、腭裂等引起乳汁吸入而致肺炎称乳汁吸入性肺炎。其中以胎粪吸入性肺炎最为严重，病死率最高。

1. 羊水、胎粪吸入者

多有宫内窒迫和（或）产时的窒息史。

（1）羊水吸入量少者可无症状或仅轻度呼吸困难，吸入量多者常在窒息复苏后出现呼吸窘迫、青紫，口腔流出液体或泡沫，肺部可闻及粗湿啰音。

（2）胎粪吸入者症状常较重，分娩时可见羊水混胎粪，患儿皮肤、脐窝、指（趾）甲胎粪污染，口鼻腔、气管内吸引物中含胎粪。窒息复苏后很快出现呼吸急促、鼻翼翕动、三凹征、呼气呻吟及发绀，甚至呼吸功能衰竭。双肺可闻及干湿性啰音。可并发肺不张、肺气肿、纵隔气肿或气胸、持续肺动脉高压、ARDS 等。

2. 乳汁吸入者

常有喂奶时或喂奶后呛咳，乳汁从口、鼻腔流出或涌出症状与吸入程度有关。患儿可有咳嗽、喘憋、气促、发绀、肺部啰音等。严重者可导致窒息。

3. 辅助检查

（1）血气分析：常有低氧血症或高碳酸血症，pH 降低。

（2）胸部 X 线检查：双肺纹理增粗，常伴肺气肿或肺不张，可见结节状阴影或不规则斑片状影。胎粪吸入性肺炎双肺可有广泛粗颗粒阴影或斑片状云絮影，常伴气漏。

（二）感染性肺炎

感染性肺炎是指出生前、出生时或出生后感染细菌、病毒、原虫等微生物引起的肺炎。宫内和分娩过程中感染以大肠埃希菌、B 族链球菌、巨细胞病毒为主；生后感染以金黄色葡萄球菌、大肠埃希菌为主，近年来条件致病菌如克雷白菌、表皮葡萄球菌、厌氧菌、真菌等亦可引起。新生儿感染性肺炎多数为产后感染性肺炎，可由上呼吸道炎症向下蔓延引起，也可为败血症并发。

1. 症状与体征

主要有发绀、呻吟、口吐泡沫、呼吸急促、鼻翼翕动、点头样呼吸、三凹征、体温异常、反应差、吃奶差。早产儿可见呼吸暂停，日龄大的新生儿可有咳嗽。双肺可闻及干湿性啰音。严重者可出现呼吸功能衰竭、心力衰竭。金黄色葡萄球菌肺炎易并发气胸、脓胸、脓气胸，病情常较严重。

2. 辅助检查

（1）外周血常规：白细胞总数细菌感染大多增高，病毒感染正常或降低。

（2）宫内感染脐血或出生早期血 IgM>200mg/L。

（3）血气分析和电解质测定：常有低氧血症或高碳酸血症，pH 降低，可伴有电解质紊乱。

（4）病原学检查：采集深部气管分泌物或支气管肺泡灌洗液做细菌培养，必要时做病毒学及支原体、衣原体、解脲支原体检测可呈阳性。

（5）胸部 X 线摄片：产前感染者常以肺间质病变为主；产时 B 族链球菌感染，胸片与肺透明膜病相似，后期呈大片毛玻璃影；产后感染者多见两肺散在斑片状阴影，可伴大片融合或肺不张、肺气肿等。

二、护理评估

（一）健康史

询问母亲孕期尤其是孕后期有无感染病史如巨细胞病毒或弓形虫等感染、有无羊膜早破；询问羊水颜色、性质，有无宫内窒迫或产时窒息；了解 Apgar 评分；了解生后新生儿有无脐部或皮肤等感染病史及呼吸道感染性疾病接触史；有无长期住院、气管插管等医源性感染的因素。

（二）症状、体征

注意评估患儿是否反应差、发热或体温不升，注意呼吸频率、节律、深浅度，观察有无发绀、呻吟、口吐白沫、呼吸急促、吸气性三凹征、胸腹式呼吸、咳嗽、呼吸暂停等。

（三）社会、心理

新生儿肺炎多数预后良好，痊愈出院。少数早产儿肺炎、胎粪吸入性肺炎、呼吸肌肺炎等病情较重、病死率高或病程迁延者应注意评估家长有无焦虑与恐惧。

（四）辅助检查

了解痰、血化验，胸部 X 线片检查结果，尤其应注意了解血气分析结果，以指导氧疗。

三、常见护理问题

1. 不能有效清理呼吸道，与炎症使呼吸道分泌物增多、咳嗽无力等有关。
2. 气体交换功能受损，与吸入羊水、胎粪、奶汁及肺部炎症有关。
3. 喂养困难，与呼吸困难、反应差、拒奶、呛奶等有关。
4. 体温异常，与肺部感染有关。
5. 合作性问题，可能是心力衰竭、气胸、脓胸或纵隔气肿。

四、护理措施

（一）保持呼吸道畅通

改善肺部血液循环，改善通气和换气功能。

1. 胎头娩出后立即吸尽口、咽、鼻黏液，无呼吸及疑有分泌物堵塞气管者，立即进行气管插管，并通过气管内导管将黏液吸出，再吸氧或人工呼吸。

2. 室内空气宜新鲜，保持湿度在 60% 左右。分泌物黏稠者可行雾化吸入，湿化气管分泌物，使之易排出。雾化液可用生理盐水，也可加入抗感染、平喘、化痰药物，雾化吸入每次不超过 15min，以免引起肺水肿。

3. 胸部物理疗法促进血液循环，利于肺部炎症吸收。①头高位或半卧位以利呼吸，肺不张者取健侧卧位。经常翻身，有条件多怀抱；②拍背，由下而上，由外周向肺门用弓状手掌拍击，使小气管分泌物松动易于进入大气管；③吸痰，吸痰负压 10 ～ 13.3kPa，有下呼吸道分泌物黏稠，造成局部阻塞引起肺不张、肺气肿者可用纤维支气管镜术吸痰；④根据病情和胸片中病变的部位选用适当的体位引流，以利呼吸道分泌物或胎粪的清除；⑤病程迁延者可行胸部超短波或红外线理疗。

（二）合理用氧

轻、中度缺氧采用鼻导管给氧，氧流量为 0.5 ～ 1L/min 或面罩给氧，氧流量为 2 ～

3L/min。重度缺氧可用头罩给氧，氧流量为 5～8L/min。并根据动脉血氧分压及时调节吸入氧浓度，使 Pa（O₂）维持在 6.7～10.7kPa 至青紫消失为止。如青紫无改善，Pa（O₂）持续低于 6.7kPa 或 Pa（CO₂）持续高于 8kPa，并发生呼吸功能衰竭时，可气管内插管进行机械通气。给氧浓度不宜过高，时间不宜太长，以免发生早产儿视网膜病、支气管肺发育不良等并发症。

（三）维持正常体温

置患儿于中性环境温度中。患新生儿肺炎时，体温可能升高也可能降低，应根据病情不同，采取相应方法维持正常体温。

（四）耐心喂养，保证营养供给

患儿易呛奶，能喂奶时应将头部抬高或抱起，并少量多餐耐心间隙喂奶，不宜过饱，以免影响呼吸和引起呕吐、吸入。呛奶严重或呼吸困难明显者可行鼻饲。进食少者根据不同日龄、体重、对液量的具体要求给予静脉补液，重症肺炎补液时适当控制输液速度，避免诱发心力衰竭。

（五）密切观察病情

及时发现异常并积极处理监测体温、心率、呼吸、血压、经皮氧饱和度、动脉血气，记录出入液量。并注意观察以下情况：

1. 呼吸系统表现是否改善，如青紫、呼吸困难、咳嗽有无改善。

2. 全身症状是否好转，如反应、体温、进奶量等。

3. 观察有无并发症：如面色苍白或发绀加重、烦躁、短期内呼吸明显加快，心率加快、肝脏增大，提示并发心力衰竭，应配合做好给氧、镇静、强心、利尿等处理。如烦躁不安、突然呼吸困难伴青紫加重、一侧胸廓饱满及呼吸音降低可能并发气胸，应立即做好胸腔穿刺或胸腔闭锁引流准备。如出现烦躁、前囟隆起、惊厥、昏迷，则可能并发中毒性脑病，遵医嘱止痉、脱水等治疗。如腹胀明显，可能存在中毒性肠麻痹或低血钾，予禁食、胃肠减压、肛管排气，低血钾根据血钾报告补钾。

五、出院指导

（一）孩子出院后的环境

选择阳光充足、空气流通的朝南房间为佳。室温要求在 22～24℃，夏冬季可借助空调或取暖器调节。相对湿度 55%～65% 为宜，气候干燥时可在室内放一盆水。保持室内空气新鲜，无层流或新风系统病室应定时通风，冬天可每日通风两次，每次 30min，避免对流风。

（二）用药

病愈出院后，一般不需要用药。如须服用药物要根据医嘱，不可随意增减。请勿在小儿哭闹时喂药，以免误吸入气管。

（三）喂养

喂养要有耐心，以少量多餐为宜。奶头孔大小要适宜。喂好后将小儿竖直，头伏于母亲肩上，轻拍其背以排出咽下的空气避免溢乳和呕吐，待打嗝后再取右侧卧位数分钟。容易吐奶的小儿可同时抬高肩背部，以促进胃排空减少吐奶的发生。当小儿发生呕吐时，迅速将小儿的头侧向一边，轻拍其背部，并及时清除口鼻腔内的奶汁，防止奶汁吸入。

（四）日常护理

多怀抱小儿，如肺炎未愈出院或肺炎恢复期可在脊柱两侧由下而上、由外向内用弓状手掌拍其背部。经常检查鼻孔是否通畅，清除鼻孔内的分泌物。卧位一般取右侧卧位，如仰卧时要避免颈部前屈或过度后伸。洗澡时，要求室温 26～30℃、水温 38～40℃，关好门窗，动作轻快，及时擦干，注意保暖避免着凉。根据季节及气候及时增减衣服，防止过热或着凉，衣着以小儿的手足温暖而不出汗为宜。少去公共场所，减少探视，避免接触呼吸道感染者。

第三节　新生儿破伤风护理

新生儿破伤风是由破伤风杆菌侵入脐部而引起的一种急性感染性疾病。

一、临床特点

（一）症状与体征

分期症状、体征如下：

1. 潜伏期：3～14d，以 4～8d 为多。

2. 痉挛前期：表现为牙关紧闭，不能吸吮，哭不出声，用压舌板检查口腔，压舌越用力，张口越困难；脐凹潮红见脓性伴臭味渗液。

3. 痉挛期：全身肌张力增高，阵发性强直性抽搐，角弓反张，苦笑面容，稍受刺激即出现痉挛，日趋加剧。喉痉挛时可导致窒息、面唇发绀、呼吸停止，该期持续两周以上，常并发肺炎、营养不良、呼吸功能衰竭等，使病情进一步加重。

4. 恢复期：抽搐次数减少，口眼稍能睁开并发出低弱哭声，四肢肌张力仍高，进食仍困难。该期常伴贫血和低蛋白血症。

（二）辅助检查

1. 血常规：白细胞总数及中性粒细胞增加。
2. 血气分析：可出现代谢性酸中毒、电解质紊乱（低钠、低钾）。
3. 并发其他感染时血培养可出现阳性。
4. 脐分泌物培养可呈阳性。

二、护理评估

（一）健康史

询问接生史，接生时有无消毒不严，是否曾用未经严格消毒的剪刀断脐或不洁敷料包扎脐部。了解患儿脐带脱落时间，痉挛出现的时间、状况。

（二）症状、体征

观察痉挛发作时间、持续时间、频率，有无牙关紧闭、苦笑面容、角弓反张、窒息，评估发作与环境的关系及脐部情况。评估患儿生命体征。

（三）社会、心理

了解家长对本病病因、预后认识程度，评估其居住地环境、生活习惯、卫生状况。

（四）辅助检查

了解血常规、血气分析、电解质、血培养、脐分泌物培养、胸片结果。

三、常见护理问题

1. 有窒息的危险，与呼吸肌痉挛有关。
2. 有受伤的危险，与反复抽搐有关。
3. 清理呼吸道无效，与不能咳出分泌物有关。
4. 皮肤完整性受损，与脐部残端感染破伤风杆菌有关
5. 吞咽障碍，与咽肌痉挛有关。
6. 营养失调，低于肌体需要量，与张口困难、不易喂养及肌肉痉挛消耗量过大有关。
7. 有感染的危险，与长期消耗、免疫功能低下有关。

四、护理措施

（一）控制痉挛，预防窒息

准备如下：

1. 环境要求：置患儿于安静、光线稍暗的房间，戴避光眼罩，外耳道置无菌干棉球隔音，最好能单居一室。各种治疗及护理集中在止痉剂发挥最大效应时进行，动作轻快，避免刺激，以免引起或加重痉挛发作。

2. 建立静脉通路：最好使用留置套管针，保持输液通畅，避免反复穿刺给患儿造成不良刺激，遵医嘱应用破伤风抗毒素（TAT）、镇静止痉剂，使患儿在强刺激下不发生窒息，轻刺激下不发生痉挛。保证抗生素和药物顺利进入体内。严禁药液外渗，尤其是止痉剂如地西泮，以免造成局部组织坏死。

3. 保持呼吸道通畅：仰卧头侧位，头肩部稍抬高，及时擦去口腔外溢分泌物，使用止痉剂后，清除呼吸道分泌物，有缺氧、发绀者可间歇用氧。发生窒息或呼吸停止时，在大流量氧气冲吸口鼻下，迅速吸净呼吸道分泌物后给予皮囊加压呼吸，必要时气管插管。

4. 物品准备：床旁备必要的急救物品，如氧气、复苏用物、吸引用物、气管插管用物等。

（二）密切观察病情变化

观察并记录惊厥发生次数、持续时间及伴随症状，尤其注意有无窒息发生，观察镇静止痉药的效果和不良反应，观察生命体征变化及全身其他症状，注意有无并发肺炎、营养不良、呼吸功能衰竭等情况。一旦发生异常，及时通知医生处理。

（三）脐部护理

用消毒棉签蘸3%过氧化氢清洗脐部后，涂以聚维酮碘，并予甲硝唑稀释液棉球湿敷脐部，保持脐部清洁，改变其缺氧环境。接触过脐部的敷料应焚烧。

（四）防止继发感染

1. 做好各项基础护理，尤其是皮肤和口腔护理，每日用聚维酮碘涂皮肤皱褶部位，将无菌干棉球或纱布卷置于患儿掌心并每日更换，可防止其破损糜烂；患儿由于骨骼肌痉挛，易发热、出汗，应适当松开被包降温，及时擦干汗渍，保持患儿皮肤清洁干燥。口唇应涂液状石蜡保持滋润。定时翻身，预防压疮及坠积性肺炎。

2. 注意隔离，避免交叉感染：遵医嘱应用抗生素，以抑制破伤风杆菌生长，又可达到预防及治疗继发感染的目的。

（五）保证营养

患儿早期痉挛发作频繁，应暂禁食，给予静脉匀速输液，补充热量和水分，维持正常血糖，并输注脂肪乳剂、氨基酸等营养液，必要时加用白蛋白、血浆支持治疗。病情允许情况下，给予胃管喂养，根据胃的耐受情况，逐渐增加胃管喂养量。病情好转可用棉签协助塞入奶头经口喂养，以训练患儿吸吮力及吞咽功能，由少量开始逐渐增加，最后撤离鼻饲管，喂奶时要格外细致、耐心，避免发生窒息。

（六）恢复期护理

恢复期患儿应多抱，多洗温水澡，每日进行婴儿抚触，以减轻患儿痛苦，促进恢复。

五、出院指导

1. 让家长了解破伤风患儿恢复期的特点，告诉家长患儿的肌肉紧张状态要持续数月，以消除家长的恐惧心理。

2. 让家长掌握如何用棉签协助塞入橡胶奶头进行合理有效喂养，如何预防窒息及发生窒息时怎样紧急处理后急送医院。

3. 教会家长婴儿抚触法，指导家长对患儿进行恢复期护理，注意清洁卫生，做好口腔、脐部、臀部及皮肤等基础护理，防止感染。定期预防接种。

第四节　化脓性脑膜炎护理

化脓性脑膜炎简称化脑，是小儿时期常见的由化脓性细菌引起的中枢神经系统急性感染性疾病。临床以急性发热、惊厥、意识障碍、颅内压增高、脑膜刺激征及脑脊液脓性改变为特征。如未及时治疗，神经系统后遗症较多，病死率较高。

一、临床特点

（一）化脑的发病

1. 暴发型

骤起发病，一般由脑膜炎双球菌引起，若不及时治疗，可在 24h 内死亡。

2. 亚急型

由其他化脓菌引起，于发病前数日常有上呼吸道炎症或胃肠道症状。

（二）典型临床表现

1. 感染中毒及急性脑功能障碍症状：包括发热、烦躁、进行性意识障碍，患儿逐渐从精神萎靡、嗜睡、昏睡、浅昏迷到深度昏迷。30%患儿有反复的全身或局限性惊厥发作。部分患儿出现Ⅱ、Ⅲ、Ⅵ、Ⅶ、Ⅷ对脑神经受损或肢体瘫痪症状。脑膜炎双球菌感染者可骤起发病，迅速呈现进行性休克、皮肤出血点、瘀斑、意识障碍和弥散性血管内凝血的症状。

2. 颅内高压征：剧烈头痛、喷射性呕吐，婴儿有前囟饱满、颅缝增宽，并发脑疝时，则有呼吸不规则、突然意识障碍加重、瞳孔不等大等征兆。

3. 脑膜刺激征：颈抵抗最常见，可有凯尔尼格征阳性、布鲁津斯基征阳性。

（三）年龄小于3个月的婴儿和新生儿化脑

表现多不典型，主要差异在于：①体温可高可低，可不发热或体温不升。②颅内压增高表现可不明显。可能仅有吐奶、尖叫或颅缝裂开。③惊厥可不典型，如仅见面部、肢体局灶性或肌阵挛等发作。④脑膜刺激征不明显。与小儿肌肉不发达、肌力弱或反应低下有关。

（四）严重患儿

可并发硬膜下积液、脑积水、脑室管膜炎、脑性低钠血症，脑神经受累可致耳聋、失明等，脑实质病变可产生继发性癫痫、智力障碍等。

（五）辅助检查

1. 周围血白细胞增高、分类中性粒细胞增高。
2. 脑脊液压力增高、外观浑浊、白细胞在数千万至数十亿每升，分类以中性粒细胞为主，蛋白质增多、糖降低。脑脊液涂片和培养可明确病原体。

二、护理评估

（一）健康史

询问患儿发病前有无呼吸道、胃肠道或皮肤等感染史，新生儿有无脐带感染史及出生时的感染史。

（二）症状、体征

评估患儿生命体征（尤其体温及呼吸状况）、意识障碍及颅内高压程度、有无躯体受伤的危险因素。有并发症者，注意评估有无头痛、呕吐、发热不退、小婴儿前囟、颅缝等。

（三）社会、心理

评估患儿及家长对疾病的了解程度，有无焦虑、恐惧，家长文化程度等。

（四）辅助检查

注意评估治疗前后患儿脑脊液的细胞数、分类、生化、培养等的变化，注意周围血常规改变、CT 检查结果等。

三、常见护理问题

1. 体温过高，与细菌感染有关。
2. 合作性问题，颅内高压征。
3. 营养失调，低于肌体需要量，与摄入不足、肌体消耗增多有关。
4. 有受伤的危险，与抽搐或意识障碍有关。
5. 恐惧或焦虑（家长的），与疾病重、预后不良有关。

四、护理措施

（一）高热的护理

保持病室安静、空气新鲜，绝对卧床休息。每 4h 测体温一次，并观察热型及伴随症状。鼓励患儿多饮水，必要时静脉补液。出汗后及时更衣，注意保暖。体温超过 38℃ 时，及时给予物理降温；如超过 39℃，按医嘱及时给予药物降温，以减少大脑氧的消耗，防止高热惊厥。记录降温效果。

（二）饮食护理

保证足够热量摄入，按患儿热量需要制订饮食计划，给予高热量、清淡、易消化的流质或半流质饮食。少量多餐，防呕吐发生。注意食物的调配，增加患儿食欲。频繁呕吐不能进食者，应注意观察呕吐情况并静脉输液，维持水、电解质平衡。偶有吞咽障碍者，应及早鼻饲，以防窒息。监测患儿每日热卡摄入量，及时给予适当调整。

（三）体位

给予舒适的卧位，颅内高压者抬高头部 15～30°，保持中位线，避免扭曲颈部。有脑疝发生时，应选择平卧位。呕吐时须将头侧向一边，防止窒息。

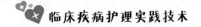
(四) 加强基础护理

做好口腔护理，呕吐后帮助患儿漱口，保持口腔清洁，及时清除呕吐物，减少不良刺激。做好皮肤护理，及时清除大小便，保持臀部干燥，必要时使用气垫等抗压力器材，预防压疮的发生。

(五) 注意患儿安全

躁动不安或惊厥时防坠床及舌咬伤。

(六) 协助患儿进行生活护理

如洗漱、进食、大小便及个人卫生等。

(七) 病情观察

1. 监测生命体征，密切观察病情：注意精神状态、意识、瞳孔、前囟等变化。若患儿出现意识障碍、前囟紧张、躁动不安、频繁呕吐、四肢肌张力增高等，提示有脑水肿、颅内压升高的可能。若呼吸节律不规则、瞳孔忽大忽小或两侧不等大、对光反应迟钝、血压升高，应注意脑疝及呼吸功能衰竭的存在。

2. 并发症的观察：如患儿在治疗中发热不退或退而复升，前囟饱满、颅缝裂开、呕吐不止、频繁惊厥，应考虑有并发症存在。可做颅骨透照法、头颅超声波检查、头颅 CT 扫描检查等，以便早确诊，及时处理。

(八) 用药护理

了解各种药物的使用要求及不良反应。如：静脉用药的配伍禁忌；青霉素应现配现用，防止破坏，影响疗效；注意观察氯霉素的骨髓抑制作用，定期做血常规检查；甘露醇须快速输注，避免药物渗出血管外，如有渗出须及时处理，可用质量分数 50% 硫酸镁湿敷；除甘露醇外，其他液体静脉输注速度不宜太快，以免加重脑水肿；保护好静脉，有计划地选择静脉，保证输液通畅；记录 24h 出入液量。

(九) 心理护理

对患儿及家长给予安慰、关心和爱护，使其接受疾病的事实，鼓励战胜疾病的信心。根据患儿及家长的接受程度，介绍病情、治疗、护理的目的与方法，以取得患儿及家长的信任，使其主动配合。

(十) 健康教育内容

1. 根据患儿和家长的接受程度介绍病情和治疗、护理方法，使其主动配合，并鼓励患儿和家长共同参与制订护理计划。关心家长，爱护患儿，鼓励其战胜疾病，以取得患儿和家长的信任。

2. 在治疗过程中提供相应的护理知识，如吞咽不良、使用鼻饲者，注意鼻饲后的正确卧位，鼻饲后避免立即翻身和剧烈运动；小婴儿要耐心喂养，给予喂养知识及饮食指导；向患儿及家长解释腰穿后须去枕平卧、禁食2h的意义，以取得患儿和家长的合作；注意保暖，预防感冒；减少陪护，预防交叉感染，以期尽早康复。

3. 对有并发症患儿，向患儿和家长解释原因，在处理过程中需要患儿和家长配合的都应一一说明，以取得患儿和家长的配合。

五、出院指导

1. 饮食：应根据患儿不同年龄给予饮食指导，给予高热量、富含维生素、易消化饮食，并注意饮食的调配，增进食欲。

2. 注意劳逸结合，根据天气变化及时增减衣服，预防感冒。搞好环境卫生，室内经常开窗通风，充分利用日光。注意个人卫生。小儿尽量少去拥挤的公共场所。流行性脑膜炎流行期间避免大型集会，减少人员流动，外出戴口罩，不去疫区。

3. 有后遗症者，应给予相应的功能训练和康复指导。肢体瘫痪者应每日做各关节的被动活动，鼓励患儿主动运动，加强锻炼。恢复期宜做按摩、理疗、体疗、运动功能锻炼等康复治疗。有失语者宜进行语言训练。有癫痫者应指导患儿按时有规律地服药，注意安全，避免过度劳累和情绪激动，定期复查。

第五节　病毒性脑炎护理

病毒性脑炎是指各种病毒感染引起的一组以精神和意识障碍为突出表现的中枢神经系统感染性疾病。80%以上的病毒性脑炎由肠道病毒引起（柯萨奇病毒、埃可病毒），其次为虫媒病毒（如乙脑病毒）、腮腺炎病毒和疱疹病毒等。由于神经系统受累的部位、病毒致病的强度等不同，临床表现差异较大。

一、临床特点

（一）前驱期症状

多数患儿有上呼吸道或胃肠道感染等前驱症状，如发热、头痛、咽痛、食欲减退呕吐、腹泻等。

（二）脑实质受累症状

1. 意识障碍：对外界反应淡漠、迟钝，或烦躁、嗜睡，甚至出现谵妄、昏迷。如累及脑膜则出现脑膜刺激征。

2. 抽搐：可以为局限性、全身性或为持续性。

3. 运动功能障碍：病变累及脑干可有多数脑神经麻痹，表现为斜视、面瘫或吞咽困难，典型的出现交叉性瘫痪，严重的出现呼吸、循环功能衰竭。病变累及基底节等椎体外系时，出现各种不同类型的不自主运动，包括多动、震颤、肌张力改变如舞蹈性动作、肌强直等。

4. 小脑受累症状：共济失调、眼球震颤、肌张力低下等。

5. 精神症状：部分患儿精神症状非常突出，如记忆力减退、定向障碍，幻听、幻视；情绪改变、易怒，有时出现猜疑。

6. 自主神经症状：以出汗为明显，其次为唾液分泌增多，颜面潮红，可出现大小便功能障碍。

（三）颅内压增高症状

主要表现为头痛、呕吐、心动过缓、血压升高、球结膜水肿、视盘水肿，婴儿前囟饱满、意识障碍，严重时可出现脑疝，危及生命。

（四）大部分病毒性脑炎

病程为两周，多可完全恢复，但重者可留下不同程度的后遗症，如肢体瘫痪、癫痫、智力低下、失语、失明等。

（五）辅助检查

1. 周围血常规：白细胞计数正常或偏低。

2. 脑脊液：压力正常或增高，白细胞轻或中度升高，一般不超过 $1.0×10^8/L$，以淋巴细胞为主，蛋白含量正常或略高，糖和氯化物正常。

3. 病毒学、免疫学检查：部分患儿脑脊液病毒培养及特异性抗体测试阳性。恢复期血清特异性抗体滴度高于急性期 4 倍以上有诊断价值。

二、护理评估

（一）健康史

询问患儿近 1～2 周内有无呼吸道、消化道等前驱感染症状，有无头痛、呕吐，抽搐等表现。

（二）症状、体征

评估患儿的生命体征、意识障碍、肢体瘫痪及头痛程度，注意检查脑膜刺激征，有无脑神经麻痹、精神症状、前囟隆起等表现。

（三）社会、心理

评估患儿、家长的心理状况和对本病的了解程度，有无焦虑、恐惧，以及家庭经济能力。

（四）辅助检查

及时了解血液化验、脑脊液检查结果，以及脑电图、头颅 CT 的改变。

三、常见护理问题

1. 体温过高，与病毒感染有关。
2. 营养失调，低于肌体需要量，与摄入不足、肌体消耗增多有关。
3. 有受伤的危险，与昏迷、抽搐、瘫痪有关。
4. 恐惧（家长），与预后不良有关。
5. 合作性问题，颅内高压征、昏迷。

四、护理措施

（一）合理的体位

患儿取平卧位，上半身可抬高 15～30°，利于静脉回流，降低脑静脉窦压力，有助于降低颅内压。呕吐患儿可取侧卧位，以便分泌物排出，保持呼吸道通畅。

（二）保持安静

患儿抽搐或躁动不安时，遵医嘱使用镇静药，因为任何躁动不安均能加重脑缺氧。

（三）密切观察病情

注意神志、瞳孔、呼吸、心率、血压、前囟、哭声、肌张力、抽搐次数和性质及持续时间等，应经常巡视，密切观察，详细记录，以便及早发现，给予急救处理。

（四）密切注意药物疗效及不良反应

甘露醇、呋塞米、激素使用后须注意瞳孔、前囟张力、头痛程度、血压、尿量等变化，必要时复查电解质。

（五）维持正常体温

监测体温变化，观察热型及伴随症状。体温>38℃时给予物理降温如头置冰水袋、温水擦浴、解热贴敷额等；体温>39℃时遵医嘱药物降温，并注意降温疗效。鼓励患儿多饮水，必要时静脉补液；出汗后及时更换衣物，以防受凉。

（六）保护脑细胞

给予氧气吸入，定时监测血氧饱和度；并按医嘱使用甘露醇、呋塞米、地塞米松等以减轻脑水肿。

（七）保证营养供应

饮食宜清淡、易消化、富含营养。注意食物的调配，增加患儿的食欲。少量多餐，以减轻胃的饱胀，防呕吐发生。对昏迷或吞咽困难的患儿，应及早给予鼻饲，保证热量供应。

（八）促进肢体功能的恢复

1. 卧床期间协助患儿洗漱、进食、大小便和个人卫生等。
2. 教会家长给患儿翻身及皮肤护理的方法，预防压疮的发生。
3. 保持瘫痪肢体于功能位置：病情稳定后，及早督促患儿进行肢体的被动或主动功能锻炼。活动要循序渐进，加强保护措施，防止碰伤。在每次改变锻炼方式时给予指导、帮助和鼓励。

（九）做好心理护理

树立患儿及其家长战胜疾病的信心，促进康复训练，增强患儿自我照顾能力。耐心介绍环境，给予关心、爱护，以减轻患儿的不安与焦虑。

（十）健康教育

1. 腰穿是诊断脑病必不可少的检查。让家长懂得：脑脊液每小时可产生 20mL 左右，抽出 2mL 脑脊液检查不会影响肌体的功能，腰穿后平卧 2h、禁食 2h 即可，以解除患儿及家长的顾虑。
2. 根据患儿及家长的接受程度，介绍病情以及病毒性脑炎可能的转归，鼓励患儿和家长树立战胜疾病的信心。
3. 指导、督促家长掌握保护性看护和日常生活护理的有关知识，指导家长做好智力训练和瘫痪肢体功能训练。

五、出院指导

1. 对恢复期或有神经系统后遗症的患儿，继续进行肢体及语言功能训练，如针灸、按摩和理疗等。

2. 有继发性癫痫患儿应定期随访，长期、正规服用抗癫痫药物。

3. 有精神异常者，要注意安全，避免登高、游泳等，多给予关心指导，勿受不良刺激。

第六节 支气管肺炎护理

支气管肺炎又称小叶性肺炎，为小儿最常见的肺炎，以婴幼儿多见。是指各种不同病原体所引起的肺部炎症。常因细菌（肺炎链球菌、流感杆菌、金黄色葡萄球菌及大肠埃希菌）、病毒（呼吸道合胞病毒、腺病毒、流感及副流感病毒）、肺炎支原体、肺炎衣原体、沙眼衣原体等引起。以发热、咳嗽、气促、呼吸困难和肺部固定湿啰音为特点。

一、临床特点

（一）发热

热型不定，多为不规则热，新生儿或重度营养不良儿可不发热，甚至体温不升。

（二）咳嗽

病初为刺激性干咳，以后有痰，新生儿则表现为口吐白沫。

（三）气促

呼吸频率加快，可达 40～80 次/min，使呼吸和心率的比例自 1：4 上升为 1：2 左右，点头呼吸，严重者呼气时有呻吟声，鼻翼翕动，三凹征，口周或指端青紫。

（四）重症肺炎

可有循环、消化、神经系统等改变。

1. 循环系统

可出现心力衰竭、中毒性心肌炎。

（1）心力衰竭：①突然烦躁不安，面色苍白或发绀加重；②呼吸困难突然加重，频率超过 60 次/min；③心率增快，超过 160 次/min，心音低钝或奔马律；④肝脏在短时间内增大 1.5cm 以上；⑤尿少，面部或下肢水肿。

（2）中毒性心肌炎：面色苍白、心动过速、心音低钝、心律不齐，心电图 ST 段下移、T 波低平倒置。

2. 中枢神经系统

表现为烦躁或嗜睡、惊厥、前囟隆起、昏迷及呼吸不规则等。

3. 消化系统

腹泻，腹胀，肠鸣音消失，呕吐及便血。

（五）辅助检查

1. 胸部 X 线检查

早期肺纹理增粗，以后出现斑片状阴影，可融合成片，可伴有肺不张或肺气肿。

2. 病原学检查

病毒感染者痰病毒学检查（呼吸道合胞病毒、腺病毒、流感及副流感病毒）阳性。细菌感染者痰细菌培养阳性。如支原体、衣原体感染，早期痰支原体、沙眼衣原体、肺炎衣原体 DNA 可阳性；病程大于一周血支原体、沙眼衣原体、肺炎衣原体 IgM 阳性。

3. 外周血常规

细菌性肺炎者白细胞总数及中性粒细胞增高，血 C-反应蛋白常 >20mg/L。病毒性肺炎者白细胞总数低下或正常，血 C-反应蛋白常 <8mg/L。

4. 血气分析

重症患儿动脉血氧分压下降、二氧化碳分压上升、氧饱和度下降。

二、护理评估

（一）健康史

询问发病情况，既往有无反复呼吸道感染史及发病前有无原发疾病，如麻疹、百日咳等，了解患儿生长发育情况。

（二）症状、体征

评估患儿有无气促、端坐呼吸（小婴儿喜欢抱坐）、鼻翼翕动、三凹征、唇周发绀及肺部湿啰音等，有无发热、咳嗽、咳痰、心搏过快及有无循环、神经、消化系统受累的临床表现。

（三）社会、心理

了解患儿及家长的心理状态，有无焦虑和恐惧，患儿既往是否有住院的经历，对疾病的病因和防护知识的了解程度，家庭环境及家庭经济状况。

（四）辅助检查

了解胸部 X 线、病原学及外周血、血气分析等检查结果。

三、常见护理问题

1. 气体交换功能受损，与炎症使呼吸膜增厚有关。

2. 清理呼吸道无效，与炎症使分泌物增多、黏稠及咳嗽无力有关。

3. 体温过高，与肺部感染有关。

4. 合作性问题，心力衰竭、中毒性脑病、脓胸、脓气胸、中毒性肠麻痹。

四、护理措施

（一）改善呼吸功能内容

1. 保持室内空气新鲜，温湿度适宜。

2. 保持患儿安静，避免剧烈哭闹，以减少氧的消耗。

3. 体位：半卧位，利于呼吸，平卧时垫高颈肩部。经常变换体位或多怀抱以减轻肺淤血，防止肺不张。

4. 给氧：根据缺氧程度选择不同方式给氧。

5. 饮食：宜给易消化、富有营养的食物；耐心喂养，防止呛咳；少量多餐，避免过饱而影响呼吸。

6. 按医嘱准确使用抗生素，以消除肺部炎症。

（二）保持呼吸道通畅

1. 及时清除口鼻腔分泌物，翻身、拍背每 2～4h 一次。

2. 雾化吸入每日两次或每 8h 一次。

3. 两岁以下患儿吸痰，最好在雾化后及喂奶前半小时进行。

4. 鼓励大孩子有效咳嗽。

5. 保证液体的摄入量，多喂开水，利于痰液排出。

（三）维持正常体温

1. 衣被适宜，高热、四肢厥冷时适当保暖。

2. 每 2～4h 监测体温。有高热惊厥先兆症状或有高热惊厥史者，尽快降温。

3. 体温大于 39℃，予物理降温，必要时按医嘱予药物降温。

4. 加强口腔护理，多饮水，保持皮肤清洁，衣被干燥。

（四）密切观察病情

1. 若患儿突然烦躁不安，面色苍白或发绀加重，呼吸频率超过 60 次/min，心率增快超过160次/min，心音低钝或奔马律，肝脏在短时间内增大1.5cm以上，尿少、面部或下肢水肿等心力衰竭表现时，及时报告医生，给予氧气吸入并减慢输液速度，遵医嘱予镇静、强心、利尿及应用血管活性药物。

2. 若患儿出现烦躁或嗜睡、惊厥、前囟隆起、昏迷等神经系统症状，则可能并发中毒性脑病，立即报告医生，遵医嘱予止痉、脱水、利尿等治疗，并观察药效和不良反应。

3. 患儿腹胀明显，有低钾血症者，及时补钾；如中毒性肠麻痹，予禁食、肛管排气、胃肠减压。

4. 若患儿病情突然加重，出现剧烈咳嗽、烦躁不安、呻吟、呼吸困难、面色发绀、患侧呼吸运动受限、呼吸音减低、叩诊呈浊音，提示并发脓胸或脓气胸，应及时配合进行胸腔穿刺或胸腔闭式引流。

（五）健康教育内容

1. 向患儿家长讲解疾病的有关知识。

2. 做好生活护理使患儿舒适，以保证足够的休息，避免剧烈哭闹。

3. 小婴儿多怀抱，卧位时垫高颈肩部，经常翻身，用弓状手掌拍背，在脊柱两侧从下向上、从外向内拍击，使痰液松动，利于排出。

4. 药物雾化过程中勿让患儿入睡，深呼吸有助于雾滴深入，效果更好。

5. 吸痰前不要喂奶，以免吸痰时呕吐物吸入。

6. 饮食宜少量多餐，避免过饱，人工喂养者奶头孔大小要适宜，以滴奶成串珠状为度，避免吮奶费力及呛咳。

7. 发热时减少衣服，多喂开水，经常用温水擦身。

五、出院指导

1. 保持居室空气新鲜，经常开窗通风，但不要让风直接对着患儿吹。

2. 不去拥挤的公共场所，避免接触呼吸道感染的患儿。

3. 适当户外活动，注意体格锻炼。

4. 穿衣要适宜，气候变化时要及时增减衣服，以手足温暖无汗为宜。出汗后要及时擦干皮肤，更换内衣以免受凉。

5. 合理喂养，按时添加辅食，多饮水。

6. 按时预防接种。

第七节　支气管哮喘护理

支气管哮喘简称哮喘，是由多种炎症细胞（如嗜酸性粒细胞、肥大细胞、T淋巴细胞、嗜中性粒细胞、气道上皮细胞等）和细胞组分参与的气管慢性炎症性疾病。这种慢性炎症导致气道高反应性的增加，并引起反复发作性的喘息、气急、胸闷或咳嗽等症状，常在夜间和（或）清晨发作、加剧，通常出现广泛多变的可逆性气流受限，多数患儿可自行缓解或经治疗缓解。哮喘是当今世界威胁公共健康最常见的慢性肺部疾病。

一、临床特点

（一）症状

1. 起病较急，反复发作咳嗽和喘息，有过敏性鼻炎者发作前可先有鼻痒、打喷嚏、干咳，然后出现喘憋、气急、胸闷。

2. 根据临床表现哮喘可分为急性发作期、慢性持续期和临床缓解期。

（1）哮喘急性发作期：喘息、气促、咳嗽、胸闷等症状突然发生，或原有症状急剧加重，常有呼吸困难，常因接触变应原、刺激物或呼吸道感染诱发。其程度轻重不一，病情加重可在数小时或数天内出现，偶尔可在数分钟内即危及生命。

（2）慢性持续期：每周不同频度和（或）不同程度地出现症状（喘息、气急、胸闷、咳嗽等）。

（3）临床缓解期：症状、体征消失，肺功能恢复到急性发作前水平，并维持3个月以上。

3. 哮喘发作以夜间更为严重，一般可自行或用平喘药物后缓解。若哮喘急性严重发作，经合理应用拟交感神经药物仍不能缓解，称作哮喘持续状态。

4. 患儿在呼吸极度困难时，哮喘最主要体征——喘息可以不存在。年幼儿常伴有腹痛。

（二）体征

1. 中重度哮喘发作时胸廓饱满呈吸气状，颈静脉怒张。严重呼吸困难时呼吸音反而减弱，哮鸣音消失。叩诊两肺呈鼓音，心浊音界缩小，提示已发生肺气肿，并有膈下移，致使可触及肝脾。

2. 听诊全肺布满哮鸣音，可闻及干啰音。

3. 严重持续哮喘气管阻塞可出现桶状胸，无并发症时较少有杵状指。

（三）分类

根据全国儿科哮喘协作组制定的儿童哮喘防治常规将儿童哮喘分为婴幼儿哮喘和儿童哮喘、咳嗽变异性哮喘。

1. 儿童哮喘：3岁以上哮喘反复发作，平喘药有明显疗效，发作时肺部闻及哮鸣音。

2. 婴幼儿哮喘：3岁以下，有其他过敏史，哮喘发作3次及以上，发作时肺部闻及哮鸣音，父母有哮喘病史。

3. 咳嗽变异性哮喘：又称隐性哮喘。咳嗽反复或持续一个月以上，常在夜间和（或）清晨发作，运动后加重，痰少，临床无感染征象，或经长期抗生素治疗无效而平喘药可使咳嗽发作缓解，有个人或家族过敏史，变应原测试阳性。

（四）辅助检查

1. 痰液嗜酸性粒细胞（EOS）上升，血清免疫球蛋白 IgE 上升。

2. 胸部 X 线检查多数患儿在发病期呈单纯过度充气及血管阴影增加。

3. 支气管舒张试验阳性，可助哮喘诊断。

二、护理评估

（一）健康史

询问发病史，有无变应原接触史，有无呼吸道感染现象，家庭成员有无呼吸道疾病，一、二级亲属中有无变应性鼻炎、荨麻疹、哮喘等变态反应疾病史，以及患儿的以往发病史（有无湿疹史）。

（二）症状、体征检查

患儿，评估呼吸困难的症状、体征和严重程度。

（三）社会、心理评估

患儿及家长对本病的认识程度及有无焦虑和恐惧，评估家庭社会支持系统。

（四）辅助检查

了解外周血白细胞、血气分析、肺功能、变应原测定等检查结果。

三、常见护理问题

1. 低效性呼吸形态，与气管狭窄、阻力增加有关。

2. 清理呼吸道无效，与气管水分丢失、分泌物黏稠有关。

3. 焦虑、恐惧，与疾病的痛苦、环境的改变有关。

4. 有体液失衡的危险，与进食少、出汗多、呼吸快有关。

5. 合作性问题，呼吸功能衰竭。

四、护理措施

(一) 消除呼吸窘迫，维持气管通畅

1. 用药护理

支气管扩张剂（如拟肾上腺素类、茶碱类及抗胆碱药物）可采用吸入疗法、口服皮下注射或静脉滴注等方式给药，其中吸入治疗具有用量少、起效快、不良反应小等优点，是首选的药物治疗方法。使用吸入疗法时可嘱患儿在按压喷药于咽喉部的同时深吸气，然后屏气10s。目前常用的拟肾上腺素类药物有硫酸沙丁胺醇气雾剂、硫酸特布他林气雾剂等。拟肾上腺素类药物的不良反应主要是心动过速、血压升高、虚弱、恶心、变态反应及反常的支气管痉挛，每周用药不能超过10mL。常用茶碱类药物有氨茶碱，注射剂一般用于哮喘发作严重时，每日用量不超过1.5g为宜，一般不静脉推注，以免引起心律失常，其不良反应主要有胃部不适、恶心、呕吐、头晕、头痛、心悸及心律不齐等。另外由于氨茶碱的有效浓度与中毒浓度很接近，故宜做血药浓度监测，使之维持在 $10\sim15\mu g/mL$ 的最佳血药浓度。如和拟肾上腺素类药物联合应用时，两药均应适当减量，因两药合用易诱发心律失常。发热、患有肝脏疾病、心脏功能或肾功能障碍及甲状腺功能亢进者尤须慎用。合用西咪替丁、喹诺酮、大环内酯类药物等可影响氨茶碱代谢而排泄缓慢，应减少用量。正确使用糖皮质激素。

2. 吸氧

哮喘时大多有缺氧现象，故应给予氧气，以减少无氧代谢，预防酸中毒。氧气浓度以40%为宜。哮喘严重时常并发呼吸性酸中毒，应给予持续低流量吸氧，同时密切观察患儿呼吸频率、节律、深浅度的变化及缺氧改善情况和生命体征、神志变化，并密切监测动脉血气分析值。严重呼吸困难、呼吸音降低甚至哮鸣音消失，吸氧后仍有发绀，血气分析 $Pa(CO_2)$ 大于8.65kPa（65mmHg）应考虑机械通气。

3. 体位

采取使肺部扩张的体位，可取半坐卧位或坐位。

4. 呼吸道护理

补充足够的水分，定时翻身拍背，雾化吸入，湿化气管，稀释痰液，防止痰栓形成，病情许可时采用体位引流，痰多、无力咳嗽者及时吸痰。

(二) 保证休息

过度的呼吸运动、低氧血症使患儿感到极度的疲倦，给患儿提供一个安静、舒适的环境利于休息，病房内空气流通、新鲜，无灰尘、煤气、油雾、油漆味及其他一切刺激性物

质及花鸟等变应原。护理操作应尽可能地集中进行。采取措施缓解恐惧心理，确保安全，促使患儿放松。

（三）心理护理

进行耐心的解释，指出哮喘是完全可以控制的，同时请哮喘控制较好的患儿现身说法，树立战胜疾病的信心。对容易接受消极暗示的人，应给予积极暗示，保持情绪稳定、心情愉快，必要时可帮助患儿转移注意力。家庭成员应尽力创造和谐、温馨的环境，不要过于关心或疏忽患儿。

（四）提高活动耐力

协助日常生活，指导患儿活动，尽量避免情绪激动及紧张的活动。活动前后，监测其呼吸和心率情况，活动时如有气促、心率加快可给予吸氧并给予休息。依病情而定，逐渐增加活动量。

（五）密切监测病情

观察哮喘发作情况，当呼吸困难加重时有无呼吸音及哮鸣音的减弱或消失、心率加快等。另外，应密切监测患儿是否有烦躁不安、气喘加剧、心率加快、神志模糊等情况。警惕呼吸功能衰竭及呼吸骤停等并发症的发生，同时还应警惕哮喘持续状态的发生。

（六）哮喘持续状态的护理

1. 给予半坐卧位或端坐卧位：保持病室安静，避免有害气体及强光刺激。

2. 改善缺氧，保持呼吸道通畅：温湿化面罩给氧，浓度以40%为宜，流量为4～5L/min，使 Pa（O_2）保持在 9.3kPa（70mmHg）以上，及时清除呼吸道分泌物，必要时做好机械通气准备。

3. 遵医嘱应用支气管扩张剂和抗感染药物，并观察药物疗效。

4. 镇静：极度烦躁时酌情应用镇静剂，如体积分数10%水合氯醛灌肠。禁用吗啡与盐酸哌替啶（度冷丁）和氯丙嗪（冬眠灵）。

5. 守护并安抚患儿，教会患儿做深而慢的呼吸运动。

6. 维持水和电解质平衡，保持静脉通路。

（七）健康教育

1. 饮食指导

尽量避免食入会激发哮喘发作的食物如蛋、牛奶、肉、鲜鱼、虾、蟹。但也不要过分小心谨慎，在忌食方面，婴幼儿应警惕异体蛋白，儿童应少吃生痰的食物，如鸡蛋、肥肉、花生、油腻食品等。在哮喘发作期，应注意多补充水分，进清淡流质，避免脱水或痰稠难以咳出而加重呼吸困难。

2. 指导呼吸运动

呼吸运动可以强化横膈肌，在进行呼吸运动前，应先清除患儿鼻通道的分泌物。避免在寒冷干湿的环境中运动。

（1）腹部呼吸：①平躺，双手平放在身体两侧，膝弯曲，脚平放；②用鼻连续吸气，但胸部不扩张；③缩紧双唇，慢慢吐气直到吐完，重复以上动作10次。

（2）向前弯曲运动：①坐在椅上，背伸直，头前倾，双手放在膝上；②由鼻吸气，扩张上腹部，胸部保持直立不动，由口将气慢慢吹出。

（3）侧扩张运动：①坐在椅上，将手掌放在左右两侧的最下肋骨上；②吸气，扩张下肋骨，然后由嘴吐气，收缩上胸部和下肋骨；③用手掌下压肋骨，可将肺底部的空气排出。

（4）重复以上动作10次。

3. 介绍有关用药及防病知识

告诫患儿必须严格遵守医嘱用药，不能突然停药，以免引起疾病复发。

五、出院指导

1. 协助患儿及家长确认导致哮喘发作的因素，评估家庭及生活环境中的变应原，避免接触变应原，去除各种诱发因素，如避免患儿暴露在寒冷空气中，避免与呼吸道感染的人接触，不养宠物，不种花草，不接触烟尘，被褥保持清洁干燥，禁用阿司匹林、普萘洛尔、吲哚美辛等药物。

2. 使患儿及家长能辨认哮喘发作的早期征象（如鼻痒、咳嗽、打喷嚏等），以及掌握适当的处理方法。

3. 提供出院后用药资料，不能自行停药或减药。

4. 教会患儿在运动前使用支气管扩张剂（预防性药物）预防哮喘发作。

5. 介绍呼吸治疗仪的使用和清洁。

6. 出院后适当参加体育锻炼，多晒太阳，增强肌体抗病能力。

7. 指导心理卫生，保持良好的心境，正确对待疾病，不宜过分地轻视或重视，并积极与其交流沟通。避免过度劳累和情绪激动，消除不良刺激。

第八节　先天性心脏病护理

先天性心脏病简称"先心病"，是胎儿时期心脏血管发育异常而致的畸形，是小儿时期最常见的心脏病。根据左右心腔或大血管间有无直接分流和临床有无青紫，可将先心病分为以下三大类：

第一，左向右分流型（潜伏青紫型）：常见有室间隔缺损、房间隔缺损、动脉导管未闭。

第二，右向左分流型（青紫型）：常见有法洛四联症和大动脉错位。

第三，无分流型（无青紫型）：常见有主动脉缩窄和肺动脉狭窄。

小儿先天性心脏病中最常见的是室间隔缺损、房间隔缺损、动脉导管未闭、肺动脉狭窄、法洛四联症和大动脉错位。

一、临床特点

（一）室间隔缺损

室间隔缺损为小儿最常见的先天性心脏病，缺损可单独存在，亦可为其他畸形的一部分。按缺损部位可分为室上嵴上方、室上嵴下方、三尖瓣后方、室间隔肌部四种类型。临床症状与缺损大小及肺血管阻力有关。大型 VSD（缺损 1～3cm 者）可继发肺动脉高压，当肺动脉压超过主动脉压时，造成右向左分流而产生发绀，称为艾森曼格综合征。

1. 症状

小型室间隔缺损可无症状；中型室间隔缺损易患呼吸道感染，或在剧烈运动时发生呼吸急促，生长发育多为正常，偶有心力衰竭；大型室间隔缺损在婴幼儿时期由于缺损较大，左向右分流量多超过肺循环量的 50%，使体循环内血量显著减少，而肺循环内明显充血，可于生后 1～3 个月即发生充血性心力衰竭，平时反复呼吸道感染、肺炎、哭声嘶哑、喂养困难、乏力、多汗等，并有生长发育迟缓。

2. 体征

心前区隆起；胸骨左缘 3～4 肋间可闻及Ⅲ～Ⅳ/6 级全收缩期杂音，在心前区广泛传导；肺动脉第二心音显著增强或亢进。

3. 辅助检查

（1）X 线检查：肺充血，心脏左室或左右室大；肺动脉段凸出，主动脉结缩小。

（2）心电图：小型室间隔缺损，心电图多数正常；中等大小室间隔缺损，心电图示左心室增大或左右心室增大；大型室间隔缺损或有肺动脉高压时，心电图示左右心室增大。

（3）超声心动图：室间隔回声中断征象，左右心室增大。

（二）房间隔缺损

房间隔缺损按病理解剖分为继发孔（第二孔）缺损和原发孔（第一孔）缺损，以继发孔缺损为多见。继发孔缺损为较常见的先天性心脏病之一，以女性较多见，缺损位于房间隔中部卵圆窝处，血流动力学特点为右心室舒张期负荷过重。原发孔缺损位于房间隔下端，是心内膜垫发育障碍未能与第一房间隔融合，常并发二尖瓣裂缺。

1. 症状

在出生后及婴儿期大多无症状，偶有暂时性青紫。年龄稍大，症状渐渐明显，患儿发育迟缓，体格瘦小，易反复呼吸道感染，活动耐力减低，有劳累后气促、咳嗽等症状。左胸部常隆起，一般无青紫或杵状指（趾）。

2. 体征

胸骨左缘第 2～3 肋间闻及柔和的喷射性收缩期杂音，肺动脉瓣区第二心音可增强或亢进、固定分裂。

3. 辅助检查

（1）X 线检查：右心房、右心室扩大，主动脉结缩小，肺动脉段凸出，肺血管纹理增多，肺门舞蹈。

（2）心电图：电轴右偏，完全性或不完全性右束支传导阻滞，右心房、右心室增大；原发孔 ASD 常见电轴左偏及心室肥大。

（3）超声心动图：右心房右心室增大，右心室流出道增宽，室间隔与左心室后壁呈同向运动。二维切面可显示房间隔缺损的位置及大小。

（三）动脉导管未闭

动脉导管未闭是临床较常见的先天性心脏病，女性多于男性。开放的动脉导管位于肺总动脉分叉与主动脉之间，有管形、漏斗形和窗形，以漏斗形为多见。

1. 症状

导管较细时，临床无症状。导管较粗时临床表现为反复呼吸道感染、肺炎，发育迟缓，早期即可发生心力衰竭。重症病例常有呼吸急促、心悸。临床无青紫，但若并发肺动脉高压，即出现青紫。

2. 体征

胸骨左缘第二肋间可闻及粗糙、响亮、机器样的连续性杂音，向心前区、颈部及左肩部传导，肺动脉第二音亢进。脉压增宽，出现股动脉枪击音、毛细血管搏动和水冲脉。

3. 辅助检查

（1）X 线检查：分流量小者，心影正常；分流量大者，多见左心房、左心室增大，主动脉结增宽，可有漏斗征，肺动脉段凸出，肺血增多，重症病例左右心室均肥大。

（2）心电图：左心房、左心室增大或双心室肥大。

（3）超声心动图：左心房、左心室大，肺动脉与降主动脉之间有交通。

（四）法洛四联症

法洛四联症是临床上最常见的发绀型先天性心脏病，病变包括肺动脉狭窄、室间隔缺损、主动脉骑跨及右心室肥大，其中肺动脉狭窄程度是决定病情严重程度的主要因素。主动脉骑跨及室间隔缺损存在使体循环血液中混有静脉血，临床上出现发绀与缺氧，并代偿性引起红细胞增多现象。

1. 症状

发绀是主要症状，它出现的时间早晚和程度与肺动脉狭窄程度有关，多见于毛细血管丰富的浅表部位，如唇、指（趾）甲床、球结膜等。患儿活动后有气促、易疲劳、蹲踞等；并常有缺氧发作，表现为呼吸加快、加深，烦躁不安，发绀加重，持续数分钟至数小时，严重者可表现为神志不清、惊厥或偏瘫、死亡。发作多在清晨、哭闹、吸乳或用力后诱发，发绀严重者常有鼻出血和咯血。

2. 体征

生长发育落后，全身发绀，眼结膜充血，杵状指（趾），多有行走不远自动蹲踞姿势或膝胸位。胸骨左缘第 2～4 肋间闻及粗糙收缩期杂音，肺动脉第二心音减弱。

3. 辅助检查

（1）X 线检查：心影呈靴形，上纵隔增宽，肺动脉段凹陷，心尖上翘，肺纹理减少，右心房、右心室肥厚。

（2）心电图：电轴右偏，右心房、右心室肥大。

（3）超声心动图：显示主动脉骑跨及室间隔缺损，右心室流出道、肺动脉狭窄，右心室内径增大，左心室内径缩小。

（4）血常规：血红细胞增多，一般在 $(5.0～9.0)×10^2$ 个/L，血红蛋白 170～200g/L，红细胞容积 60%～80%。当有相对性贫血时，血红蛋白低于 150g/L。

二、护理评估

（一）健康史

了解母亲妊娠史，在孕期最初 3 个月内有无病毒感染、放射线接触和服用过影响胎儿发育的药物，孕母是否有代谢性疾病。患儿出生有无缺氧、心脏杂音，出生后各阶段的生长发育状况。是否有下列常见表现：喂养困难，哭声嘶哑，易气促、咳嗽，青紫，蹲踞现象，突发性晕厥。

（二）症状、体征

评估患儿的一般情况，生长发育是否正常，皮肤发绀程度，有无气急、缺氧、杵状指（趾），有无哭声嘶哑，有无蹲踞现象，胸廓有无畸形。听诊心脏杂音位置、性质、程度，尤其要注意肺动脉第二心音的变化。评估有无肺部啰音及心力衰竭的表现。

（三）社会、心理评估

家长对疾病的认知程度和对治疗的信心。

（四）辅助检查

了解并分析 X 线、心电图、超声心动图、血液等检查结果。较复杂的畸形者还应了解心导管检查和心血管造影的结果。

三、常见护理问题

1. 活动无耐力，与氧的供需失调有关。

2. 有感染的危险，与肌体免疫力低下有关。

3. 营养失调，低于肌体需要量，与缺氧使胃肠功能障碍、喂养困难有关。

4. 焦虑与疾病严重，花费大，预后难以估计有关。

5. 合作性问题，脑血栓、脑脓肿、心力衰竭、感染性心内膜炎、晕厥。

四、护理措施

1. 休息。制定适合患儿活动的生活制度，轻症无症状者与正常儿童一样生活，但要避免剧烈活动；有症状患儿应限制活动，避免情绪激动和剧烈哭闹；重症患儿应卧床休息，给予妥善的生活照顾。

2. 饮食护理。给予高蛋白、高热量、高维生素饮食，适当限制食盐摄入，并给予适量的蔬菜类粗纤维食品，以保证大便通畅。重症患儿喂养困难，应有耐心，少量多餐，以免导致呛咳、气促、呼吸困难等，必要时从静脉补充营养。

3. 预防感染。病室空气清新，穿着衣服冷热要适中，防止受凉，应避免与感染性疾病患儿接触。

4. 青紫型先天性心脏病患儿由于血液黏稠度高，暑天、发热、吐泻时体液量减少，加重血液浓缩，易形成血栓，有造成重要器官栓塞的危险，因此，应注意多饮水，必要时静脉输液。

5. 做好心理护理。关心患儿，建立良好护患关系，充分理解家长及患儿对检查、治疗、预后的期望心理，介绍疾病的有关知识、诊疗计划、检查过程、病室环境，消除恐惧心理。

6. 健康教育内容

（1）向家长讲述疾病的相关护理知识和各种检查的必要性，以取得配合。

（2）指导患儿及家长掌握活动种类和强度。

（3）告知家长如何观察病情变化，一旦发现异常（婴儿哭声无力、呕吐、不肯进食、手脚发软、皮肤出现花纹、较大患儿自诉头晕等），应立即呼叫。

（4）向患儿及家长讲述重要药物如地高辛的作用及注意事项。

五、出院指导

1. 饮食。宜高营养、易消化，少量多餐。人工喂养儿用柔软的奶头孔稍大的奶嘴，每次喂奶时间不宜过长。

2. 休息。根据耐受力确定适宜的活动，以不出现乏力、气短为度，重者应卧床休息。

3. 避免感染。居室空气新鲜，经常通风，不去公共场所、人群集中的地方。注意气候变化及时添减衣服，预防感冒。按时预防接种。

4. 补液发热、出汗时要给足水分，呕吐、腹泻时应到医院就诊补液，以免血液黏稠而发生脑血栓。

5. 保证休息，避免哭闹，减少外界刺激以预防晕厥的发生。当患儿在吃奶、哭闹或活动后出现气急、青紫加重或年长儿诉头痛、头晕时应立即将患儿取胸膝卧位并送医院。

第九节　急性肾小球肾炎护理

急性肾小球肾炎是一组不同病因所致的感染后免疫反应引起的急性弥漫性肾小球炎性病变，以链球菌感染后急性肾炎最为常见。肾小球以毛细血管内皮细胞增生为主，病程多在一年内。本病一般预后良好，发展为慢性肾炎者罕见。少数严重病例起病两周内可出现高血压脑病、严重循环充血、急性肾功能不全的严重表现。

一、临床特点

（一）典型症状

1. 前驱症状：急性起病，多数病例病前 1～2 周有呼吸道或皮肤感染史。

2. 水肿、少尿：早期常有水肿，先见于眼睑，严重时迅速延及全身。水肿时尿量减少。

3. 血尿：常为起病的首发症状，多为镜下血尿，其中 30%～50%患儿有肉眼血尿。

（二）体征

1. 水肿：程度不等，呈非凹陷性，严重病例可有少量胸腔积液或腹腔积液。

2. 高血压：约 1/2 患儿有高血压，学龄儿童 > 17.3 ～ 12kPa，学龄前儿童 > 16 ～10.7kPa。

（三）严重表现

1. 高血压脑病：多发生于急性肾炎病程早期，起病一般较急，表现为剧烈头痛、频繁恶心呕吐，继之视力障碍，眼花、复视、暂时性黑矇，并有嗜睡或烦躁，如不及时治疗则发生惊厥、昏迷，少数暂时偏瘫、失语，严重时发生脑疝。

2. 严重循环充血：临床表现为气急、不能平卧，胸闷，咳嗽，口吐粉红色血性泡沫，听诊肺底湿啰音、心跳呈奔马律，肝大压痛等左右心衰竭症状。危重者可因肺水肿于数小时内死亡。

3. 急性肾功能不全：临床表现为少尿或无尿，血尿素氮、血肌酐升高，高血钾，代谢性酸中毒。

（四）辅助检查

1. 尿常规：以红细胞为主，可伴有蛋白尿、白细胞尿、管型尿。

2. 血沉：早期一般增快，提示病情处于活动阶段。

3. 抗"O"：大部分患儿升高，可持续 6 个月。

4. 补体 C_3：血补体 C_3 于 6 ～ 8 周内一过性低下，是链球菌感染后肾炎的首要确诊条件。

5. 肾功能：常有一过性氮质血症，血肌酐及尿素氮轻度升高，经利尿数日后，氮质血症即可恢复正常。

6. 腹部 B 超：多数患儿肾脏有肿胀，结构模糊，呈弥漫性病变。

二、护理评估

（一）健康史

询问发病前有无上呼吸道感染或皮肤感染史、水肿及其发生发展过程，以往有无类似疾病发生。

（二）症状、体征

评估患儿有无水肿及水肿的部位、性质和程度；尿量是否减少，尿色是否呈茶色烟灰水样、鲜红色或洗肉水样；血压有否升高；有无心悸、气短，不能平卧等循环充血表现。

（三）社会、心理

了解患儿的心态、家长对本病的了解程度及对患儿健康的需求。

（四）辅助检查

了解患儿尿常规、肾功能、补体 C_3 等检查结果。

三、常见护理问题

1. 体液过多，与肾小球滤过率下降有关。
2. 活动无耐力，与水钠潴留、血压升高有关。
3. 合作性问题，高血压脑病、严重循环充血、急性肾功能不全。
4. 有感染的危险，与肌体抵抗力下降有关。

四、护理措施

（一）环境要求

病室阳光充足，空气新鲜，室温保持在 18～20℃。减少病室的探访人数及次数，以防交叉感染。

（二）休息

起病两周内患儿应卧床休息，待水肿消退、血压降至正常、肉眼血尿消失，可下床轻微活动。

（三）饮食

有水肿及高血压的患儿应限制钠盐摄入，每日钠盐量 1～2g；有氮质血症时限制蛋白质的摄入量，每日 0.5g/kg；供给高糖饮食以满足患儿热量需要；除非严重少尿或循环充血，一般不必严格限水。在尿量增加、水肿消退、血压正常后可恢复正常饮食，以保证患儿生长发育的需要。

（四）皮肤护理

加强全身皮肤黏膜清洁工作，注意保护水肿部位的皮肤，以免损伤而引起感染。注意腰部保暖，可促进血液循环，增加肾血流量，增加尿量，减轻水肿。

（五）观察病情变化

1. 观察尿量、尿色，准确记录 24h 出入液量，每日晨测体重一次。患儿尿量增加，肉眼血尿消失，提示病情好转。如尿量持续减少，出现头痛、恶心、呕吐等，要警惕急性肾功能不全的发生，此时应嘱患儿绝对卧床休息，精确记录出入液量，严格控制液体量，给无盐、低优质蛋白、高糖类饮食，并做好透析前的准备工作。

2. 每 8h 一次监测血压，血压显著增高者，酌情增加测量次数。若出现血压突然升高，剧烈头痛、眼花、呕吐等，提示高血压脑病可能，立即绝对卧床休息，抬高头肩 15～30°，吸氧，并遵医嘱予镇静、降压、利尿处理。

3. 密切观察患儿有无烦躁不安、不能平卧、胸闷、心率增快、尿少、肝脏肿大，发现上述症状立即予以吸氧、半卧位，严格控制液体摄入，并通知主管医生。

（六）观察药物治疗的效果和不良反应

应用降压药后应定时测量血压，评价降压效果，并观察有无不良反应。如应用利舍平后可有鼻塞、面红、嗜睡等不良反应；应用硝苯地平降压的患儿避免突然起立，以防直立性低血压的发生；应用利尿剂，尤其静脉注射呋塞米后，要注意有无利尿过度，导致脱水、电解质紊乱等。

（七）健康教育

1. 告知患儿及家长本病是一种自限性疾病，无特异治疗，主要是休息、对症处理、加强护理。本病预后良好，发展为慢性肾炎者少见。

2. 认真向患儿及家长讲解休息的重要性，以及疾病不同阶段对饮食的特殊要求，取得患儿及家长的配合。

3. 指导家长正确留取尿标本。

五、出院指导

（一）休息

出院后可在室内适当活动，至第 2 个月，如病情恢复顺利，血沉正常，可以上学，但要免体育课，避免剧烈运动。一般在病情稳定 3 个月后，可逐渐恢复体力活动。

（二）饮食

宜清淡、少刺激、易消化的食物。多吃新鲜蔬菜和去皮水果，忌吃罐头食品。如血压正常、水肿消退，可给予普通饮食，不必忌口，以免影响小儿的生长发育。

（三）预防感染

向患儿及家长说明预防呼吸道及皮肤感染的重要性。患儿居室内要保持空气新鲜，不要门窗紧闭。应尽量谢绝亲友探视，特别是患感冒的人，以预防呼吸道感染。同时应经常洗澡，保持皮肤清洁，夏秋季节要预防蚊虫叮咬。衣服要常洗晒，以预防皮肤感染。

（四）每周化验尿常规一次

待尿蛋白阴性，尿中红细胞偶见或消失，就可以每 2～4 周化验一次。送化验盛尿的容器要清洁，容器内如有其他物质，会影响化验结果。尿标本以留取晨起第一次尿较好。

第八章

老年疾病的护理

第一节　老年护理的原则和特点

一、老年护理的原则

老年护理工作有其特殊的规律和专业的要求，为了实现护理目标，在护理实践中还应遵循相关的护理原则。现代护理学基本理论揭示了实现护理活动目标的合理途径和形式，为护理实践活动提供总的方向和方法论指导。系统理论、需要理论、自护理论等，对护理工作无不具有积极的指导意义。这些理论可作为制定老年护理原则的依据。

（一）满足需求

人的需要满足程度与健康成正比。因此，首先应基于满足老年人的多种需求。护理人员应当增强对老化过程的认识，将正常及病态老化过程及老年人独特的心理社会特性与一般的护理知识相结合，及时发现老年人现存的和潜在的健康问题和各种需求，使护理活动能提供满足老年人的各种需求和照顾的内容，真正有助于其健康发展。

（二）社会护理

老年护理的对象不仅是老年患者，还应包括健康的老人、老人家庭的成员。因此，老年护理必须兼顾到医院、家庭和人群，护理工作不仅是在病房，而且也应包括社区和全社会，从某种意义上讲，家庭和社会护理更有其重要性，因为不但本人受益，还可大大减轻家庭和社会的负担。

（三）整体护理

由于老年人在生理、心理、社会适应能力等方面与其他人群有不同之处，尤其是老年患者往往有多种疾病共存，疾病之间彼此交错和影响。因此，护理人员必须树立整体护理的理念，研究多种因素对老年人健康的影响，提供多层次、全方位的护理。一方面要求护理人员对患者全面负责，在护理工作中注重患者身心健康的统一，解决患者的整体健康问题；另一方面要求护理业务、护理管理、护理制度、护理科研和护理教育各个环节的整体配合，共同保证护理水平的整体提高。

（四）个体化护理

衰老是全身性的、多方面的、复杂的退化过程，老化程度因人而异；影响衰老和健康的因素也错综复杂，特别是出现病理性改变后，老年个体的状况差别很大，加上患者性别、病情、家庭、经济等各方面情况不同，因此，既要遵循一般性护理原则，又要注意因人施护，执行个体化护理的原则，做到针对性和实效性护理。

（五）早期防护

衰老起于何时，尚无定论。又由于一些老年病发病演变时间长，如高脂血症、动脉粥样硬化、高血压、糖尿病、骨质疏松症等一般均起病于中青年时期，因此，一级预防应该及早进行，老年护理的实施应从中青年时期开始入手，进入老年期更加关注。要了解老年人常见病的病因、危险因素和保护因素，采取有效的预防措施，防止老年疾病的发生和发展。对于慢性病患者、残疾老人，根据情况实施康复医疗和护理的开始时间也越早越好。

（六）持之以恒

随着衰老，加上老年疾病病程长、并发症多、后遗症多，多数老年患者的生活自理能力下降，有的甚至出现严重的生理功能障碍，对护理工作有较大的依赖性，老年人需要一些连续性照顾，如医院外的预防性照顾、精神心理护理、家庭护理等。因此，开展长期护理是必要的。对各年龄段健康老人、患病老人均应做好细致、耐心、持之以恒的护理，减轻老年人因疾病和残疾所遭受的痛苦，缩短临终依赖期，对生命的最后阶段提供系统的护理和社会支持。

二、老年人护理的特点

老年人由于肌体反应迟缓，体温调节和全身应激反应的差异，所以某些疾病的发展很不典型。无论在发病的起因、临床表现和诊断、治疗上都与青年人有所不同，而且不能按常规的方法来诊治，因而定期的健康检查非常必要。下面为老年人常见疾病护理的特点：

（一）不典型的临床症状

表现的临床过程和体征常常与年轻人的表现截然不同或呈现出特殊的症状，因而给早期诊断造成困难。如老年人很多病都不发热，或呈低热；老年肺炎常常没有一般人所表现的典型症状而表现出消化系统的症状或神经精神方面的症状；不典型的脑肿瘤也常误诊为脑出血和脑栓塞等；老年人很多在全身性情况下都可出现异常的神经精神症状，因而要进行全面的检查，仔细地鉴别诊断；心肌梗死也常常没有典型的心绞痛，甚至没有胸痛；对老年人出现的休克、心衰竭，要考虑是否为综合性的因素，考虑范围宜广泛些；急性的尿路感染在老年人也很常见，但往往缺乏细菌感染所表现出来的那些症候群；某些患急腹症的老年人，也常常没有年轻人那样典型的腹痛和体征；又如甲亢，在老年人多呈淡漠型。

（二）多种疾病同时并存，错综复杂

由于老年人的生理特点，常常身患多种疾病，常常在病程中出现难以预知的情况，致使某些疾病常常相互混杂、互相影响、互相转化，构成诊断、治疗上的困难，甚至造成病情恶化。

（三）容易发生并发症

老年人常常基于某些致病因子的侵袭，即使是一些轻微的原因也可造成内环境的紊乱，出现水盐电解质的平衡失调，低钾血症、高钾血症、低钠血症、高钠血症、脱水和红细胞比容的升高造成血管的栓塞和梗死。外周动脉血栓和肢体坏疽等也在老年患者中常见；糖尿病性昏迷、酸中毒、休克、弥散性血管内凝血（DIC）等发病率也高，因而诊断和处理都要全面考虑、及时处理。

（四）由药物引起的不良反应多

老年人由于身患一种或多种疾病，因而经常服用一种或多种药物。但往往因用药不当，对药物的不良反应不了解而发生严重后果。因而，对老年人要强调正确使用药物，了解其特殊不良反应，必要时在医生指导下使用。

第二节　老年人用药护理

一、老年人的用药特点

药物是治疗、预防和诊断疾病的重要手段之一。老年人随着年龄的增加以及各器官和组织发生衰老的改变而出现生理功能减退，药物在体内的吸收、分布、代谢和排泄等发生明显的改变，尤其是老年人通常一体多病，许多人需要同时用多种药物治疗。因此，老年人必须合理用药，才能提高药物的疗效，避免或减少不良反应的发生。

（一）老年人药物代谢特点

药物一般是通过肝脏、肾脏代谢后，其产物再由泌尿道或胃肠道排出体外，也有部分经皮肤汗腺排泄的药物。由于老年人各种功能的降低，药物代谢与排泄均受到一定影响，不能按照一般正常速度排出而蓄积体内，致使药物在体内的半衰期延长，因此，药物治疗时应特别谨慎，防止由于药物蓄积而发生的不良反应或中毒。

1. 药物的吸收

是指药物溶解进入体液的过程。药物的吸收受多种因素的影响，如胃液的酸碱度、胃排空速度、肠蠕动情况等。

（1）胃酸减少：随着年龄的增加，老年人胃酸分泌减少，延缓了药物的溶解吸收速度，使有些药物溶解度降低、吸收减少。而老年人的消化功能低下，所以很容易受某些药物的干扰而出现消化功能障碍，引起恶心、呕吐、消化不良、腹泻、便秘等。

（2）胃动力降低：由于胃肠黏膜和肌肉萎缩，使胃排空减慢，药物进入小肠的时间延迟，同时肠道动力降低，使药物在胃肠内滞留时间延长而导致吸收增多。

（3）胃肠血流量减少：65岁老年人胃肠道血流量比年轻人少50%，可使药物吸收减少，导致药物在血液中的峰值浓度降低。

（4）肠黏膜吸收减少：老年人小肠平滑肌层变薄，吸收功能减退；绒毛变薄变钝，有效吸收面积减少，影响药物的吸收。

此外，不同的给药途径也是影响药物吸收的重要因素。因此，老年人用药须综合考虑这些因素，注意合理给药和服药的间隔时间。

2. 药物的分布

药物一经吸收进入血液循环，必须经过许多代谢环节才能达到作用部位，影响药物在体内的分布因素有药物对组织的亲和力、血流量、药物与血浆蛋白的结合等。老年人用药后药物在体内分布受以下因素的影响：

（1）药物对组织的亲和力：一般老年人体重减轻，体液减少，脂肪增加，会导致一些水溶性较大的药物，如阿司匹林、奎宁、对乙酰氨基酚等在体内分布减少；而一些亲脂类的药物如巴比妥、利多卡因、地西泮等在老年人组织中分布增多，且作用持久，长期服用会产生毒性作用，而女性老年人脂肪成分的增加比男性明显，因此，用药尤应慎重。

（2）血流量：由于心血管系统的改变，老年人的心排出量较中青年人低，一般自30岁以后每年递减1%，60～70岁老年人心排出量与20～30岁人相比减少20%～30%，到80岁时约减少40%；同时各器官血液灌注量均较青年人减少，以冠状动脉、脑动脉及肝、肾血流量的减少更为显著，使药物到达组织器官的浓度和药物代谢清除率降低，从而影响药物的分布及作用时间。

（3）药物与血浆蛋白的结合：药物进入血液循环后部分与血浆蛋白结合，形成结合型药物；未结合的药物被称为游离型药物。由于老年人血浆蛋白浓度降低，导致药物与血浆蛋白的结合率减少而游离型药物增多，即药物在血液中的浓度增高引起毒性反应。另外，大部分老年人需要同时服用多种药物，这些药物与血浆蛋白竞争性结合，使血液中游离型药物的浓度更高，更易产生毒性作用。

3. 药物的代谢

肝脏是药物代谢的主要场所。

（1）肝血流量减少：随着年龄的增长，老年人肝重降低，肝血流量也减少，老年人的肝血流量仅为青年人的40%～50%，90岁以上老年人仅为30%，使药物的代谢功能也随之减缓。因此，某些药物，如利多卡因，在体内的代谢清除率会随年龄的增长而下降。

（2）肝功能减退：老年人功能性肝细胞减少，对药物代谢也有一定影响，某些由肝代谢的药物如氯霉素、洋地黄等，会导致血药浓度增高或代谢延缓出现不良反应，因此，应适当调整用药剂量。

4. 药物的排泄

大部分药物代谢后其产物通过肾脏排泄。由于老年人肾组织、肾单位减小，肾血流量、肾小球滤过率、肾小管分泌和重吸收功能等降低，同时肾小管的分泌和重吸收功能亦衰退，因此，药物易在体内蓄积，毒副反应增加。

5. 个体差异

老年人用药的个体差异显著，至今很难制定出适合老年人的统一用药标准。存在个体差异的原因有：①遗传因素。②老化进程及各组织器官老化的程度不同。③多种疾病并存且相互影响。④患病史和药物治疗史不同。⑤社会、文化背景及心理上的差异等。

（二）老年人药效学特点

1. 对药物的耐受性降低

老年人对药物的耐受性降低，且女性比男性表现更明显。一般使用一种或少量药物联合使用时，老年人可以耐受，但当多种药物联合使用又不减量时，容易出现不良反应和胃肠道症状。

2. 组织的感受性改变

肌体对药物的感受性会随着年龄的增长而改变。有的老年人在使用常规药量时也可能出现超量反应，如对甲状腺素、洋地黄等制剂的感受性增强，而对异丙肾上腺素、普萘洛尔等药物则敏感性降低，这可能与老年人心脏血流量减少、组织纤维化、受体功能降低有关。由于老年人个体差异较大，同龄人的用药剂量可相差数倍之多。

3. 药物的相互作用

指一个药物可影响另一个药物的吸收、分布、代谢和排泄，老年人身患多病，往往用药种类较多，由于药物在体内的分布和血浆蛋白结合方面的变化，更容易产生各种有益的和不良的相互作用。且药物种类越多，发生不良反应的概率也越高。20%以上的药物毒性反应都与同时应用多种药物有关。因此，老年人用药必须慎重考虑到药物之间的相互作用所引起的不良反应。药物相互作用是一个十分复杂的过程，老年人药物治疗时，应尽量减少同时使用多种药物，以免引发不良反应和无效治疗。应注意以下四点：①评估患者的服药史。②尽量避免同时使用多种药物治疗。③需要服用多种药物时，应注意给药顺序、途

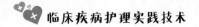

径、时间、疗程并及时调整剂量，使用较安全的药物和安全的给药途径。④用药过程中尽量不要更换药物，尤其是有明显相互作用的药物。

二、老年人用药原则

（一）老年人用药的不良反应

1. 药物不良反应的定义

药品具有两重性，它既能治疗疾病、减轻痛苦，也可能因不良作用、过敏反应等引发危害人体健康的疾病。世界卫生组织对药物不良反应的广义定义为：为预防、诊断或治疗疾病，或为改善生理功能而服用适当剂量药物所引起的有害的、非预期的或治疗上不需要的反应。药物不良反应一般是指在正常用法、用量的情况下出现的对人体有害的或意外的反应，但不包括由用药不当所引起的反应，如用错药物及剂量、滥用药物、自杀性过量服药等。

2. 老年人常见的药物不良反应

（1）第一类反应

与药物的药理特性和剂量有关。

①不良反应：是指与治疗无关的反应，但是不影响治疗效果，如麻黄碱能兴奋中枢神经，引起失眠；服用阿托品时会出现口干和视觉模糊等。药物的不良反应常在停药或联合用药后消除或减小。

②毒性反应：是指用药所引起的严重系统功能紊乱和组织损伤。轻度的毒性反应表现为头晕、目眩、恶心、呕吐、失眠、耳鸣等，有时与不良反应很难区别；严重的毒性反应表现为药物对肝、骨、心血管或造血系统的损害。如长期大量使用氨基苷类抗生素引起的听神经损伤，严重者会出现药物中毒性耳聋。

（2）第二类反应

与患者的过敏性或特异质体质有关。

①过敏反应：是指用药时引起的一种特异性免疫反应。轻者出现皮疹、荨麻疹、皮肤瘙痒、呼吸困难、哮喘，严重者会出现过敏性休克，如青霉素引起的过敏性休克。老年人的免疫力衰退，出现过敏反应机会增多。

②特异质反应：是指具有特异质体质的人对药物的异常反应。如某些人服用磺胺类药物后引起急性溶血，这是因为患者体内缺乏葡萄糖-6-磷酸脱氢酶（G-6-PD）所致。

（3）第三类反应

与药物治疗后的继发反应有关。

①继发反应：是指继发于治疗作用后出现的一系列不良反应，如长期使用广谱抗生素会引起二重感染。

②耐药性：是指长期使用某种药物后，肌体对此药物的敏感性降低，再次使用一般剂量则不能达到治疗效果。如临床上长期使用青霉素后，金黄色葡萄球菌的耐药率可高达80%～90%。

③成瘾性：是指患者使用某些药物后对其产生的依赖性。如患者在停用吗啡类镇痛药后会出现一系列戒断症状，另外巴比妥类、地西泮类等药物都有成瘾性。

④停药反应：是指患者突然停药后原有病情突然加剧，又称回跃反应，如高血压长期服用可乐定，停药次日血压突然回升。

（4）第四类反应

与药物间的相互作用有关。

①正性作用：两种以上药物同时或先后使用所产生的效应称药物的相互作用。有益的相互作用叫作正性作用，有害的相互作用则为负性作用。如心脏病患者用药时与钾剂联合使用可预防洋地黄中毒。

②负性作用：有两类，一类为药物之间的药理作用不同，致使其中一种药效改变，如噻嗪类利尿剂可引起低血钾，与洋地黄同时服用会导致洋地黄在维持量时有出现心律失常的危险；另一类为两种以上药物具有相同药理作用，联合使用会引起累积反应，如中枢神经系统抑制药物。因此，在联合用药时，必须考虑配伍禁忌。

（二）老年人选药与用药原则

1. 选药原则

（1）合理选择药物

药物是治疗老年疾病的重要手段之一，在治疗上做到安全有效，就必须正确合理使用药物。用药前必须评估患者的用药史和身体状况，当诊断明确后，确保药物安全有效才能使用。老年人应遵照医嘱服药，不可自作主张随意滥用新药、补药、中西药混用或跟随广告用药。能通过调整饮食、环境、生活习惯得以改善的疾病尽量不用或少用药；少用或禁用损害肝肾功能的药物，特别是有肝肾功能损伤的老年人。

（2）药物品种要少

老年人常一体多病，须同时服用几种药物。同时使用多种药物常可发生药物之间的协同作用或拮抗作用，导致药物不良反应的发病率增高，而药物的不良反应的发生概率会随用药品种的增多而增高。因此，要提倡少用药，能用一种药物时就不必用两种药物。

（3）用药剂量要小

由于老年人肝脏代谢功能降低和肾脏清除功能减退，药物在体内的半衰期延长，易发生血药浓度过高产生不良反应，因此，老年人用药剂量宜比成年人小。一般情况下，60～80岁的老年人用药剂量为成人的1/2～2/3；80岁以上则只用1/3～1/2，有肝、肾功能减退的老年人用量更应小，部分特殊药品如强心苷类，仅为成年人的1/4～1/2。因为老年人个体差异较大，用药应尽可能个体化，根据患者的具体病情选择最适合的剂量。如有条件者可根据药物浓度的监测结果，及时调整用药的剂量，力争做到剂量最小，疗效最大，不良反应最少。

（4）适当使用补药

"药补不如食补"，饮食正常的健康老年人一般不需要服用补药。若须用补药，则必须在医生的指导下使用，不能滥用补药。服用补药要遵循"因人制宜、因地制宜、因病制宜"的进补原则，否则误补反而添病。目前还没有任何补药能代替正常饮食而使人健康长寿，因此，日常生活中讲究饮食的质量、饮食卫生才能有效预防疾病，促进康复。

2. 用药原则

（1）简单易行的用药方案

老年人记忆力差、反应迟钝，易出现多服、漏服、误服、乱服的现象。因此，老年人的用药方案应简单易行，药物名称、给药方法、剂量、时间等要详细嘱咐、标示醒目。尽量减少多次给药、隔日一次等间歇给药的方法，使患者及家属容易接受服药方案，配合治疗。

（2）安全有效的给药途径

对老年人实施正确的给药途径尤为重要，只有采取适当的给药方法才能取得较好疗效。老年人给药途径以静脉注射、口服给药效果较好，因局部循环欠佳，肌肉、皮下注射血药浓度难以达到有效剂量而效果较差。

（3）科学合理的给药时间

不同的药物有其最佳吸收和作用时间，掌握用药的最佳时间可以提高药效、减少不良反应的发生。如糖皮质激素每日晨时分泌最多。故在上午6—8时用药效果最好。一般药物可在饭后服用，尤其对消化道有刺激的药物如铁剂、抗生素等，此时药物与食物混合可减少对胃黏膜的刺激；而有些药物须在饭前服用，如健胃药、抗酸药、胃肠解痉药、收敛药、利胆药等；有些药物要求在空腹或半空腹时服用，如驱虫药等。

（4）准确的停药或减药时间

因药物都有一定的毒性作用或不良反应，若不是疾病本身的需要，达到预期疗效后应及时停药。但长期用药的老年人如高血压、糖尿病等患者，一旦骤然停药会导致原来的疾病恶化，其危害甚至超过未用药时，因此，老年人停药或减药都要在医生的指导下进行，不可擅自停药。有些老年人往往由于某种误导作用，对药物有严重的依赖心理，用药容易停药难，而用药时间过长或剂量过大都可导致药源性疾病，造成严重后果。因此，当病情好转或用药达到疗程时，应遵照医嘱及时停药或减量。

3. 用药指导

老年人由于衰老，记忆力减退，加上服药种类多，对服药的时间、服药的方法不够理解，往往会出现重复用药、忘服、误服、漏服等现象，影响了老年人的安全和及时有效地用药。而老年人出现的药物不良反应中，2/3是可以预防的，因此，对老年人进行用药指导是预防药物不良反应的最有效途径。在给老年人用药时，应详细询问病史、用药史、过敏史，正确选择用药，详细说明药物的名称、药效、用法、禁忌证、可能出现的不良反应及处理方法，以确保老年人正确安全用药。

4. 监测用药

老年人用药更易出现不良反应，在正确给药的同时，还应在用药前全面了解患者肝、肾功能和精神等方面的情况，用药时严密监测药物产生的药效和不良反应。在使用抗高血压药、抗心律失常药、强心苷、利尿药、抗肿瘤药、抗精神病药、抗生素等时应密切观察药物不良反应；在治疗疾病的过程中定期检测肝、肾功能和血液酸碱、电解质情况，以评估可能发生的不良反应。如有条件，可及时监测血药浓度。

三、老年人的用药护理

随着年龄的增长，老年人记忆力减退，学习新事物的能力下降，对药物的治疗目的、服药时间、服药方法常不能正确理解，往往影响老年人用药安全和药物治疗的效果。因此，指导老年人正确用药是护理人员一项重要的护理服务。

（一）全面评估老年人用药情况

1. 用药史评估

详细评估老年人的用药史并建立完整的用药记录，包括既往和现在的用药记录、药物的过敏史、引起毒副作用的药物以及老年人对其所用药物的作用、不良反应、注意事项等情况是否了解。

2. 老化程度评估

仔细评估老年人主要器官的功能情况，如吞咽能力、胃肠消化、吸收功能、心脏功能、中枢神经系统功能、呼吸系统功能、肝肾功能等。如有无吞咽困难、有无义齿引起的吞咽障碍、有无心脏的频率及节律异常、有否呼吸困难、肝肾损害性病变等。

3. 服药能力评估

包括视力、听力、阅读能力、理解能力、记忆力、获取药物的能力、识别变质药物的能力、多药合用时的配伍禁忌常识、药物与食物间的相互影响知识、发现不良反应的能力等的评估。如是否有能力自己准备药物（从药袋或药瓶中取出药物、计算用量、开关瓶盖、辨认刻度）、服药后可能出现的情况识别（作用与不良反应）等。

4. 心理—社会状况评估

了解老年人的文化程度、饮食习惯（如饮食是否有规律、进食的时间、饮食种类、有无饮茶饮酒吸烟等习惯、饮食习惯与服药方法及药物疗效是否一致等情况）、家庭经济状况，对当前治疗方案和护理计划的了解、认识程度和满意度，家庭的支持情况，对药物有无依赖、期望或持怀疑、反感、恐惧等态度（如能以乐观、豁达的态度对待疾病还是对疾病治愈失去信心），是否因经济困难而自行节省药物用量或减量服用，对医护人员的信任度及对治疗和护理方案的依从性等。

（二）密切观察和预防药物不良反应

老年人用药后发生药物不良反应的概率较高，往往是青年人的 3～7 倍。因此，医护人员和老年人的家属，都应该密切观察老年人用药后的反应。在家庭护理中，护理人员不但自己要能正确使用药物，而且还要指导家庭照顾者与老年人正确使用和保管药物，以充分发挥药物疗效，减少或避免发生不良反应，提高老年人用药的安全性。

1. 老年人用药后常见的不良反应

有毒性反应、不良反应、变态反应、反向作用等。毒性反应有胃肠道反应（如恶心、呕吐、腹泻、黄疸等）、中枢神经系统反应（如头晕、耳鸣、听力下降等）、心血管反应（如血压下降、心动过速、心律失常等）。使用降压药易导致直立性低血压发生跌倒。服用抗凝药时，易自发性出血，应指导老年人密切注意在刷牙、排大便时有无出血情况。老年人用药后可发生变态反应，如皮疹、皮肤发炎、发热、血管神经性水肿等，严重者可发生过敏性休克。指导老年人及家属及时发现伴随用药而出现的皮疹、皮肤发炎、发热。老年人在用药后容易出现药物的反向作用，即用药后出现与用药治疗效果相反的特殊不良反应。如用硝苯地平治疗心绞痛反而加重心绞痛，甚至诱发心律失常。所以，用药后要细心观察，一旦出现不良反应时宜及时遵循暂停用药原则并及时遵医嘱处理。

老年人不良反应表现形式比较特殊，除以上症状外，易出现的是老年病五联征——精神异常、跌倒、大小便失禁、不思活动、生活能力丧失。极易导致误诊和漏诊，故应该给予特别关注。

2. 老年人易发生不良反应的常见药物

（1）镇静催眠药

老年人对巴比妥类药敏感性增高，多数老年人应用后出现兴奋、激动、精神异常等作用，并可产生药物依赖性，故老年人应避免使用。苯二氮䓬类药较苯巴比妥类安全范围大，但老年人长期服药后，易引起神经系统抑制，表现为嗜睡、四肢无力、神志模糊，甚至可引起老年人抑郁症，用药宜减量。

（2）抗精神病药

吩噻嗪类的氯丙嗪可阻断网状结构上行激活系统的 α-肾上腺素受体，具有较强的镇静作用，并可阻断外周 α-肾上腺素受体，直接扩张血管，引起血压下降。老年人对抗精神病药较敏感，故应用氯丙嗪后，易致直立性低血压。老年人使用吩噻嗪类药物引起震颤性麻痹的发病率较高，且常为永久性的，故宜在开始时应用小剂量。若出现震颤性麻痹不良反应征兆时及时处理。三环类抗抑郁药如阿米替林等，老年人对其在体内的代谢与排泄均下降，故敏感性增强，老年人用后易发生便秘、尿潴留、口干、青光眼恶化、精神错乱、心律失常和直立性低血压等不良反应。因神经系统功能减退，大多数老年人服用丙米嗪、阿米替林后易出现失眠、健忘、激动、定向障碍、妄想等症状，出现上述症状时应立即停药。

（3）防治心绞痛药

老年人应用硝酸甘油可引起头晕、头涨痛、心跳加快，诱发或加重青光眼；老年人用硝苯地平后可出现面部潮红、心慌、头痛等反应。

（4）抗心律失常药

老年人使用胺碘酮后可出现室性心动过速。使用减慢心率的药可出现眩晕、低血压、手震颤、心动过缓和传导阻滞。

（5）降压药

老年人对降压药的耐受性较低，使用降压作用较强的药物如哌唑嗪、卡托普利等，易致低血压、心脏供血不足和脑缺血晕厥，甚至引起心绞痛和脑血栓形成。老年人对可乐定、甲基多巴等中枢性降压药十分敏感，可使老年人极度镇静、嗜睡和眩晕等，突然停用可乐定，可出现精神紧张、失眠、激动、心悸、出汗、反跳性血压增高甚至高血压危象等停药反应。老年人对利血平亦十分敏感，可出现嗜睡、记忆减退，诱发溃疡、抑郁等。老年人应用普萘诺尔，因自身肝功能减退、血浆蛋白含量降低等，而致不良反应增加，如头痛、眩晕、嗜睡、心动过缓、低血压、心脏传导阻滞等，可诱发哮喘加重及心衰。对周围循环不良的老年人，应用普萘诺尔可因心排出量与周围血流量减少而致四肢冰冷、跛行加剧，故剂量宜个体化并严密观察不良反应的发生。

（三）老年人用药指导

1. 选择合理给药途径的指导

患慢性病的老年人，可选用口服给药，一般不主张用静脉滴注和肌内注射方法给药。但如患急性病、急性感染伴有高热、病情危重等，则需要静脉途径给药。因为老年人的肌肉对药物的吸收能力较差，注射后疼痛较显著或易形成硬结，因此，应尽量减少注射给药。在通过静脉途径给药时，一定要考虑老年人心脏的功能状况，尽量减慢给药的滴速和减少输入液体的量。在输注葡萄糖时要警惕患者有无糖尿病，若有糖尿病应加适量的胰岛素及钾盐。多药合用时要注意配伍禁忌。整个输液过程中要密切观察输液反应，发现异常及时对症处理。其他途径如舌下含化、直肠给药、雾化吸入、皮肤给药等，要根据老年人的具体情况、安全性等综合考虑来加以选用。

2. 提高用药依从性的指导

老年慢性病患者治疗效果不满意，除与病因、发病机制不明，缺乏有效的治疗药物外，还有一个不容忽视的问题，就是老年人服药的依从性差。老年人由于记忆力减退，容易忘记服药或错服药；经济收入减少，生活相对拮据；担心药物不良反应；家庭社会的支持不够等，均导致老年人服药的依从性差，从而严重影响了治疗效果。提高老年人服药依从性的护理措施如下：

（1）加强给药护理

①对住院的老年人，护理人员应严格执行给药操作规程，按时将早晨空腹服、饭前服、饭时服、饭后服、睡前服的药物分别送到患者床前，并照顾其服下。②对出院带药的老年人，护理人员要通过口头和书面的形式，向老年人解释药物名称、用量、作用、不良反应和用药时间。用字体较大的标签注明用药的剂量和时间，便于老年人记忆。社区护理人员定期到老年人家中清点其剩余药片的数目，也有助于提高老年人服药的依从性。③对空巢、独居的老年人用药则须加强社区护理干预。由社区护理人员将老年人每日需要服用的药物放置在专用的塑料盒内，盒子有四个小格，每个小格标明服药的时间，并将药品放置在醒目的位置，促使老年人养成按时服药的习惯。④对于精神异常或不配合治疗的老年人，护理人员须协助和督促其服药，并确定老年人是否将药物服下。老年人若在家中，应要求家属配合做好协助、督促工作，可通过电话追踪，确定老年人的服药情况。⑤对吞咽障碍与神志不清的老年人，一般通过鼻饲管给药；对神志清楚但有吞咽障碍的老年人，可将药物加工制作成糊状物后再给予。

（2）指导按时服药

指导老年人在最佳时间用药，最佳用药时间就是指将服药时间的安排与人体生物节律（生物钟）相吻合，以使药物发挥最佳疗效，并且减少其毒副作用。可使用闹钟或其他方法加强老年人的时间观念，并将药物放在固定的、老年人易看到的地方，提醒其准时服药。要求老年人记服药日记、病情自我观察记录等，强化其用药的依从性。

（3）服药依从性教育

护理人员可通过综合性教育方法如借助宣传媒介，采取专题讲座、小组讨论、发宣传材料、个别指导等方式鼓励老年人学习疾病相关知识，提高老年人的自我管理能力，促进其服药依从性的提高。通过门诊教育、住院教育和社区教育三个环节紧密结合的全程健康教育计划的实施，与老年人建立良好的合作性护患关系，请老年人谈对病情的看法和感受，让老年人知道每种药物在整个治疗方案中的轻重关系，倾听老年人的治疗意愿，注意老年人是否非常关注费用，鼓励老年人参与治疗方案与护理计划的制订，使老年人对治疗充满信心，形成良好的治疗意向，当老年人服药依从性好时及时给予肯定。

第三节　老年神经系统疾病的护理

在人类器官系统中，随着年龄的增长，中枢神经系统也有改变，这包括形态结构、神经生理、神经生化和神经心理学等方面的改变，使老年人容易出现脑血管病变、帕金森病及阿尔茨海默病等特有的疾病。了解这些改变，熟悉这些疾病的特点，对正确做出与老年人年龄相关的神经病学评估很重要。下面针对社区中患脑血管疾病的老年护理进行论述。

脑血管病（CVD）是指由于各种脑血管病变所引起的脑部病变。本病十分常见，因其发病率高、病死率高、致残率高，成为严重威胁人类健康的重要疾病之一，它与心血管疾病和恶性肿瘤成为老年人死亡的三大疾病。脑血管以动脉疾病多见，尤其以急性脑血管疾病更突出，称为卒中。

较常见的脑血管病分为两类：第一类为缺血性，主要是短暂性脑缺血发作、脑血栓形成、脑栓塞、腔隙性梗死。第二类为出血性，主要是脑出血和蛛网膜下腔出血。其中脑血栓形成及脑出血在老年急性脑血管病中的发病率较高。

一、老年脑血栓形成

（一）概述

脑血栓形成指由于脑动脉粥样硬化或其他因素造成管腔狭窄或闭塞，导致脑组织因急性供血不足或血液中断而发生相应区域缺血、缺氧或坏死，产生神经症状和体征的疾病，是急性脑血管病中最常见的类型。脑血栓形成好发于 60 岁以上的老年人，男性多于女性。

（二）病因和发病机制

脑动脉粥样硬化是老年人脑血栓形成的最常见病因，因脑部血管壁发生病变、血流缓慢、血液成分改变和黏度增加形成的血栓，致使血管发生闭塞。

（三）临床表现

1. 好发年龄 60 岁以上有脑动脉粥样硬化患者，多伴有短暂性脑缺血发作（TIA）、高血压、糖尿病、冠心病、红细胞增多症及吸烟等，男性稍多于女性。

2. 临床特点：起病缓慢，多在安静状态或睡眠时发病，次日清晨起床时发现有局灶性神经系统损伤的症状和体征，临床上出现的局灶性损害症状随受累血管的分布而定。

一般情况下神志清醒或轻度意识障碍，多无剧烈头痛、呕吐等颅高压症状和脑膜刺激征，症状多于数小时或 2～3d 达高峰，但脑血栓形成其症状演变形式呈多样化，可表现为完全型、进展型及可逆性缺血性神经功能缺失等。

（四）常见护理问题

1. 生活自理缺陷：与意识障碍、偏瘫、神经肌肉萎缩、损伤、运动障碍有关。

2. 语言沟通障碍：与理解和使用语言的能力受损有关。

3. 躯体移动性障碍：与肢体瘫痪或协调能力异常有关。

4. 吞咽障碍：与意识障碍或延髓麻痹有关。

5. 营养失调：低于肌体需要量与咀嚼、吞咽困难有关。

6. 有感染的可能：与肢体功能障碍长期卧床导致肺部、泌尿道感染有关。

（五）护理措施

1. 加强基础护理

应保持安静及情绪稳定，卧床休息，避免劳累。密切观察病情变化，监测生命体征。

2. 饮食护理

饮食宜清淡易消化，进低盐、低脂、低胆固醇、适量碳水化合物、高蛋白质且富含维生素和粗纤维的食物，多吃水果和蔬菜，多饮水，预防便秘。

3. 坚持功能锻炼

制订肢体锻炼计划，早期进行坐位训练，从30°开始，每次10min，以每次增加10°为宜，床上训练抬举下肢。肢体被动运动，运动方法从小到大，循序渐进。鼓励并协助患者做肢体主动运动，注意进行肌肉力量和耐力的训练，对肢体仍未完全恢复者，出院后继续做被动运动及按摩，同时配合语言及认知功能训练。

4. 药物护理

（1）坚持服药，不可随意间断或减量。

（2）用溶栓、抗凝药物时应密切观察患者皮肤是否有出血点、紫斑、消化道出血等，出现异常及时通知医生。

（3）使用甘露醇脱水时，应注意选择较粗血管，快速输入，静脉应用扩血管药物时，滴数稍慢，30滴/min左右，并注意血压变化。

5. 预防并发症

经常变换体位，保持床铺清洁、平整、干燥，促进局部及全身血液循环，预防压疮的发生。做好呼吸道护理，鼓励有效咳嗽，经常翻身拍背，促进痰液排出，预防肺部感染。

6. 心理护理

体贴、关心、尊重患者，避免挫伤患者自尊心的行为，多与患者交流，并耐心、缓慢、清楚地解释每个问题，直到患者理解，营造亲情氛围和语言学习环境，提供有关疾病治疗以及预后的信息，强调正面效果，以增加患者自我照顾的信心。

7. 健康教育

（1）饮食指导：平日应保持低盐、低脂（少食动物脂肪、奶油、蛋黄、动物内脏等食物，防止肥胖和高胆固醇血症）、低糖饮食，忌辛辣、戒烟酒等。

（2）养成良好的生活习惯，适当运动，合理安排起居，坚持适当的体育锻炼，避免情绪激动及从事重体力劳动。

（3）老年人晨间睡醒后不要急于起床，最好静卧10min，然后缓慢起床。

（4）严格遵医嘱用药，定期来院复查，复查血糖、血压、血脂等指标，以观察病情变化，随时调整治疗方案。

（5）如发现眩晕、步态不稳、血压升高、肢体麻木无力、言语模糊或失语等异常情况，立即就诊，防止病情进一步发展。

二、脑栓塞

（一）概述

脑栓塞又称栓塞性脑梗死，是指由各种栓子（血液中异常的固体、液体、气体）沿血液循环进入脑动脉，致血流中断，引起相应供血区的脑组织缺血、坏死和脑功能障碍的一种急性脑血管病。较脑出血和脑血栓少见，约占脑卒中的15%～20%。按栓子来源不同，可分为心源性、非心源性及来源不明性，其中以心源性最常见，占脑栓塞的60%～75%。多发生在秋冬季节，夏季较少。脑栓塞发病年龄不一，老年人多由冠心病及大动脉病变引起。通常在无明显诱因的情况下发病，安静与活动时均可发病，以活动中发病常见。发病多突然，在数秒或数分钟内症状可发展至高峰，多为完全性卒中，个别患者可在数天内呈阶梯式进行性恶化。脑栓塞的治疗包括急性期的综合治疗，尽可能恢复脑部血液循环，恢复期进行物理治疗和康复治疗。

（二）护理评估

1. 病史

评估起病的时间、方式，有无明显的前驱症状和伴发症状，有无心脏病、高血压、大动脉粥样硬化或手术、骨折史，是否吸烟、酗酒等。

2. 身体状况评估

患者有无失语、偏瘫或单瘫、感觉障碍、昏迷等局灶性神经体征。临床表现为局限性抽搐、偏盲、偏瘫、偏身感觉障碍、失语等，但无明显头痛、呕吐及意识障碍，脑膜刺激征（－）阴性，严重者可突发昏迷、全身抽搐、颅内出血，甚至发生脑疝而死亡。

3. 心理、社会状况

评估患者的心理状态，了解家属对患者的关心程度以及对疾病治疗的支持情况。

（三）常见护理问题

1. 生活自理缺陷：与偏瘫、神经受损等有关。

2. 营养失调，低于肌体需要量：与咀嚼、吞咽困难有关。

3. 有皮肤完整性受损的危险：与偏瘫卧床有关。

4. 潜在的并发症：肺部、泌尿道感染。

（四）护理措施

1. 严密观察病情：观察生命体征、意识、瞳孔、肢体活动、肌力、肌张力等情况。

2. 基础护理：保持床铺清洁、干燥，做好口腔护理，保持大便通畅，避免用力咳嗽，以防栓子脱落再次造成栓塞。注意休息，保证充足的睡眠，避免过度疲劳。

3. 偏瘫护理：防止烫伤，用热水袋保暖温度不可>50℃，并注意观察；防止冻伤，随时注意保暖；防止压疮，因循环差，感觉障碍，压迫时间过长，肢体易压红肿破溃，须定时翻身。

4. 运动、语言及认知功能训练：要循序渐进，康复早期开始做关节的被动运动，以后应尽早协助患者下床活动。

5. 饮食护理：选择清淡、易消化食物为主，鼓励患者多食高蛋白、高维生素食物。对吞咽困难、不能进食者，给予营养支持，遵医嘱胃管鼻饲，并做好留置胃管的护理。

6. 心理护理：仔细倾听，主动猜测、询问患者的想法，鼓励患者多与家人交流。指导患者正确面对疾病，增强患者战胜疾病的信心。

（五）健康教育

1. 指导进食高蛋白、低盐、低脂、低热量的清淡饮食，多食新鲜蔬菜、水果，戒烟、限酒。

2. 保持情绪稳定，避免过分激动引起病情的加重或恶化。

3. 起床或坐起、变换体位时动作要缓慢，不宜过猛。

4. 坚持适当的运动，如打太极、散步，但外出时应有人陪伴，防止跌倒，注意安全，避免过度劳累、用脑过度，预防感冒。

5. 如发现眩晕、步态不稳、肢体麻木无力、言语模糊或失语等异常情况，应立即就诊。

三、老年脑出血

（一）概述

脑出血（ICH）指非外伤性脑实质内的出血，是急性脑血管病中病死率最高的疾病之一。

（二）临床表现

1. 好发部位：最常发生在大脑基底核区，此外，脑桥和小脑有时也可出血。

2. 常发生于50～70岁，冬季发病较多，且多有高血压史。

3. 临床特点：脑出血常在白天情绪激动、过度兴奋、用力等体力或脑力紧张活动时突然发生，往往在数分钟到数小时内病情发展到高峰。可表现为剧烈头痛、呕吐，常呕出咖啡色液体，意识障碍，肢体瘫痪，失语，大小便失禁等，发病时可有血压明显增高及脑膜刺激征，有局灶性神经受损的体征。并常有消化道出血、肺部感染、心脏损害及泌尿系统感染等。

（三）常见护理问题

1. 意识障碍：与脑出血、脑水肿有关。

2. 语言沟通障碍：与语言中枢受损有关。

3. 躯体移动障碍：与肢体瘫痪有关。

4. 焦虑：与担心疾病预后及缺乏必要的支持有关。

5. 知识缺乏：缺乏相关疾病康复知识。

6. 潜在并发症：脑疝、消化道出血、肺部及泌尿道感染。

（四）护理措施

1. 卧床休息：急性期绝对卧床休息，床头抬高 15 ～ 30°，以减轻脑水肿，保持环境安静及空气清新，避免刺激。

2. 密切观察病情：监测患者的生命体征、意识、瞳孔，注意观察脑疝的先兆，如：意识障碍加深、头痛、呕吐、血压升高、呼吸不规则、双侧瞳孔不等大，出现以上情况应及时通知医生并做好抢救准备。

3. 保持呼吸道通畅：及时清理呼吸道分泌物，维持呼吸道通畅，防止肺部感染，吸氧，防止脑缺氧。

4. 饮食护理：给予高蛋白、高维生素的清淡易消化、无刺激性饮食，少食多餐，对于昏迷者 48 ～ 72h 后给予鼻饲，做好口腔护理。

5. 加强基础护理，预防并发症：对于昏迷和（或）瘫痪者注意预防压疮，保持床单整洁、干燥。留置导尿管时严格无菌操作，防止逆行感染。

6. 坚持恢复期的康复训练：病情平稳后，鼓励患者做渐进性活动，先将床头摇高，在床沿边摆动脚数分钟，将患侧手伸直，掌面撑在床上，以保持身体的平衡，让患者学习用健侧足将患肢抬高，再将两腿一起移到床边，然后着地。下床时，使用助步器并有人扶持。

7. 健康教育

（1）保持环境安静，注意适当休息，生活规律，保证充足睡眠。

（2）保持积极愉快乐观的生活态度，避免情绪激动和不良刺激。

（3）积极治疗高血压、糖尿病、心脏病、肥胖、高血脂等危险因素。

（4）合理饮食，戒烟酒，忌暴饮暴食。

（5）坚持适当的运动，如打太极、散步，可以促进血液循环和大脑的新陈代谢，改善脑的营养状况，但应避免过度劳累及用脑过度。

（6）遵医嘱按时服药，积极控制高血压。

（7）一旦出现头痛、呕吐、意识障碍者及时就医。

第四节　老年呼吸系统疾病的护理

一、老年肺炎

（一）概述

肺炎是指终末气道、肺泡和间质的炎症。老年肺炎可由多种病原体引起，此外，还有许多诱发因素，如进食、进水呛咳，食物误入气管而引发的肺炎；身体虚弱、长期卧床的患者，咳嗽无力，含有细菌的痰液不能顺利清除出来，造成肺炎。老年肺炎发病率明显高于青年人，常对老人健康构成威胁。随着增龄，老年肺炎的患病率、病死率呈直线上升趋势，为老年人三大死因之首。早诊断、早治疗可以降低病死率。

（二）病因及发病机理

1. 病因

老年肺炎以细菌性肺炎最多见。院内和院外感染有别。院外感染的肺炎病原菌以肺炎链球菌、混合菌感染为多见；上呼吸道感染导致的肺炎，病原菌以肺炎链球菌、流感嗜血杆菌、葡萄球菌多见；患 COPD 或吸烟者以流感嗜血杆菌、革兰阴性杆菌多见。院内获得性肺炎以革兰阴性杆菌、金黄色葡萄球菌、厌氧菌多见。

2. 老年易感肺炎的原因

（1）解剖结构的变化：老年人呼吸道黏膜萎缩，纤毛运动减弱，支气管净化功能减退，病原菌容易进入下呼吸道并停留引起感染。

（2）免疫功能低下：随着增龄，胸腺萎缩，T 淋巴细胞功能减退，导致细胞免疫功能下降。另外，B 淋巴细胞对抗原刺激反应减弱，产生特异性抗体能力降低，体液免疫功能也减退，使老年肺炎的危险性明显增加。

（3）上呼吸道寄生细菌改变：老年人口咽部寄生细菌种类发生了变化，革兰阴性杆菌明显增加，细菌间相互抑菌作用降低，老年人因神经反射迟钝和体衰，误吸口咽分泌物，引起下呼吸道感染，老年肺炎的致病菌大多数来自误吸的口咽部细菌。

（4）慢性疾病并存：老年肺炎资料显示，全部患者都合并有其他慢性疾病，如 COPD、糖尿病、癌症、心脑血管病等。

(三) 老年肺炎常见类型及临床表现

1. 吸入性肺炎

临床症状不典型，多为低热或中度不规则发热，缺乏呼吸道症状，更缺乏典型肺炎症状，部分患者以消化道症状为主；部分表现为神经精神症状、低血压、感染性休克、发绀、乏力等。白细胞总数不高，胸片显示斑点状或片状阴影。

2. 革兰阴性杆菌肺炎

起病急骤，有寒战、高热、咳嗽、咳痰和胸痛，痰液呈黏稠脓性，带血、量多，常伴呼吸困难、发绀，早期出现休克。X线表现常呈小叶性或大叶性实变，好发于右肺上叶。

3. 支原体肺炎

在老年肺炎中占20%，起病隐匿，主要表现为刺激性干咳、不规则发热、头痛、胸闷、恶心，X线胸片为肺下部炎症，呈斑片或点状阴影，多形性，右肺多于左肺，可并有少量胸腔积液。

4. 终末性肺炎

是指患者临终前发生的肺炎，与一般肺炎不尽相同，其特点有：不能用原发病解释的发热或寒战；出现呼吸困难与发绀与原发病不相称；不能用原发病解释的低血压、休克或昏迷加重；脓血症；多发生皮疹或脓疱疹，肺泡呼吸音减弱或消失，湿啰音不受体位改变而变化者。

(四) 主要护理诊断/问题

1. 清理呼吸道无效

与痰液黏稠、无力或无效咳嗽等有关。

2. 气体交换受损

与肺部炎症、痰液黏稠等引起呼吸面积减少有关。

3. 潜在并发症

感染性休克、心律失常。

(五) 护理目标

1. 患者呼吸道通畅，能维持正常的呼吸。
2. 患者呼吸功能改善，无气促、发绀等缺氧征象。
3. 患者不发生并发症或并发症得到及时发现和控制。

（六）主要护理措施

1. 一般护理

（1）调节室温以18～25℃为宜，避免过热和过冷。保持病室空气流通。

（2）患者出现发热、呼吸困难等症状期间，应卧床休息，降低肌体消耗。出现感染性休克取仰卧中凹位，给予高流量吸氧，维持 PaO2>8.0kPa（60mmHg）。

（3）提供清淡易消化，含高热量、足够蛋白质、维生素及水分的饮食，少量多餐，避免辛辣刺激性食物，增强患者的抗病能力。

2. 保持呼吸道通畅

鼓励和指导患者咳嗽，帮助患者翻身、叩背或辅以祛痰药、雾化吸入等方法促进排痰，必要时吸痰。支气管痉挛者，遵医嘱给解痉剂，缺氧者氧气吸入。

3. 病情监测

由于老年人基础代谢率低，加之各脏器功能减退，病后体温变化不明显。不少老年人原先有不同程度的基础病变，发生感染后，易出现嗜睡、烦躁、昏迷等中枢神经系统症状。当发现原发病治疗无效、呼吸节律或频率变化、呼吸道分泌物增多、肺部出现新的啰音、心率或心律变化、神志模糊、烦躁时，应及时向医师汇报病情。

4. 高热护理

老年人患肺炎时不一定出现高热，如高热，可采用乙醇擦浴、冰袋、冰帽等进行物理降温。服用解热药时，剂量宜小，以免大汗、脱水加重病情。发热期间注意保暖，及时添加衣被，鼓励饮水，加强皮肤及口腔护理。

5. 用药护理

遵医嘱按时使用抗生素。联合使用广谱抗生素时，注意观察药物疗效和不良反应。医嘱静脉给药及补充血容量时，输液速度不宜过快。

6. 健康教育

（1）向患者及其家属讲解老年肺炎的病因和诱因，劝忌烟、酒，避免受凉、过度劳累，预防肺炎的发生。

（2）指导保持口腔清洁，特别是发热期间。因口咽部细菌吸入可大大增加发生肺炎的概率，故应鼓励患者坚持晨起及睡前刷牙、进餐前后漱口。口唇发生疱疹时，局部涂抗病毒软膏，防止继发感染。

（3）嘱咐患者及其家属出现发热、咳嗽、咳痰、胸痛时，及时就诊。

二、老年原发性支气管肺癌

原发性支气管肺癌简称肺癌，起源于支气管黏膜或腺体，是最常见的肺部原发性恶性肿瘤，是一种严重威胁人们健康和生命的疾病，发病率和病死率逐渐上升。本病多在 40 岁以上发病，发病年龄高峰在 60 ～ 79 岁之间。种族、家族史、职业致癌因子、电离辐射和吸烟对肺癌的发病均有影响。

（一）肺癌的分类

1. 按解剖学部位分类

可分为中央型肺癌及周围型肺癌。

（1）中央型：发生在段支气管以上至主支气管的癌肿称为中央型，约占 3/4。

（2）周围型：发生在段支气管以下的肿瘤称为周围型。

2. 按组织学分类

目前国内外对癌组织学分类仍不十分统一，但多数按细胞分化程度和形态特征分为鳞状上皮细胞癌、小细胞未分化癌、大细胞未分化癌和腺癌。

鳞状上皮细胞癌（简称鳞癌）是最常见的类型，多见于老年男性，与吸烟关系非常密切。鳞癌生长缓慢，转移晚，手术切除的机会相对多，5 年生存率较高，但对放射治疗（简称放疗）、化学药物治疗（简称化疗）不如小细胞未分化癌敏感。腺癌在女性中多见，与吸烟关系不大。

（二）临床表现

1. 由原发肿瘤引起的症状和体征

（1）咳嗽：为常见的早期症状，肿瘤在气管内可有刺激性干咳或少量黏液痰。肿瘤引起远端支气管狭窄，咳嗽加重，多为持续性，且呈高音调金属音，是一种特征性的阻塞性咳嗽。

（2）咯血：由于癌肿组织血管丰富，局部组织坏死后常引起咯血。以中央型肺癌多见，多为痰中带血或间断血痰。如侵蚀大血管，可引起大咯血。

（3）体重下降：消瘦为肿瘤的常见症状之一。肿瘤发展到晚期，可表现为消瘦或恶病质。

（4）发热：肿瘤可因坏死或继发性肺炎引起发热。

（5）其他：肿瘤引起支气管部分阻塞可引起喘鸣。产生大量胸腔积液、心包积液均可影响肺功能，发生胸闷、气急。如果原有慢性阻塞性肺疾病，或合并有自发性气胸，胸闷、气急可更严重。

2. 肿瘤局部扩展引起的症状和体征

（1）胸痛：约有 30% 的肿瘤可引起不同程度的胸痛。若肿瘤位于胸膜附近时，则产生不规则的钝痛或隐痛，疼痛于呼吸、咳嗽时加重。肋骨、脊柱受侵犯时，则有压痛点，而与呼吸、咳嗽无关。肿瘤压迫肋间神经，胸痛可累及其分布区。

（2）压迫症状：压迫气管，可出现吸气性呼吸困难。侵犯或压迫食管可引起吞咽困难。压迫喉返神经，可发生声音嘶哑。肿瘤侵犯纵隔，压迫上腔静脉时，上腔静脉回流受阻。产生上腔静脉阻塞综合征，而表现为头面部、颈部和上肢水肿以及胸前部淤血和静脉曲张，可引起患者头痛或眩晕。

（3）霍纳综合征：位于肺尖部的肺癌称肺上沟瘤，可压迫颈部交感神经，引起病侧眼睑下垂、瞳孔缩小、眼球内陷，同侧额部和胸壁无汗或少汗，也常有肿瘤压迫臂丛神经造成以腋下为主、向上肢内侧放射的火灼样疼痛，在夜间尤甚。

3. 肿瘤远处转移引起的症状和体征

（1）肺癌转移至中枢神经系统时，可发生头痛、呕吐、眩晕、复视、共济失调、脑神经麻痹、一侧肢体无力甚至半身不遂等神经系统症状。严重时可出现颅内高压的症状。

（2）肺癌转移至骨骼，特别是肋骨、脊椎骨、骨盆时，则有局部疼痛和压痛。

（3）肺癌转移至肝时，可有畏食、肝区疼痛、肝大、黄疸和腹腔积液等。

（4）锁骨上淋巴结常是肺癌转移的部位，典型的多位于前斜角肌区，结节固定而坚硬，多无痛感，逐渐增大、增多，可以融合。皮下转移时可触及皮下结节。

（三）主要护理诊断/问题

1. 预感性悲哀

与疾病预后不良、患者预感死亡有关。

2. 疼痛

与肿瘤直接侵犯胸膜、肋骨和胸壁，肿瘤压迫肋间神经有关。

3. 营养失调

低于肌体需要量与肌体消耗增加、食欲减退有关。

4. 潜在并发症

化疗的不良反应。

（四）护理目标

1. 患者能正确面对疾病，积极配合治疗。

2. 患者疼痛减轻或能及时得到控制。

3. 患者营养状况改善。

4. 患者化疗的不良反应得到预防或减轻。

（五）主要护理措施

1. 一般护理

创造良好的住院环境，合理安排患者的生活，调节病房的温、湿度，保持室内空气流通，定期进行空气消毒，预防感冒。鼓励患者多饮水、多食蔬菜水果，补充营养，增强肌体免疫力。鼓励患者适当户外活动以转移对疾病的注意力。

2. 围术期护理对于拟手术患者，做好手术前、后护理

（1）术前护理

①帮助患者做好充分的心理准备：向患者介绍手术的目的、简要经过、手术后的不适及患者的配合要求，缓解术前紧张，争取患者的良好配合。

②严格戒烟：吸烟增加气管、支气管的分泌物，对手术及术后影响极大，对于高龄并伴有长期吸烟的患者，解释戒烟的重要性，耐心说服患者于术前两周戒烟。

③指导患者进行促进肺功能的训练，向患者示范术后如何进行有效的呼吸、咳痰、拍背等，并强调咳嗽、排痰的重要意义，消除因咳嗽引起疼痛的顾虑。

（2）术后护理

①术后在患者意识清醒及生命体征稳定的情况下采取半坐卧位，利于通气并保持胸腔闭式引流通畅和有效的引流。

②严密观察患者生命体征、胸痛、呼吸困难等病情的变化，给予氧气吸入：肺癌患者术后病理生理的变化及各种因素的改变降低了患者通气功能，造成通气/血流比例降低，进而引起低氧血症，这些变化在术前原有通气功能减退的患者中更易发生。因此，应观察心率、血压的变化，注意评估胸痛及呼吸困难的程度，监测血氧饱和度或动脉血气分析值的改变。根据患者呼吸的幅度、频率及血氧饱和度的变化及时给予充足的供氧治疗，必要时予气管插管进行有创机械通气治疗，以纠正低氧血症。掌握患者24h出入量的情况，观察有无心功能不全的表现，对于心律失常者应加强抗心力衰竭治疗和护理。

③保持呼吸道通畅，维持有效的呼吸常规进行雾化吸入。卧床期间指导患者行腹式呼吸、缩唇呼吸与有效咳嗽，提高肺活量和呼吸功能。如用膈肌进行深而慢的呼吸，深吸气时屏住呼吸，然后用力从胸部咳出，进行短而有力的咳嗽。协助其定期更换体位。指导患者在餐后1h及餐前2～3h进行有效咳嗽，通过有节律、适度叩击患者背部，使患者可有效地咳出痰液，从而锻炼肺功能，促进肺的复张。对于年老体弱及咳嗽无效者，必要时行纤维支气管镜吸痰。

（3）鼓励患者进行早期活动

未拔除胸腔引流管前指导患者在床上适当地活动，可有效预防肺不张及下肢静脉血栓的形成，改善通气功能和循环功能。患者在生命体征稳定的情况下及拔除胸腔引流管后可逐渐下床活动。

3. 疼痛护理

帮助患者取舒适的体位，鼓励家人、朋友多与患者交谈，分散其注意力。遵医嘱给予止痛药，同时注意评估患者疼痛，根据患者疼痛发作的时间合理用药。应用止痛药后注意观察用药的效果、有无用药的不良反应等。如阿片类药物有便秘等不良反应，可嘱患者多进食富含纤维素的蔬菜、水果，缓解和预防便秘。若用药方案已不能有效止痛时，应通知医生及时调整方案。

4. 化疗护理

（1）尽可能减轻化疗药物的不良反应：如按要求适当稀释化疗药物，减轻对血管壁的刺激；采取长期治疗使用静脉计划，如左右臂血管交替使用、经外周穿刺中心静脉置管（PICC）等。

（2）加强静脉给化疗药物时的巡视：静脉给化疗药物期间，谨防药液外漏、外渗，静脉炎等。一旦发生化疗药物外漏，应及时采取针对性措施，如局部封闭、湿敷、外部涂药等，避免发生皮肤组织坏死。如正在静脉输液的血管出现静脉炎应立即终止输液，局部用硫酸镁湿敷或理疗等。

（3）尽可能采取措施减轻胃肠道不良反应，静脉输入化疗药物过程中患者出现恶心、呕吐时，减慢输入速度，嘱患者深呼吸或食入酸味零食抑制恶心反射；口服化疗药物胃肠道反应严重者，可安排在晚餐后给药。

（4）及时监测血常规，预防感染。

①每周监测血常规 $1 \sim 2$ 次。如果白细胞数低于 $3.5 \times 10^7/L$ 时，及时报告医生；降至 $1 \times 10^9/L$ 时，则有感染的危险，遵医嘱给予提升白细胞、血小板的药物及抗生素。

②对重度骨髓抑制者，须实施保护性隔离，嘱患者避免受凉。

③血小板数量严重减少者注意观察出血情况。

5. 预防和控制感染

患者免疫力低下，住院期间，要注意避免医源性感染。加强口腔、皮肤、会阴部护理。保持口腔清洁，口腔护理每日两次。口腔溃疡疼痛剧烈者可用2%利多卡因喷雾止痛。皮肤干燥、全身瘙痒可用炉甘石洗剂止痒，嘱患者剪指甲，以免抓破皮肤。密切观察患者外周血象，及时发现感染征象和控制感染。

6. 心理护理

鼓励患者说出内心感受，耐心倾听患者诉说，解答患者的疑问及提供对疾病有意义的信息。给予适当的心理疏导，引导患者面对现实，正确认识和对待疾病，尽可能克服恐惧、绝望心理，保持平和的心态积极配合检查和治疗。帮助患者建立起良好、有效的社会支持系统，鼓励家庭成员和亲朋好友定期看望患者，增强其对疾病的信心。

7. 健康教育

（1）鼓励患者适当参加体育锻炼，提高肌体抵抗力。指导患者宜进食高热量、高蛋白质、丰富维生素、清淡易消化的食物，并少量多餐，保证肌体足够营养。

（2）指导患者预防呼吸道感染，劝阻患者戒烟，注意保暖，避免出入人多的公共场所，预防感冒。

（3）指导患者缓解疼痛的措施，如深呼吸、分散注意力等。

（4）交代患者定期复查血象，及时掌握病情变化。如出现症状加重，及时就诊。

第五节　老年循环系统疾病的护理

一、老年心力衰竭

（一）概述

心力衰竭是一组临床综合征，是由不同病因引起的心脏收缩功能和（或）舒张功能障碍，心力衰竭时循环血量及血管舒缩功能正常，但心排血量降低，难以维持肌体组织代谢需要，最终出现肺循环和（或）体循环淤血、组织血液灌注不足。老年人心血管疾病的发病率、病死率居首位，各类心血管疾病均可引起心力衰竭。因此，老年人心力衰竭更是老年人的主要死因之一。

（二）病因及发病机制

1. 基本病因

导致老年人心力衰竭的基本病因是原发性心肌损害和心脏负荷过重，如冠心病、高血压、高血压心脏病、肺源性心脏病（肺心病）、风湿性心脏病、老年性钙化瓣膜病、心肌病，是导致老年人心力衰竭的常见病因。

2. 发病机制

老年人心肌细胞数减少，结缔组织增生，冠状动脉血流量减少，所以老年人心肌收缩力下降，心排血量降低；部分老年人由于原来患有心脏疾病，导致心包、心室僵硬度增加，心室顺应性减退，则出现心脏舒张功能障碍，心室充盈受限，心排血量降低；同时由于老年人动脉硬化，外周血管阻力增加，心脏后负荷增加；神经体液调节功能的变化也是导致心腔负荷加重、心力衰竭的重要原因之一。在心脏、血管老化的同时，由于各种基础心脏疾病的存在，稍遇诱因便可出现心排血量降低，肺循环和（或）体循环淤血，随之发生心力衰竭。

（三）临床表现

1. 左心衰竭

主要表现为肺循环压力增高、肺淤血，心排血量降低。可分为左心室衰竭和左心房衰竭。高血压心脏病、冠心病、主动脉瓣病变及二尖瓣关闭不全常导致左心室衰竭。而二尖瓣狭窄则引起左心房内压力增高，肺循环压力增高、肺淤血，实为左心房衰竭。

（1）症状

①呼吸困难：左心衰竭早期常于体力劳动时出现呼吸困难，休息后可缓解，称劳力性呼吸困难；部分患者于夜间睡眠中突然发生呼吸困难，出现胸闷、气促而被迫坐起后得以缓解，称阵发性夜间呼吸困难，严重时出现咳嗽、咳痰，甚至咳白色泡沫痰或粉红色泡沫痰，伴支气管痉挛时，两肺出现哮鸣音，又称为心源性哮喘；随着病情的进展，患者常采取半坐位或坐位以缓解呼吸困难，称端坐呼吸。部分心力衰竭老人仅感极度疲劳，而无明显呼吸困难症状，临床工作中应加以重视，以防漏诊、误诊。

②心排血量降低，组织器官缺血、缺氧症状：疲倦、乏力、头昏、发绀、面色苍白、血压降低、尿量减少等。

（2）体征

①心脏检查：可出现心尖冲动向左下移位，心尖区可闻及舒张期奔马律，肺动脉瓣第2音亢进、交替脉等，并出现原有心脏病体征。

②肺部检查：两肺出现湿啰音，一般以肺底部较显著，可伴有哮鸣音。

2. 右心衰竭

主要表现为体循环静脉压力增高，导致静脉淤血，各脏器可出现淤血、缺氧、水肿等表现。

（1）症状：食欲缺乏、恶心呕吐、右上腹不适、腹胀、尿量减少，水肿一般先出现于身体低垂部位。

（2）体征：颈静脉充盈或怒张，肝大伴明显压痛，肝颈静脉反流征阳性，重度肝淤血时可出现黄疸，尚可出现不同程度凹陷性水肿，也可出现胸腔积液、腹腔积液。

3. 全心衰竭

可出现左、右心力衰竭的临床表现，但呼吸困难有所减轻。

（四）护理目标

1. 患者轻微活动不感疲劳。

2. 患者焦虑、抑郁减轻。

3. 患者呼吸功能得到恢复或呼吸困难的症状减轻。

4. 患者营养状况改善。

（五）主要护理措施

1. 减少引起心力衰竭的诱发因素

积极防治感染、心律失常、钠盐摄入过多、情绪激动等诱发心力衰竭的因素。

2. 休息与活动护理

根据患者的心功能分级决定活动量，心功能Ⅰ级须避免剧烈活动；心功能Ⅱ级应限制日常活动量，延长午休时间，可短距离散步、练气功等；心功能Ⅲ级应绝对卧床休息；心功能Ⅳ级应绝对卧床休息，避免任何体力活动。老年心力衰竭卧床休息时间一般较长，但要避免过度长时间的休息，以免引起血栓栓塞性疾病，应指导患者坚持动静结合，循序渐进增加活动量。

3. 心理护理

老年人可因心力衰竭导致脑灌注不足而致认知功能障碍，焦虑、抑郁等不良的情绪可诱发和加重心力衰竭，因此，护理人员应以同情、耐心的态度安慰、鼓励患者，帮助患者正确地对待疾病，增强生活的信心，积极配合治疗。

4. 用药的护理

老年人心力衰竭通常不是单一的病因，再加上老年人生理性老化，肾功能随着年龄增长而减退，药物代谢、排泄缓慢，易出现严重的不良反应甚至中毒，因此，用药的剂量、方法等均有别于成年人。

（1）利尿剂：老年心力衰竭患者服用利尿剂要从小剂量开始，逐渐增量，一旦体液潴留症状消失，可以最小剂量长期维持。应以体重和尿量作为监测疗效和调整剂量的依据，避免利尿剂不足和利尿过度。用药过程中每日定时测量体重、出入量、血压，尤其注意观察每日排出的尿量，因在大量利尿时，老年人易发生尿潴留。同时观察颈静脉充盈、呼吸状态、下肢水肿及神志的改变，定期复查血清电解质。

（2）血管紧张素转换酶抑制剂（ACEI）：不仅能缓解心力衰竭的症状，而且能降低其病死率和提高生活质量。ACEI最基本的作用是抑制神经内分泌的激活、逆转左心室的肥厚、防止心室重构，从而阻止或延缓心力衰竭的病理过程。老年心力衰竭使用ACEI最常见的不良反应是低血压，多见于初次用药或成倍增量时；其次还有不能耐受的咳嗽、肾功能恶化、高钾血症等。用药期间，尤其是增加ACEI和利尿剂剂量后，应密切观察血压、肾功能等指标。

（3）肾上腺素受体阻滞药：在心力衰竭治疗中，肾上腺素受体阻滞药的用药原则是低起点、慢增量及无体液过多的情况下使用，用药过程中，密切观察尿量、体重、血压和心率等指标，只要清醒静息状态下心率>50次/min，就可继续用药。

（4）洋地黄的应用：在老年慢性心力衰竭治疗中仍有重要价值。地高辛是美国食品药品管理局（FDA）批准的唯一可长期口服的正性肌力药，也是唯一接受安慰剂对照试验评价的洋地黄类药物。老年患者肾代谢功能减退，体重下降，联合用药多，血浆代谢半衰期较年轻人可延长 1 倍，因此，用药剂量宜小。用药过程中，注意不良反应的发生，及时监测血压、心律（率）、电解质（尤其血钾、镁、钙）及心功能、肾功能等。常见的不良反应有：①食欲减退（最早出现）、恶心、呕吐、腹痛、腹泻等。②新出现的心律失常，最常见的是多源性室性期前收缩、房性心动过速伴房室传导阻滞等。③精神神经系统症状，视觉障碍、定向力障碍及意识障碍等。

5. 健康教育

（1）指导患者避免过度劳累、情绪激动、受凉等诱发因素。

（2）指导患者避免摄入过多钠盐食物，保证足量的蛋白质及钾的摄入。控制水分摄入。冠心病、高血压和肥胖者宜低脂、低胆固醇饮食。禁烟、酒和避免刺激性食物。

（3）教会患者自我管理，如每日测脉搏、体重、尿量、饮水量等，提高患者遵医嘱的依从性。如发现异常情况及时就医。

二、老年高血压

（一）概述

高血压是老年人最常见病之一，是导致老年人脑卒中、冠心病、心力衰竭、肾功能衰竭的发病率和病死率升高的主要危险因素之一，严重影响老年人的健康和生活质量。在我国随着人口老龄化的日趋明显，老年人高血压患病率随年龄而逐年升高。

（二）病因及发病机制

绝大多数老年人高血压病因不明，发病机制尚未完全阐明。流行病学资料显示，近半个世纪来我国人群高血压患病率上升很快。心血管病的其他危险因素（血脂异常、肥胖、吸烟等）也呈明显上升趋势，加快了高血压的致病过程。导致高血压和其他危险因素上升的主要原因是我国经济发展，人民生活改善和生活节奏的加快带来的一系列不健康生活方式。其中最重要的是膳食不平衡，吸烟和过量饮酒，缺乏体力活动和心理压力增加。此外，遗传因素与高血压发病相关，父母均有高血压者其子女高血压患病率明显增加。老年女性常在绝经期前后由于内分泌失调而出现高血压。老年人高血压发病机制同样与肾素血管紧张素系统兴奋性增高、中枢和交感神经系统功能失调、胰岛素抵抗等因素密切相关。老年人高血压发病机制还包括大动脉硬化及粥样硬化、总外周血管阻力增高、肾脏排钠功能减退、压力感受器敏感性降低与功能失衡等。

（三）一般表现

大多数患者起病缓慢，部分患者为老年期前发生的高血压延续至老年期，患病早期症状不显著，在体检或日常就诊时测量血压被发现，部分患者可表现为头痛、头晕或眩晕、失眠、情绪激动、鼻出血、眼球结膜出血、视物模糊、肢体麻木等。

老年人高血压以单纯收缩期高血压多见，且血压波动大，收缩压一日之内波动可达40mmHg，遇情绪激动时容易发生心脑血管意外。

老年人高血压易发生直立性低血压，常见于抗高血压药治疗过程中，原因有动脉老化及硬化、压力感受器敏感性降低、自主神经对心血管反射性调节功能减退等；老年人高血压常合并多器官功能改变，如心、脑、肾等脏器功能损害，且易发生心力衰竭，故老年高血压患者终末期进展快，治疗效果及预后差；老年人高血压常合并多种慢性疾病，如肺心病、糖尿病、冠心病等。

（四）护理目标

1. 患者能说出所用降压药的用法、用量及不良反应。
2. 患者能在医护指导下将血压维持正常水平。
3. 患者能配合饮食、运动治疗及护理。

（五）护理措施

1. 观察病情

老年人血压波动较大，所以应多次测量血压，同时注意观察有无靶器官损伤的征象。

2. 改善生活方式，消除可控的危险因素

适用于各级高血压患者，1级高血压如无糖尿病、靶器官损害者，以此为主要治疗手段。

（1）合理膳食：严格限制钠盐摄入，每日摄入钠盐不应超过6g；减少热量、胆固醇、脂肪的摄入，补充适量蛋白质，多食用蔬菜、水果，摄入足量的钾、镁、钙，避免过饱；戒烟酒及刺激性饮料，少食多餐，预防便秘，减轻心脏负荷。

（2）适量运动：控制体重。尤其肥胖者可通过限制每日热量及钠盐摄入量、加强运动等减重，防止高血脂和动脉硬化。选择有氧运动，可降压减肥、改善脏器功能、提高活动耐力。如慢跑、健身操、骑自行车、游泳等，避免竞技性、力量型的运动，一般每周3～5次，每次30～40min。

3. 遵医嘱合理应用降压药

老年人用降压药剂量不宜过大，一般为常用量的1/2或1/3，必要时逐渐增加。忌不按时按量服药、乱用药及服用作用过强的降压药物，睡前不宜用降压药。观察用药后血压变化，防止直立性低血压。临床常用的一线抗高血压药物有六大类，包括利尿剂、血管紧张素转换酶抑制剂、β-受体阻滞剂、钙通道阻滞剂、血管紧张素Ⅱ受体阻滞剂和α-受体阻滞剂。降压目标规定不论年龄均要降至正常以下。

4. 心理护理

老年高血压患者的情绪波动会进一步加重病情，故应鼓励患者使用正向的调适方法，如通过与家人、朋友间建立良好的关系得到情绪支持，从而获得愉悦的感受。

5. 健康指导

高血压是危害人类健康的常见病，其发生原因与性别、年龄、遗传、饮食、职业、肥胖等因素有关。

（1）向患者和家属宣传高血压的知识，强调本病长期坚持治疗可使血压控制在正常范围，并可预防或减轻靶器官损害。

（2）建议患者调整饮食，坚持适当运动、减肥，戒烟酒，防止便秘。冬季外出时保暖以防寒冷诱发血压升高。

（3）合理安排工作和休息，避免过度劳累和剧烈运动；避免精神紧张或激动，生活规律，充足的睡眠，乐观、豁达，情绪平稳。

（4）坚持正规治疗，静脉输液时<40 滴/min，输液量<1000mL/d。

（5）对长期用降压药的患者，告知药物的名称、剂量、用法、疗效与不良反应，强调规律用药的重要性。教会患者和家属正确测量血压的方法，嘱按时测量血压和记录，长期监测血压的变化，定期门诊复查，血压升高或病情变化及时就医。

（六）护理评价

通过护理干预后，患者能说出所用降压药的用法、用量及不良反应，并能在医护指导下将血压维持正常水平；患者能配合饮食、运动治疗及护理。

第六节　老年消化系统疾病的护理

一、老年慢性胃炎

（一）概述

慢性胃炎是各种原因所致的胃黏膜慢性炎症性疾病。仅局限于黏膜层，以淋巴细胞和浆细胞对黏膜的浸润为主。

（二）病因和发病机制

1. 幽门螺杆菌（Hp）感染

目前认为 Hp 是慢性胃炎最主要的病因。Hp 在慢性胃炎的检出率为 95% 以上。

Hp 能产生多种致病因子，其中 Hp 产生的尿素酶能水解尿素，放出氨，直接对胃黏膜造成损伤，而 Hp 本身在其产生的"氨云"包绕之中而免受胃酸、胃蛋白酶的侵袭，使其在很低的 pH 环境中得以生存。Hp 毒素与 Hp 的其他致病因子如脂多糖、蛋白酶等共同作用，对胃黏膜产生局部的炎症反应和免疫反应，使胃黏膜遭受炎症和免疫损伤，而损害的胃黏膜则更容易遭受胃酸、胃蛋白酶的侵袭。目前已经认可，Hp 可以引起以下三种不同类型的慢性胃炎：

①浅表性胃炎。②弥散性胃窦炎。③多灶性萎缩性胃炎。Hp 持续感染，可以从浅表性胃炎发展成萎缩性胃炎，肠上皮化生和非典型增生，而后三者都属于癌前病变，世界卫生组织已将 Hp 定为 1 号致癌因子。因此，可以说 Hp 是胃癌的始动因子。

2. 自身免疫

A 型胃炎血清中能检出壁细胞抗体，伴恶性贫血者能检出内因子抗体，可致壁细胞减少、胃酸分泌减少及恶性贫血。

3. 十二指肠液反流

各种原因所致的幽门括约肌松弛功能障碍，而引起十二指肠液反流。胰液、胆汁都具有较强的胃黏膜损害作用，使胃黏膜容易受到胃酸和蛋白酶的侵袭。

4. 其他因素

（1）老年人易发生慢性萎缩性胃炎，可能与胃黏膜退行性病变及血供不良有关。

（2）理化因素：如长期吸烟酗酒，饮浓茶、咖啡，进食过冷过热及过于粗糙的食物；长期服用阿司匹林及非甾体类药物如吲哚美辛等。

（3）全身性疾病如心力衰竭，肝硬化门脉高压而致胃黏膜供血不足，营养不良。

（三）护理措施

1. 重视身心休息

慢性胃炎常与生活不规律、过度紧张劳累等诱因有关。嘱患者重视生活规律，注意劳逸结合，不可过度身心疲劳。

2. 饮食护理

养成定时进餐，少量多餐，不食过冷过热食品，避免食用粗糙、辛辣、生冷等刺激性食物，如硬玉米，尤其老年人牙齿缺损、咀嚼力差，咽下后对胃黏膜刺激大。老年人一定要养成进餐时充分细细咀嚼的习惯，以促进消化，减轻胃黏膜的负担。

3. 药物护理

遵医嘱按时服药，B 型胃炎多用枸橼酸铋钾或奥美拉唑（或 H2RA），加用两种抗生素，如阿莫西林、甲硝唑（或替硝唑），应向患者交代清楚，并说明可能的药物不良反应。

4. 减少诱因

戒烟、少酒、不饮浓茶及咖啡，以减少胃炎诱发因素。

5. 疼痛的护理

局部按摩或用热水袋热敷，消除紧张心态。若效果不佳，可遵医嘱给药。

6. 健康教育

（1）向老年患者及家属说明本病病因及诱发因素，解释清楚吸烟、酗酒、浓茶、解热镇痛药对胃黏膜的危害，并强调本病症状不明显，不予重视常是延长病程和加重病情的重要原因。上腹饱胀、疼痛加重必须就医，必要时行胃镜检查。

（2）老年患者胃黏膜退行性改变，易患慢性胃炎，但是可以避免的。最重要的方法是建立良好的饮食习惯，重视饮食卫生，细嚼慢咽，不食粗糙、生冷等刺激性食物，定时定量（七八分饱）进餐。另外，家属应协助、促进老年人养成良好的饮食习惯。

（3）慢性胃炎预后总体较好。浅表胃炎经积极治疗绝大部分能痊愈，少数发展为萎缩性胃炎。肠上皮化生及轻、中度不典型增生的萎缩性胃炎经积极治疗有希望改善，或发生逆转。重度不典型增生是癌前病变，可做预防性手术切除。A 型萎缩性胃炎伴恶性贫血者胃癌发病率较高。

二、老年消化性溃疡

（一）概述

老年消化性溃疡（PUA）是指年龄在 60 岁以上者的胃、十二指肠溃疡，其中胃溃疡（GU）的患病率明显高于十二指肠溃疡（DU）。老年人消化性溃疡具有临床表现不典型、病程迁延、复发率高、并发症多而严重、伴随疾病多及病死率高的特点。消化性溃疡的发作有季节性，秋冬和冬春之交远比夏季发病常见。

（二）病因及发病机制

老年人消化性溃疡的病因和发病机制较为复杂，迄今尚不甚清楚，是多种病因综合作用的结果，其中有以下因素较为突出。

1. 侵袭（损害）因素

（1）胃酸—胃蛋白作用："无酸即无溃疡"这一名言至今在溃疡的发生、发展和药物选择及治疗方面仍起重要指导作用。无酸罕有溃疡发生，抑制胃酸的药物促进溃疡愈合。胃酸是溃疡发生的决定因素。十二指肠溃疡患者的基础胃酸分泌和最大胃酸分泌均大于正常人，而胃溃疡患者的基础胃酸和最大胃酸分泌多属正常或低于正常。

（2）精神、神经及内分泌功能失调：老年人的心里特征是，容易紧张不安、愤怒、情绪波动等，都可使胃黏膜血管收缩而缺血，胃运动减弱，削弱胃黏膜的保护作用，造成老年消化性溃疡或原有疾病复发、症状加重。

（3）胃肠运动功能异常：老年人一方面胃肠道平滑肌退行性变，胃肠运动减弱，胃排空时间延长而使食物在胃内郁积，促胃液素（胃泌素）分泌量增加，刺激胃酸分泌增多；另一方面，因幽门括约肌功能失调，幽门松弛，易致十二指肠胆汁反流，直接损伤胃黏膜屏障，导致溃疡形成。

（4）饮食失调：老年人由于牙病或牙脱落，食物在口腔不能被充分咀嚼，影响了随后的消化，粗糙的食物可能对消化道黏膜造成损伤，成为溃疡发病和复发的诱因。

（5）药物的不良反应：一些老年人常服用小剂量阿司匹林预防血液高凝状态，或用非甾体消炎药治疗，损害胃黏膜，抑制前列腺素合成，削弱其对胃、十二指肠黏膜的保护作用，导致消化性溃疡形成。

（6）其他：其他致病因素与遗传、环境有关，并且吸烟者溃疡病患病率比不吸烟者明显增高。

2. 自身防御—修复（保护）作用

（1）黏液—黏膜屏障：正常情况下胃、十二指肠黏膜由上皮分泌的黏液覆盖，黏液与完整的上皮细胞连接形成一层防护带，称为黏液—黏膜屏障。当这个屏障被过多的胃酸、酒精、阿司匹林或反流的十二指肠液等所破坏时，H^+就可反弥散入黏膜，造成上皮的破坏、黏膜炎症，为溃疡形成创造条件。此为胃溃疡形成的最主要机制。

（2）胃黏膜血运：老年人常并发冠心病、高血压、慢性支气管炎、阻塞性肺气肿、糖尿病、风湿性关节炎和退行性骨关节病等常见病，尤其是心脑血管疾病，可使胃供血不足，黏膜抵抗力下降易形成溃疡。

（3）营养性变化：老年人由于胃及小肠的退行性变，引起消化吸收障碍，容易导致营养不良而使其屏障作用减弱，发生胃溃疡。

（4）前列腺素：对胃黏膜细胞有直接保护作用，非甾体类消炎药抑制前列腺素合成，从而引起胃黏膜损伤。

3. 幽门螺杆菌（Hp）的感染

在老年消化性溃疡中阳性率达80%～100%，是老年消化性溃疡最常见又重要的危险因素。

溃疡经治疗愈合后而Hp仍呈阳性者，复发率高达80%；而Hp根除后，复发率仅为3%～10%。因此，根除Hp是防止溃疡复发的重要措施，而且根除Hp后消化性溃疡出血等并发症显著降低。Hp感染改变了黏膜损害因素与保护因素之间的平衡。Hp一方面在胃黏膜定植，诱发局部炎症和免疫反的防御机制；另一方面，Hp感染增加胃酸的分泌，增强了侵袭因素。两方面的协同作用造成了胃、十二指肠黏膜损害和溃疡形成。

总之，老年消化溃疡主要是胃溃疡。目前一般认为，胃溃疡的发病以保护因素的减弱为主，而十二指肠的发病则以损害因素增强为主。

（三）临床表现

消化性溃疡的临床表现主要是上腹痛，疼痛特点为慢性过程、周期性发作、节律性疼痛，但老年消化性溃疡与一般消化性溃疡相比有所不同。

1. 症状不典型

老年消化性溃疡腹痛常不明显。半数以上疼痛的周期性与节律性不明显，仅表现为无规律性、较含糊的上腹不适，伴食欲缺乏、反酸等非特异性症状，持续时间较短，常能自行缓解。据国内资料统计，21%～35%的老年胃溃疡患者可无疼痛，而恶心、呕吐、体重减轻、贫血、大便潜血阳性等症状，在老年消化性溃疡中出现较多，有1/3的患者常以并发症为首发症状。

2. 体征不明显

老年人消化性溃疡多无明显压痛及肌紧张，即使有穿孔，也有1/3病例不出现明显的腹肌紧张。

3. 急性起病，初发者多

老年消化性溃疡除慢性消化性溃疡反复发作者外，多数系疾病、药物、饮食和精神等因素诱发的急性溃疡，约占溃疡病总例数的一半，而慢性溃疡病可以是急性溃疡的延续，也可以是慢性溃疡的反复发作。有些老年溃疡病是青壮年时期患过溃疡，至老年期复发，但约有半数以上系在60岁以后的初发溃疡。

4. 高位胃溃疡多见

老年消化性溃疡常发生于贲门下方，胃底和胃体小弯垂直部位以上的高位溃疡较多。临床表现为吞咽困难、咽下疼痛、食欲减退、贫血等，多数患者还有左胸痛、胸闷、胸部压迫感等特殊症状，易误诊为冠心病。

5. 巨大溃疡多见

指直径>2cm的溃疡，常发生在60岁以上老年人，主要症状是难以忍受的上腹痛，常放射到背部，酷似胆囊炎或胰腺炎，并常伴有低蛋白血症。该溃疡的特点是并发症、恶变率、病死率及合并真菌生长率均高。

6. 多发性溃疡多见

老年胃溃疡常在胃内不同部位同时可见到数个多发性溃疡，此与老年人胃肠黏膜防御能力降低有关。

7. 并发症多且严重

老年人消化性溃疡并发症多，并发症主要为出血及穿孔。据统计并发大出血占老年消化性溃疡的 20%～40%，并发穿孔占 16%～28%，并发症的病死率达 10%。

老年人可能同时合并多种疾病，如心肺疾病、慢性肝胆疾病、糖尿病、脑血管疾病、风湿性关节炎和退行性骨关节病等。这些疾病可相互影响，并常服阿司匹林等非甾体消炎药，因而加重溃疡及其并发症，也使老年消化性溃疡愈合较慢，容易复发。

（四）护理目标

1. 患者营养状况得到改善。
2. 患者自诉焦虑减轻。
3. 患者自诉疼痛减轻。
4. 患者不发生并发症或并发症得到及时发现和控制。
5. 患者能复述有关消化性溃疡疾病的防治知识。

（五）主要护理措施

1. 饮食护理

出血者应禁食，以减少胃肠蠕动，减少胃酸分泌，减轻对溃疡面的刺激。病情稳定好转后，逐渐进食，要细嚼慢咽，定时进餐，可进食牛奶、豆浆、面包、馒头、面条等，适当增加蛋白质、糖、脂肪的摄入。同时可进食含适量纤维素的食物，因纤维素中有一定脂溶性保护因子，而且含有较多的营养因子，具有防止溃疡发生和复发的作用。监测患者的营养状况，定期测量体重，监测血清蛋白和血红蛋白等营养指标。

2. 口腔护理

禁食期间应做好口腔护理，每日用漱口水漱口，去除口臭及口腔血腥味，预防口腔感染。

3. 用药指导

治疗消化性溃疡的药物主要是抑制胃酸分泌、根除幽门螺杆菌及保护胃黏膜的药物。制酸剂如复方氢氧化铝片、胃得乐等，宜在饭前 30min 服用，以中和胃酸，缓解疼痛，促进溃疡愈合；H_2 受体拮抗药有较强的制酸作用，使用 3～5d 症状改善，24 周症状消失，目前提倡每日服 1 次；质子泵抑制剂宜于每日早餐吞服，与抗生素的协同作用较好，合用可根除幽门螺杆菌；铋剂宜在餐前和晚上给药，因铋剂为水溶性胶体大分子化合物，在胃酸作用下与溃疡面的蛋白质结合形成一层保护膜，隔绝胃酸对溃疡面的侵蚀，但铋剂不得与抗生素同时使用，至少应间隔 30min。注意观察服药的疗效和不良反应，如含铋化合物可引起便秘，保护溃疡面的药物如枸橼酸铋钾可引起黑便，告之患者停药后不良反应症状会自然消失，使其能消除顾虑、坚持服药，确保疗效。

4. 缓解疼痛的护理

首先帮助患者认识和去除引起疼痛的病因，如避免进食刺激性食物、戒烟忌酒，以免加重胃黏膜损伤。疼痛时，嘱患者卧床休息，分散患者的注意力，如缓慢深呼吸、听音乐、交谈等。还可在疼痛前或疼痛时进食碱性食物或服用制酸剂，或采用热敷、针灸止痛。同时，评估疼痛的性质、部位、持续时间，如疼痛加剧或由剑突下疼痛转为全腹疼痛，应疑为并发出血或穿孔，及时报告医生并处理。

5. 心理护理

因疼痛及病情迁延、反复，患者易出现精神紧张、焦虑和忧郁，而长期的心理应激又会增加胃黏膜的损害或削弱胃黏膜的保护因子作用。因此，应注意给予患者针对性的心理护理，如鼓励患者下棋、看报、听音乐等消除紧张感，还可采用一些训练方法如精神放松法、气功松弛法、自我催眠法等，减轻焦虑。

6. 健康指导

（1）告知患者本病的易患因素、诱因等，减少诱发因素，如纠正不良饮食习惯，戒烟忌酒，积极治疗幽门螺杆菌感染及某些与致病因子密切相关的疾病（如风湿性关节炎、慢性肺部疾病、肝硬化等）。

（2）指导患者合理饮食、培养良好的饮食习惯是预防消化性溃疡的关键。饮食宜规律，定时进食，少食多餐，以使胃窦扩张轻、胃泌素分泌少、胃酸产生少。避免饱餐、暴饮暴食，尤其是避免过热、过冷、粗糙、油炸、辛辣等食物及浓茶、咖啡等饮料，以保护胃黏膜。给予温热饮食，不可过烫或过冷，宜进食半流质且含蛋白质、糖类、维生素较高的食物，如大米粥、小米粥、藕粉、蒸鸡蛋、果汁等清淡且易于消化的食物。适当限制鸡汤、鱼汤等含氮高的食物，以免强烈刺激胃酸分泌，加重黏膜的损伤。

（3）指导消毒隔离，养成良好的个人卫生习惯。与消化性溃疡关系密切的幽门螺杆菌（Hp）是一种感染率极高的细菌，人是 Hp 的唯一宿主，其传播途径为口与口和粪与口传播。因此，应嘱患者饭前便后洗手；使用餐具要认真消毒；洗手间、便器每日要用含氯消毒剂进行消毒；患者的大、小便器应专人专用，非一次性的应严格消毒后备用，以免成为传染源继续播散。

（4）用药指导：交代患者遵医嘱服药，不可擅自停药，注意药物的疗效及不良反应。如肝肾功能损害、过敏反应等，定期去医院复诊；如疼痛呈节律或加剧，出现心悸、出汗、恍惚等，或出现呕血、黑便时应立即就医。

第九章

社区不同群体的保健护理

第一节　社区妇女保健与护理

社区妇女保健是社区卫生服务中的重要组成部分，关系到一个国家和民族的发展与繁衍。社区护士要根据妇女不同时期特殊的生理、心理特点，运用现代医学和护理知识及科学技术为妇女进行预防保健和护理工作。

一、妇女保健的概念

妇女保健（women health protection）是以维护和促进妇女健康为目的、以预防为主、以保健为中心、以基层为重点、以社区妇女为对象，防治结合，开展生殖健康保健工作的综合保健。其目的是降低孕产妇和围生儿死亡率，减少患病率，提高妇女健康水平。社区妇女保健工作包括青春期、围婚期、孕期、产褥期、哺乳期、绝经期等工作。

二、我国妇女保健工作现状

妇女健康是人类持续发展的前提和基础，妇女健康指标不仅是国际上公认为最基础的健康指标，也是衡量经济社会发展和人类发展的综合性指标。目前我国城市、农村及少数民族地区已逐步建立健全妇女保健机构及三级预防保健网，为了提高妇女健康水平，广大妇女卫生保健人员坚持宣传并推行妇女各期保健，对妇女进行健康教育，进行妇科疾病普查普治，积极预防妇科恶性肿瘤及性传播疾病。国家先后颁布了妇女保健的相关政策与法规，使母婴保健服务在行政管理、监督检查和技术规范等各个环节，基本实现了有法可依。

三、妇女卫生保健常用指标

（一）妇科疾病普查普治常用的统计指标

$$普查率 = \frac{期内（次）实查人数}{期内（次）应查人数} \times 100\%$$

$$患病率 = \frac{期内患妇科疾病人数}{期内受检查妇女人数} \times 10万/10万$$

$$总治愈率 = \frac{治愈妇科疾病的例数}{患妇科疾病总例数} \times 100\%$$

（二）孕产期保健指标

1. 孕产妇保健工作统计指标

$$孕产妇系统保健率 = \frac{期内接受孕产妇系统保健的孕产妇人数}{同期孕产妇总数} \times 100\%$$

$$产前检查率 = \frac{期内接受产前检查的孕产妇数}{期内孕产妇总数} \times 100\%$$

$$住院分娩率 = \frac{期内住院分娩的产妇人数}{期内分娩产妇数} \times 100\%$$

$$产后访视率 = \frac{期内接受产后访视的产妇人数}{期内分娩的产妇数} \times 100\%$$

2. 孕产妇保健质量统计指标

$$高危孕妇发生率 = \frac{期内高危孕妇数}{期内孕产妇总人数} \times 100\%$$

$$产褥热感染率 = \frac{期内产褥热感染人数}{期内产妇总人数} \times 100\%$$

3. 计划生育工作统计指标

$$人口出生率 = \frac{某年出生人数}{该年平均人口数} \times 100\%$$

$$人口自然增长率 = \frac{年内人口自然增长数}{年平均人口数} \times 100\%$$

$$晚婚率 = \frac{初婚中符合晚婚年龄的人数（男／女）}{全年初婚人数（男／女）} \times 100\%$$

$$节育率 = \frac{落实节育措施的已婚育龄妇女人数（夫妻任一方）}{已婚有生育能力的育龄妇女数} \times 100\%$$

$$绝育率 = \frac{男和女绝育数}{已婚生育能力的育龄妇女数} \times 100\%$$

四、妇女保健的工作职责与组织管理

(一) 工作职责

根据女性一生不同的生理、心理与行为等方面的特点，提供不同重点的预防保健服务，如妇女青春期保健、孕期保健、更年期保健、女工劳动保健和妇女常见病的防治等。

(二) 组织管理

建立相应的行政机构和专业机构，建立健全三级妇女保健网，培养配置妇女保健工作人员。社区护士在社区妇女保健中发挥重要作用。健全妇女社区保健档案并定期开展各项保健工作，掌握必要的保健知识，提高保健意识，组织开展指导各项保健工作，采用多种形式的健康教育，加强妇女保健知识与措施方法的宣传，提高妇女自我保健能力。

五、妇女不同生理时期的社区保健护理

(一) 青春期保健

青春期是指个体从第二性征出现到生殖功能基本发育成熟所经历的时期，一般女孩从 10 ～ 12 岁开始，至 17 ～ 18 岁结束。因受遗传、营养、环境、心理等因素的影响，个体差异较大，有时可相差 2 ～ 4 岁，也有种族的差异。

1. 青春期常见健康问题

（1）月经异常

由于中枢神经系统下丘脑—垂体—卵巢轴功能紊乱导致女性月经出现异常，表现为功能失调性子宫出血、痛经和闭经等。功能失调性子宫出血（简称功血）是指由于神经内分泌失调引起的月经周期不规则、经期延长或经血过多等，而全身及内外生殖器官无器质性病变。发病因素包括精神紧张、环境变化、过度劳累或营养不良等。凡在月经前后或经期中，发生下腹部疼痛、坠胀、腰酸或其他不适者而影响生活或工作者称为痛经。痛经可分为原发性和继发性，前者指生殖器官无器质性病变的痛经，后者指由于盆腔器质性疾病引起的痛经。青春期多为原发性，其主要原因有子宫因素、内分泌因素、精神因素、神经因素、遗传因素。闭经可分为原发性闭经和继发性闭经，凡年龄已满 18 周岁或第二性征发育成熟两年以上仍无月经来潮者称为原发性闭经。妇女已有规律月经以后，基于某种病理原因停经 6 个月及以上者称为继发性闭经，闭经的原因可有遗传因素、内分泌因素、免疫因素、精神因素等，少女因减肥造成精神性厌食，从而引起的重度营养不良也会导致

闭经。

（2）青春期特殊行为

青春期少女易受社会不良风气的影响，加之认知出现偏差，有的沾染上了一些影响健康的不良习惯和行为，如酗酒、吸烟、吸毒和过早的性行为等，有的少女暴饮暴食或盲目节食减肥。另外，还有意外伤害，如车祸、溺水、服毒、自杀等问题。

2. 保健措施

（1）注意性心理健康和生理卫生教育

根据青春期女性的身心变化特点，通过各种途径，进行有目的、有计划、有组织地性教育，如性知识教育，使她们了解生殖器官的解剖结构、生理功能、第二性征的发育情况及月经来潮现象，增强自我保护意识。做好伦理道德教育及法律知识教育，培养她们自尊、自爱、自强、自信的品质。

（2）科学饮食指导

青春期女性生长发育迅速，活动量大，对热量及各种营养素的需求增加，在饮食中需要有足够的热量和丰富的蛋白质。通过健康教育普及营养知识，指导她们养成良好的饮食习惯，建立合理的饮食结构，避免暴饮暴食、挑食、偏食等，并针对青春期常见的健康问题进行饮食调理。

（3）定期体检与建立月经卡

对青春期少女及早发现不健康现象，避免疾病的发生。社区护士要指导青春期少女定期体检，并建立月经卡。月经卡上记录月经周期、经期时间、月经量及色泽、白带变化。

（二）围婚期保健

围婚期是指妇女从生理发育成熟到怀孕前的一段时期。目的是保障婚配双方及下一代的体质和智力的健康发展，做到优生优育。

1. 配偶的选择

婚姻不仅是两性的结合，更是要孕育下一代的生命，要考虑遗传、健康因素等对下一代的影响，因此选择配偶要考虑如下问题：

（1）近亲不相恋

直系血亲或三代内旁系血亲之间不能通婚，婚姻双方任何一方患有某种严重的遗传病者不能通婚。

（2）健康状况

夫妇双方的健康是优生的根本条件，婚配双方均患有相同、严重的常染色体隐性遗传病者，不宜生育。妇女保健工作人员通过调查分析家族史、疾病史，指导和帮助男女双方做出正确明智的选择。

2. 婚前教育与医学检查

（1）婚前健康教育

实现优生优育，是使婚姻美满、家庭幸福的重要内容。婚前教育使青年人在婚前了解男女生殖器官的结构与功能，有关性心理、性生活及婚育问题的基本知识，做好婚前心、身两方面的准备，熟知婚姻保健的有效方法与途径。

（2）婚前医学检查

目的是及早发现疾病，发现不宜结婚、不宜生育或要暂缓结婚的男女，减少和避免婚后出现矛盾和家庭的不幸，做到优生，提高民族素质。一般对未婚女青年只做直肠腹部双合诊检查。社区护理人员应认真填写婚前检查记录，妥善保存，注意保密。

（三）生育期保健

1. 孕前准备

最佳生育年龄：女性 25～29 岁，男性 30～35 岁。这个年龄段，无论是在精力上，还是在身体状态、精神状态及经济上都是最适宜的。据统计，小于 20 岁或大于 35 岁的妇女妊娠，其胎儿发育不良、畸形，以及产妇发生难产、早产、高血压等机会明显增高。

2. 围生期保健

围生期保健是指妇女从妊娠前、妊娠期、分娩期、产褥期、哺乳期及新生儿期，对孕妇、胎儿和婴儿的健康进行的一系列保健，即在妊娠期使孕妇能顺利地承担因妊娠而增加的生理和心理负担，使胎儿正常生长发育，降低围生儿和孕产妇的死亡率及远期伤残率。

（1）产前检查

①产前检查时间。在孕期对孕妇和胎儿定期产前检查，目的是通过加强母儿监护，早期检测出不正常或危险的妊娠症候，预防和减少孕期并发症，确保孕妇和胎儿在妊娠期的安全、健康。初查时间在孕 12 周之前，以防止流产的发生；复查时间在 12 周之后，每 4 周一次；孕 28 周后每两周检查一次；孕 36 周后每周进行一次。

②产前检查内容。初次检查主要是通过护理评估了解一般资料、健康史、妊娠过程末次月经等，推算预产期（末次月经的第一日算起，月份减去 3 或加上 9，日数加上 7 或农历加上 14）。全身检查：孕妇的营养、精神、皮肤、胸、四肢等。产科检查：主要是腹部、骨盆检查等。辅助检查：血常规、肝功能、B 超。复诊时要评估上次检查结果，询问有无异常情况。

检查孕母腹部：注意孕妇及胎儿发育情况。

（2）孕期保健

①建立孕妇保健卡

社区护士应对社区内的孕妇上门建卡立档，及时定期进行产前检查管理及高危孕妇筛查，以进行咨询、检查与健康指导或转介。对流产者做出标记，到居委会领取再生计划指标。

②生理卫生指导

避免接触易导致胎儿出现先天性缺陷的危险因子，如酗酒、吸烟、接触放射线等。生理卫生指导：第一，注意个人卫生与衣着，勤换内裤，经常洗澡，以淋浴为宜，水温不要高于35℃，时间不要长，妊娠28周后或有阴道出血，禁止洗盆浴，避免发生上行感染；腰带不要过紧，避免影响血液循环；孕妇不要穿高跟鞋；孕妇衣物要透气、吸汗，宽松、舒适。第二，加强孕期饮食卫生，如孕早期孕妇每日糖类的摄入量不低于150～200 g，以防发生酮症酸中毒，蛋白质每日每公斤体重1.5～2.0 g。第三，充足的睡眠，夜间应有8～9 h，午间也应卧床休息1～2 h，睡眠以左侧卧位为好，保证子宫组织和胎盘有充分的血液供应，改善全身循环状况，减轻下肢水肿。第四，适量活动，妊娠后仍可继续日常工作、家务和学习，但应避免强度较大的体力劳动以防引起流产、早产、胎盘早剥等意外。第五，妊娠后，乳腺会增大，做好乳房护理。第六，指导自我监护：主要是数胎动与听胎心，妊娠18～20周孕妇开始感觉到胎动，正常情况下，每小时胎动为3～5次，孕妇在26周后开始数胎动，每日3次，每次数1 h，每日3次的胎动次数的总和乘以4（12 h的胎动次数），如在20次以上，反映胎儿情况良好，如不足20次或继续减少，表示可能有宫内缺氧情况，应及时到医院就诊；指导家属每日定时听胎心，并及时记录，正常胎心率为120～160次/分，过快或过慢均属异常，应随时到医院就诊，采取措施。

③心理卫生指导

根据孕妇早、中、晚不同孕期的心理特点，实施必要的心理护理。第一，孕12周前称怀孕早期，出现的早孕反应如焦虑等；社区护士要指导孕妇正确认识和处理早孕反应，给予安慰、支持和鼓励，及时补充液体和营养。第二，孕13周至孕27周末称妊娠中期，孕妇身体不适症状减轻，能够接纳怀孕的事实，对怀孕的事很感兴趣，随着胎动的出现，建立起母子的亲密感；社区护士要多给孕妇提供怀孕、分娩和养育孩子的相关信息，建议孕妇做一些有利于胎儿成长的活动如胎教等。第三，孕28周后称怀孕晚期，孕妇身心的负荷很大，会感到自己很脆弱，对分娩产生恐惧或担忧；社区护士主动向孕妇提供与生产相关的知识和信息，如见红、破水等分娩前的现象，运用支持或行为法帮助她们消除顾虑与恐惧，做好生产准备。

④其他

鼓励母乳喂养。母乳是婴儿最佳的食物，也是全世界范围内的喂养模式。社区护士应在社区内进行母乳喂养的健康教育，帮助孕妇充分认识母乳喂养的意义和作用，协助其做好母乳喂养的准备。

3. 产褥期妇女保健

产褥期是指产妇除乳腺外的全身各器官自身恢复的时期。产褥期妇女保健是指对从胎盘娩出至产后6周的产妇进行的保健。目的是社区护士通过各种措施对产褥期妇女进行保健，并提供对新生儿的健康指导，以促进产后妇女身心的恢复和新生儿的健康，减少并发症的发生。

（1）家庭访视

①访视时间

家庭访视是社区护士为产妇提供护理的重要方式。产后访视至少三次，第一次在产后出院 3 天内，第二次在产后 14 天，第三次在产后 28 天。社区护士应了解产妇健康状况、哺乳情况，及时给予指导，如发现异常要增加访视次数并及时就诊，产妇应于产后 42 天去医院做产后健康检查。

②访视内容

产妇产后一般情况，如精神、睡眠、饮食及大小便等。产妇生命体征的评估，如观察产后血压、脉搏、体温的变化，了解精神、睡眠、饮食及大小便情况，若有异常及时处理或转院。产后 24 h 体温略有升高，但一般不超过 38℃（分娩时劳累和消耗所致）。如果产后 3～5 天体温突然上升到 39℃以上，并伴有脉快、头痛、乏力等症状时，应警惕产褥感染的发生。评估产后子宫收缩情况、恶露的性状、腹部或会阴的愈合情况。乳房的检查，检查乳头有无皲裂、乳腺管是否通畅、乳房有无红肿硬结、乳汁的分泌量是否充足。

③访视注意事项

社区护士在家庭访视前应做好准备工作，如与产妇家庭联系，了解产妇的一般情况及确切的休养地点。访视后，将访视情况认真记录在妇女围生期保健卡上，对护理建议和已实施的处理方法做详细记录，并将保健卡交至相应部门备案管理。

（2）产褥期保健

①日常保健指导

产妇应有冷暖适宜、安静舒适的休养环境，经常通风换气，保持室内空气新鲜，注意冬季保暖、夏季防暑。保持整洁及个人卫生，产妇所在环境及日常用品要清洁卫生，坚持梳洗、刷牙、勤换衣物及床单。产妇应保持充分的休息、睡眠和适度的运动，产后 24 h内以卧床休息为主，产后两天可在室内随意走动，并可按时做产后健身操；避免从事任何过重的体力劳动，以免发生子宫脱垂，行会阴侧切或剖宫产的产妇，可推迟到第 3 天起床稍活动，待伤口愈合后做产后健身操，有助于体力恢复、排便排尿、避免或减少静脉栓塞的发生，而且能使盆底及腹肌张力恢复，避免腹壁皮肤过度松弛。注意饮食与营养，饮食应富含营养、易于消化，多吃汤汁类食物，有利于乳汁分泌。

②乳房护理

应经常擦洗，保持清洁、干燥；对乳房有损伤、肿胀、硬块等情况者要及进行指导处理。

③会阴护理

每日应冲洗外阴 2～3 次，勤换会阴消毒垫，大便后用水冲洗，保持会阴清洁、干燥，预防感染；若有感染、肿胀疼痛，可用 75%的酒精纱布湿敷，或用高锰酸钾溶液坐浴。

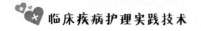

④母乳喂养指导

社区护士在产后家庭访视过程中，应开展有关母乳喂养知识宣传，指导母亲在产后半小时内开始让新生儿吸吮乳头进行哺乳，做到早接触、早吸吮。指导母亲正确哺乳。不给母乳喂养的婴儿吸吮橡皮奶头等。

⑤其他

社区护士应指导产妇选择适当的避孕方法，产褥期禁忌性交，产后 42 天起应采取避孕措施；促进父母角色尽快地确定，鼓励父母及家人参与新生儿护理，指导他们对新生儿进行语言交流，促进亲子互动，促进家庭和谐发展。

（四）围绝经期保健

围绝经期是指妇女卵巢功能逐渐衰退，生殖器官开始萎缩向衰退过渡的时期。一般在 45～55 岁，平均持续 4 年，可以分为绝经前期、绝经期、绝经后期。遗传、种族、初潮年龄、地域及个体差异等因素可影响绝经期年龄。此期约 2/3 的妇女出现生理和心理不适，称为女性更年期综合征。

1. 围绝经期妇女的生理特点

（1）月经改变

绝经期前 70% 妇女出现月经紊乱，多为月经周期不规则及月经量多少不一，严重者，出血过多出现贫血症状。

（2）血管舒缩失调

表现为面色潮红、出汗等，每次发作时间较短，每天发作数次。

（3）泌尿生殖道的改变

生殖系统呈现外阴皮肤干燥，皮下脂肪变薄，阴道干燥、缩短变窄、弹性减弱导致性交痛，阴道内呈现碱性环境。泌尿道缩短，括约肌松弛，容易发生尿急、尿失禁，膀胱黏膜变薄，易发生膀胱炎。

（4）心血管疾病

绝经期妇女冠心病发病率高，因血胆固醇水平升高，尤其是低密度脂蛋白的增加，易诱发动脉粥样硬化。

（5）骨质疏松

绝经后妇女体内雌激素水平下降，使骨质吸收速度快于骨质形成的速度，使骨密度下降，严重者发生骨折。

2. 心理变化

（1）情绪变化

紧张、焦虑是绝经期妇女常见的心理活动，表现出记忆力减退、悲观、情绪激动、生气、情感脆弱，有的出现个性及行为的改变，敌对、多疑、急躁、自私甚至有自杀的念头。

（2）精神障碍

有的绝经后妇女表现出令人难以忍受的固执、多疑、妄想，以及偏执障碍，如绝食、自伤等。有的出现坐卧不安、忧郁或悲观厌世，甚至想自杀。

3. 健康教育

（1）社区护士可以通过各种方式积极开展有关围绝经期卫生知识宣传教育

使妇女认识到围绝经期是生命过程中的一个自然的生理现象，指导妇女参加力所能及的体力及脑力劳动，制定适宜的目标，并定期评价，保持良好的心态和乐观的精神，坚持适当的体育锻炼和娱乐活动，提高自我情绪控制和自我调节能力，经过调试多数人都能顺利度过。同时社区护士还要对家属进行健康教育，让家人也了解围绝经期的有关知识，谅解此期妇女出现的不稳定情绪，多关心和理解她们，从而顺利度过围绝经期。

（2）建立健康的生活方式

饮食调节，定时定量，少量多餐，即根据年龄提供热量，给适量的蛋白质、维生素及矿物质。"四低、两高一注意"饮食，即低盐、低糖、低脂肪、低胆固醇，高维生素、高钙，注意添加膳食纤维。适宜的规律运动能促进心血管健康，减缓骨矿物质丢失，预防骨质疏松症。建议每周进行不少于 3～4 次，每次不少于 30 min 的运动。运动项目有散步、慢跑、跳健身操、打太极拳等。做好性知识的宣传教育，预防性功能衰退。

（3）定期体检

围绝经期容易发生妇科疾病和肿瘤，建议和鼓励妇女每半年或一年进行一次体检，并做好普查的宣传和组织工作。

（4）用药指导

围绝经期是因为卵巢功能逐渐衰退，雌激素分泌量逐渐减少导致的妇女出现一系列生理、心理变化，因此，可以通过激素替代疗法减轻围绝经期症状，预防骨质疏松和心脑血管疾病的发生。在医生的指导下采用性激素替代疗法。社区护士要向围绝经期妇女介绍用药的目的、意义等，监督长期使用性激素治疗者接受定期随访，在随访期间患者可接受用药指导，调节用药量，以防发生不良反应。

（5）心理保健

培养情趣爱好，合理安排生活；正视此期的心理问题，加强自我监测，适当增加运动，避免精神紧张，戒烟戒酒，让她们学会合理宣泄，保持愉快的心情，融入社会。

第二节　社区儿童和青少年保健与护理

社区儿童保健是在社区范围内研究从胎儿到青少年时期小儿生长发育、营养指导、疾病防治与护理、健康管理和生命统计等的一门综合性学科。儿童正处于生长发育阶段，他们的健康状况决定着一个国家未来人口的素质。因此，儿童保健是社区护理保健工作的一个重要组成部分。

一、社区儿童、青少年健康保健的意义

社区儿童保健是通过健康教育、咨询、预防接种及儿童生长发育筛查，促进儿童生长发育及正常人格形成，增强儿童体质，降低儿童常见病及多发病的患病率、减少死亡率，能够有效地控制儿科传染性疾病，提高儿童总体的健康水平。

1. 促进儿童的生长发育。社区护士通过家访、定期检查等方式能够监督及指导家长用科学的方法保护和育养儿童，有利于早期发现儿童在生长发育中的问题，及时进行有效的干预。

2. 增强体质，促进儿童的早期教育。通过对社区儿童进行体育锻炼、营养和早期教育等保健指导，达到增强儿童体质，促进智力的开发。

3. 减少儿童患病率及死亡率。在社区，随着计划免疫工作的落实、安全教育和育儿知识的普及，儿童各种疾病的患病率及死亡率均有所下降，传染病得到了有效控制。

二、儿童保健工作内容

儿童保健工作内容包括新生儿家访、定期体格检查、生长发育监测、计划免疫及预防意外事故等，还包括建立健康档案转入儿童保健系统进行管理。

三、儿童、青少年生长发育的检测与评价

我国现有体格生长的标准是依据中国九大城市儿童体格发育调查的数据为参考值的，一般 5～10 年重新修改一次。

（一）儿童、青少年体格生长检测与评价

1. 检测内容

体重、身高、坐高、头围、胸围、牙齿等形态指标。中小学生还包括功能性的指标，如肺活量、潮气量等检查。

2. 检测要求

测量必须准确，要统一测量工具与方法。对年幼的小儿不能很好地配合时，要运用合理方式快速检测，并根据小儿年龄选择测量工具，如身高测量板等。

3. 评价

（1）社区护士对检查的个体结果可选用由国家、省、市卫生部门颁布的标准参照值作为对照，常用的评价方法有均值离差法、指数法、相关回归法、生长发育图法等。

（2）评价体格发育时，不能仅凭一次测量的结果下结论，要结合体格检查、生活环境、健康和疾病状况进行综合分析，并进行连续的观察，以便能做出客观、正确的评价。

（二）儿童、青少年神经心理发育检测与评价

1. 检测内容

儿童、青少年的感觉、记忆、运动、语言、认知、个性等。

2. 心理检测方法

一定的实验仪器或手段，研究小儿的心理发育，如注意力、学习能力等，常用的心理测验方法有丹佛发育筛查法等。

3. 评价

需要由专业人员进行评价。

四、各年龄阶段儿童发育特点及保健

（一）新生儿期

1. 发育特点

自出生后脐带结扎起至生后 28 天之前为新生儿。小儿各器官生理功能尚不成熟，适应能力较差，患病后临床表现不典型，患病率、死亡率高。

2. 新生儿保健

社区护士通过对社区内已出院的新生儿进行家庭访视，了解新生儿的健康状况，有针对性地进行健康指导，从而促进新生儿顺利通过"适应期"。

（1）访视时间

一般需要 3～4 次，即新生儿回家后 1～2 天内的初访、生后 5～7 天周访、生后 10～14 天半月访和生后 27～28 天月访，并建立新生儿健康管理卡和预防接种卡。

（2）访视内容

初访主要内容：了解新生儿出生情况、分娩方式、出生体重、母亲孕期情况；观察小儿面色、呼吸、哭声、吸吮力和大小便等情况；测量身长、体重和体温；检查皮肤、黏膜和脐部，注意有无黄疸出现、脐部有无感染、出血；检查有无听觉障碍及先天畸形，如先天性心脏病、唇裂或腭裂等，宣传母乳喂养并进行喂养指导。周访主要内容：观察新生儿一般情况，如睡眠等；了解新生儿吮奶、哭声、大小便情况，以及喂养和护理过程中是否出现新的问题，并根据存在的问题给予指导；检查新生儿黄疸程度和脐带是否脱落。半月访主要内容：检查皮肤情况，如黄疸是否消退；测量体重是否恢复到出生时的体重，如有恢复不佳者，应分析其原因；指导补充生理量维生素 D，预防佝偻病。满月访主要内容：做全身体检，并根据小儿及其家庭的情况给予预防保健指导，发现异常情况及早处理。

（3）新生儿健康指导

新生儿体温调节中枢发育尚不健全，易随外界的温度变化而变化，要注意保暖，室温保持 22～26℃，相对湿度保持 55%～65%，防止发生寒冷损伤综合征。但是，要避免"保暖过度"导致体温上升，从而造成伤害。母乳是新生儿最理想的食物，宣传母乳喂养的优点、方法和技巧，进行合理喂养。指导家长为婴儿沐浴，更换尿布，注意个人卫生。做好预防接种。防止意外如摔伤、窒息等。增加体格锻炼，如进行抚触。

（二）婴儿期

1. 发育特点

从出生 28 天后到满 1 周岁的时期为婴儿期。此期小儿最大的特点：生长发育迅速，对营养的需要量相对较大，但是小儿消化功能未发育成熟，易发生营养缺乏和消化紊乱；神经系统发育较快，免疫功能尚不成熟，易感染，易患传染性疾病。

2. 保健

（1）科学合理的喂养

4 个月以内，以高能量、高蛋白质的乳类为主，注意补充维生素 D，按时添加辅食，注意断奶时间。

（2）定期体格检查

0～6 岁儿童需要定期到辖区内社区卫生中心进行体格检查。频率为"421"，即生后第一年检查 4 次，每 2～3 个月 1 次，第二年、第三年每年 2 次，6 个月 1 次，3 岁后每年检查 1 次，但是视力、听力及牙齿应坚持每半年检查一次。发现有异常者，适当增加检查次数。

（3）计划免疫

按期完成计划免疫接种，如口服小儿脊髓灰质炎减毒活疫苗，要注意培养良好的个人卫生习惯。

（4）增加体格锻炼

选择好时间、场地进行户外活动。

（5）协调能力训练

做游戏，如看图片、玩玩具等，以开发婴儿智力，促进婴儿运动和感知觉的发育。

（三）幼儿期

1. 发育特点

自 1 周岁到满 3 周岁为幼儿期。体格发育速度较前稍减慢，智力发育较前突出，语言、思维和社会适应能力增强；开始独立行走后，活动范围渐广，易发生意外伤害；乳牙渐出齐，免疫功能仍然较差，传染病发病率仍较高。

2. 保健

（1）早期教育。为促进语言和智力发育，应经常与之交流，锻炼其丰富语言的表达能力。增加认知能力，培养良好习惯和形成良好人格。养成良好的行为习惯：保护牙齿、饭前便后洗手等。

（2）定期体格检查。每6个月进行一次体检，做好记录。预防龋齿，筛查听力、视力异常，及时发现异常，尽早采取措施。

（3）防止意外创伤和中毒。常见的意外事故有服错药、碰伤、电击、溺水、烫伤、异物窒息等，要加强安全意识教育。

（4）合理喂养。断奶之后提供足够的热量及营养素，膳食安排以"三餐两点制"为宜。婴幼儿一般在18个月左右有生理性厌食现象，指导家长注意烹饪技术、喂养方法和技巧。

（5）体格锻炼。进行"三浴"锻炼，即空气浴、阳光浴、水浴，以增强体质、提高抵抗力。避免中暑。

（6）加强预防接种。完成免疫制剂的复种，如百白破疫苗的接种。

（四）学龄前期

1. 发育特点

3周岁后到6～7岁入小学前为学龄前期，小儿体格发育稳步增长，智力发育更趋完善，好奇心、模仿能力强，是性格形成的关键期；免疫性疾病增多，如急性肾炎、风湿热等。

2. 保健

（1）安全教育，如遵守交通规则、远离危险环境等。培养其良好的道德品质，团结协作，培养分辨是非的能力及克服困难的能力，养成良好的生活习惯和性格。

（2）预防免疫性疾病及意外伤害。

（3）做好常见疾病与健康问题的预防和家庭护理，如龋齿、弱视、小儿肥胖、网迷等。

（五）学龄期

1. 发育特点

从入小学起（6～7岁）到青春期前为学龄期。此期小儿体格发育仍稳步增长，除生殖系统外，其他器官的发育到本期末已接近成人水平，智力发育更加成熟，是接受科学文化教育的重要时期，免疫功能逐渐发育成熟。

2. 保健

（1）营养与饮食。由于小儿体力活动增多，心理活动也逐渐复杂，对能量的需求也增加，因此，课间要加餐，多给富含钙质的食物，为青春期快速生长发育做准备。

（2）生理卫生指导。保护视力，纠正不良的坐站姿势，防止近视眼；此期是小儿换牙阶段，注意保护牙齿，防止龋齿；保证充足的睡眠，劳逸结合，加强体格锻炼，注意个人卫生，防止肠道寄生虫病。

（3）心理卫生指导。培养小儿逻辑思维能力，帮助解决焦躁、紧张等情绪不稳定问题，培养其独立性；注重法制、德育及性教育，注重警示教育，从学习态度、学习方法等方面培养其良好的学习习惯。

五、计划免疫与预防接种

预防接种是指有针对性地将生物制品接种到人体，使人体对传染病产生免疫能力，从而预防该传染病的一种措施。计划免疫是根据儿童的免疫特点和传染病发生情况指定的免疫程序。一般在儿童出生后至 12 岁（或 14 岁）时进行有计划的初种和复种。

（一）计划免疫程序

目前，我国儿童实施的计划免疫程序，是按照我国规定的"五苗防七病"进行的，即卡介苗、麻疹疫苗、脊髓灰质炎减毒活疫苗，白喉、百日咳、破伤风三联疫苗，乙型肝炎减毒疫苗，防七种疾病。

（二）预防接种禁忌

1. 一般禁忌证

发热、急性传染病、活动性肺结核，肝肾疾病、较重的心脏病、风湿热、慢性疾病急性发作、恶性肿瘤、血液病、过敏史或化脓性皮肤病者等，患有自身免疫性疾病和免疫缺陷病者，不宜进行预防接种，当症状消失或健康恢复后即可进行接种。

2. 特殊禁忌

结核菌素试验阳性、中耳炎、湿疹、化脓性皮肤病及水痘患者不宜接种卡介苗，正在接受免疫制剂治疗者；本人或家庭成员有癫痫病、神经系统疾病者禁用百日咳疫苗；有明显过敏史者。

（三）预防接种的实施

1. 做好宣传组织工作

社区护理人员应全面掌握社区内儿童免疫情况，为儿童建立预防接种卡片或手册，对接种对象及接种项目要做到及时、准确、不遗漏、不重复，保证每个儿童都能得到及时、科学的预防接种。

2. 做好接种前准备工作

接种前的准备工作包括环境、接种者、接种用物及受种者的准备。

（1）环境准备

接种场所应光线充足、明亮，空气流通，室温适当，一桌一菌苗，卡介苗分室接种。

（2）接种者

准备护理人员应衣帽干净、整齐，洗净双手。对家长或懂事的孩子应做好解释工作，对接种过程中及接种后可能出现的局部反应、全身反应和异常反应进行逐一介绍，以消除受种者的紧张和恐惧心理，认真、细致地询问病史及传染病接触史等。

（3）物品准备

接种所用的疫苗、口服或注射所需物品、急救用药及登记本等应有秩序地放在规定和方便的位置上，严格按照口服给药法或注射法的要求准备。

（4）受种者准备

受种者为接种对象。注射部位应用肥皂水及清水清洗干净，内衣清洁，必要时应沐浴，防止感染。

3. 实施接种

（1）严格查对

①药物：仔细检查菌苗、疫苗，包括标签、名称、批号、生产日期及生产厂家；检查药物是否有变色、异物、凝块，安瓿有无破损等情况，有异常者不能使用；菌苗在打开后应立即使用，在空气中放置不能超过 2 h。②接种对象：询问儿童健康状况，核对接种卡（册）、严格遵守各种疫苗的接种时间、间隔及次数。③注意接种禁忌证。核实无误后，接种人员严格按无菌操作法注射疫苗。

（2）接种

局部注射一般选用上臂三角肌，用2%的碘酒及75%的乙醇消毒，待干燥后注射；接种活疫苗、菌苗时只用75%的乙醇消毒，以防其被碘酊杀死，影响接种效果，要注意观察小儿全身反应。

（3）接种后整理

①按操作规则整理用物：对已经开启但未用完的疫苗，焚烧处理；未打开的疫苗放在冰箱内保存，并在有效期内使用。②认真填写接种卡（册），登记接种日期及疫苗名称等。要让受种对象在现场观察 30 min 后，确认无反应后方可让其离开；向家长交代接种后的注意事项，如接种当日不洗澡、避免剧烈运动等。

（四）预防接种时受种者出现的反应及其护理措施

1. 一般反应

（1）局部反应

接种后 24 h 内局部发热、疼痛、红肿，有时伴有淋巴结肿大，局部反应可持续 2～3

天。接种活疫苗局部反应出现较晚且持续时间较长。护理措施：可用干净毛巾热敷，并抬高患肢；症状轻者，可不做处理。

（2）全身反应

接种后 24 h 内可能出现体温升高，持续 1～2 天，有时可伴有疲倦感、头昏、全身不适、恶心、呕吐、腹痛、腹泻等症状。护理措施：全身反应较轻微者给予对症处理，注意休息，多饮水；若高热不退或症状较重，应去医院就诊。

2. 异常反应

（1）过敏性休克

在注射后 2 h 内出现烦躁不安、面色苍白、口周青紫、四肢厥冷、呼吸困难，甚至昏迷等症状，要及时抢救。护理措施：应使受种者平卧，头部稍低，保暖，吸氧，立即皮下注射 1：1000 的肾上腺素 0.5～1 mL，并采用其他抗过敏性休克的措施进行抢救。

（2）晕针

晕针是一种由反射性周围血管扩张所导致的一时性脑缺血，通常由空腹、疲劳、室内闷热、情绪紧张或恐惧等原因引起。小儿在受种时或受种后几分钟内可出现头晕、心慌、面色苍白、出冷汗、手足发凉、心跳加快等症状，重者甚至丧失知觉，呼吸减慢。护理措施：出现以上症状时，立即使患者平卧，保持安静，给予少量热开水或糖水，一般短时间内即可恢复正常。

（3）过敏性皮疹

以荨麻疹最为常见，一般接种后几小时至几天内出现。护理措施：按医嘱服用抗组胺类药物即可痊愈。

六、社区青少年常见病的预防和护理

（一）近视

1. 近视的概念

眼睛能看清近物而看不清远物的一种视力障碍称为近视。由于学生的学习压力增加，读书时间延长，加上电视、计算机、游戏机接触太多，用眼卫生知识的欠缺，使近视眼的发生率逐年增加。

2. 影响因素

影响视力的主要原因包括环境因素、遗传因素、生长发育因素、营养和健康状况等，因此，要从小做好视力的预防与保健工作。

3. 预防保健

做到均衡摄取营养；合理安排学习时间和学习强度，保证充足的休息与睡眠，避免视力负荷过重；培养学生用眼卫生习惯，养成正确的阅读和书写习惯，开展体育锻炼，坚持做眼保健操；已确诊为真性近视的学生，应验光配镜及时治疗；对家长进行眼保健知识宣传，增强其保护学生视力的意识。

（二）网络成瘾

计算机应用的普及和网络化速度的提升使人们的工作效率不断提高，也使人们的距离拉近，但是，一些儿童及青少年沉迷于网吧，不是为了学习，而是打游戏、网上聊天，看一些不健康的东西，整天被"虚拟世界"所控制，难以自拔，甚至把现实与虚拟世界混淆，出现违法犯罪事件。

1. 网络成瘾定义

网络成瘾是指个体反复过度使用网络导致的一种精神行为障碍，表现为对网络的再度使用产生强烈的欲望，停止或减少网络使用时出现戒断反应，同时可伴有精神及躯体症状。

2. 网络成瘾表现

儿童青少年对上网有强烈的渴望或冲动；经常想着与上网有关的事；多次隐瞒上网的真实时间和费用；自己曾经努力想控制、减少或停止上网，但没成功；若几天不上网，就会出现烦躁不安、焦虑、易怒和厌烦等症状；尽管知道上网有可能产生或加重原有的躯体或心理问题，仍然继续上网，甚至逃学。

3. 网络成瘾危害

（1）损伤身体

长时间上网，对眼睛的伤害非常严重，如他们一旦上起网来，可以达到不吃饭、不睡觉的疯狂地步，他们玩起游戏来全神贯注，身体始终处于一种姿态，久而久之造成脖子酸痛，头晕眼花；网吧人口密度大，空气浑浊，卫生、环境条件极差，严重影响身体健康。

（2）毒害心理

由于成瘾者对上网有着很强的心理依赖，严重者致使心理变态、心态扭曲；沉迷于网络游戏，容易使未成年人减少人际交流，产生自闭倾向，甚至会患上"电脑自闭症"。

（3）影响学业

正处于学习期间的青少年，一旦进入网吧，对上网痴迷，就会耗费大量的时间和精力，放弃对人生的追求，学习成绩也会直线下降。

（4）安全隐患

大多数网吧都未请专业人员安装设备，也未经消防、安全、文化、卫生等部门允许，其营业场所电脑安放的密度、电脑走线、安全出口等都存在不同程度的问题，而且大多数网吧出、进仅一扇门，无安全通道和疏导标志，存在巨大的安全隐患。

（5）引发社会问题

未成年人长期玩飞车、枪战等游戏，会使他们模糊道德认知，淡化游戏虚拟与现实生活的差异，误认为这种通过伤害他人而达到目的的方式是合理的。因此，会出现道德失范、行为越轨甚至违法犯罪问题，给社会带来了不安定因素。

4. 预防与家庭护理

（1）正确使用电脑

电脑不要安装在孩子的卧室，最好放在家中的明显位置；控制孩子使用电脑的时间和方式。控制孩子远离网上聊天室，教育孩子不要轻易将个人信息在网上发布，尽量与孩子一起上网。

（2）满足小儿的情感依恋

家长要采用各种方式与孩子进行沟通交流，了解孩子网上交友情况；非经父母许可，不要让孩子与网上结识的陌生人会面。

（3）加强教育

对"网迷"的青少年，帮助他们正确认识网络。讲清迷恋网络的危害，使他们认清网络的高度隐蔽性和危险性，帮助他们分析青少年时期生理及心理发展特点，帮助孩子提高学习技巧、学会学习，掌握丰富的文化知识，为将来的发展打好坚实的基础。引导其建立适宜于自己的奋斗目标并积极行动，培养个人爱好，丰富其课余生活。

七、托幼机构儿童保健

托儿所、幼儿园是儿童集体生活的场所，是进行幼儿教育的基地。社区护理人员要根据国家政策法规，帮助建立如下卫生保健管理制度：生活制度、卫生消毒制度、安全制度、健康检查制度、疾病防治制度及应对预案等。

（一）生活制度

1. 合理安排日常生活

根据年龄、生理及心理特点，安排每日的生活内容，如作息时间、进餐时间、游戏时间等。

2. 膳食管理制度

①根据不同年龄每日需要量制订膳食计划，如食品的种类和数量，把一天的食物定量标准合理分配到三正餐和一次加餐中；②加强饮食卫生管理，严格执行食品卫生法，厨房用具应做到生食、熟食分开，洗刷干净，餐具应每餐消毒一次；③儿童应做到饭前洗手，培养儿童不挑食、不吃零食的良好饮食习惯。

3. 体格锻炼制度

根据小儿特点有组织、有计划地安排不同形式的游戏活动和项目，适当增加户外活动时间。

(二) 卫生消毒制度

1. 准备消毒设备

如高压消毒锅、紫外线灯等，定期进行消毒灭菌。

2. 环境卫生

保持室内通风、空气新鲜、阳光充足，有防蚊蝇设施；儿童桌椅、教具、玩具定期清洗、消毒；儿童被服定期清洗、晾晒；厕所定期清洁、消毒。

3. 个人卫生

培养儿童良好的卫生习惯。例如：一人一巾一杯，定期清洗、消毒；早晚刷牙；经常洗头、洗澡、换洗衣服、修剪指甲，饭前便后洗手等，对传染病早发现、早隔离。

(三) 安全制度

1. 定期检查和维修儿童设施及用具

如房屋、桌椅、门窗、大型玩具等；妥善保管危险物品，如热水瓶、刀剪、电源等，防止意外事故发生。托幼机构应建立儿童接送制度。

2. 急救措施

定期培训托幼机构工作人员，使其掌握简单的意外事故处理方法。例如：止鼻血、伤口止血、包扎、骨折的简易固定等急救技巧。

(四) 健康检查制度

1. 健康检查

入园前儿童和工作人员需要到指定的医疗保健机构进行全面体检，身体健康无传染病接触史者方可入园；同时，了解儿童的既往病史和预防接种情况。

2. 晨间检查

儿童每天入园时，保健人员进行简单的身体检查，如检查口腔、扁桃体等，全托者要增加一次午睡或夜间检查。

3. 定期检查

0～6岁儿童要进行"421"检测，婴儿每年体检4次，第2年、3年每年2次，3年后每年1次。检查内容包括体格测量（身高、体重等）、物理检查（眼、耳等）和实验室检查（血常规、尿常规、大便常规等）。

（五）疾病防治制度

1. 传染病防治

按照计划免疫程序对儿童进行预防接种；加强晨间检查和定期检查；对已患传染病的儿童，争取做到早发现、早隔离治疗、早报告，保护易感儿童。

2. 常见疾病防治

在托幼机构中，儿童常会患上呼吸道感染、消化不良、肠道寄生虫病和营养不良等疾病。托幼机构在加强晨间检查和定期检查的基础上，应建立常见病、多发病登记制度；对患病儿童应加强生活护理和营养管理。

第三节　中年人的健康保健与护理

一、中年人的身心特征及健康问题

中年期是青年向老年过渡的时期。需要全社会，特别是卫生保健部门给予高度的重视，以促进中年人的健康和社会整个人群的健康。

（一）中年人的概念

世界卫生组织认为，发达国家 45～64 岁的称为中年人，发展中国家 45～59 岁的称为中年人。大多数学者认为：35～59 岁为中年期，其中 35～45 岁为中年早期，46～59 岁为中年晚期或老年前期。

（二）中年人的生理、心理变化

1. 生理变化

正常人在 30～40 岁时生理功能旺盛，40～50 岁时则处于平衡阶段，50～60 岁时生理功能逐渐转弱。这是生物发展不可抗拒的客观规律，我们必须充分认识、了解这种变化规律，适当调整自己的活动来适应它。

（1）身体的外形变化

中年人体内水分含量逐渐减少，代谢减缓，中年人身高逐渐减少，尤其女性比男性更明显，体重增加，皮肤出现皱纹，牙齿开始逐渐松动，毛发的颜色与密度也发生着改变等。

（2）身体各系统、器官功能的变化

中年以后中枢神经系统，尤其是大脑发育的鼎盛时期已过，这时通过大脑的血液减少，用来合成脑蛋白质的核糖核酸在神经组织中含量处于停滞状态，神经传导速度减慢，机械记忆力下降，睡眠时间缩短；胃肠消化功能也减弱，心脏输出的血液量有所减少，管壁弹性下降，血压升高；肺的张力减弱，肺活量减少，供氧量不足，表现突出的是在劳动后喘不过气来；中年人的排泄功能和生殖功能也随年龄的增加而降低，钙含量减少，关节逐渐僵硬、不灵活，骨密度降低，易发生骨折。

2. 心理变化

中年人随着生理功能的逐渐衰退，心理能力继续发展。

（1）智力发展成熟

能独立地进行观察和思考，做出理智的判断，具有独立解决问题的能力，能组织和安排好自己的生活，智力发展到最佳阶段。

（2）情绪趋于稳定

有能力延缓对刺激的反应，能根据自己所处的客观情境来调节自己的情绪。

（3）坚韧的意志力

确定目标后能克服困难，坚定不移地创造条件为达到目标而奋斗。自我意识明确，能根据自己的能力和地位决定自己的言行。能按正确的批评意见和社会规范来调整自己的行为，人际交往关系方面逐渐完善，能把握和适应环境。

（4）人格稳定，特点突出

人到中年，知识和能力处于积累上升阶段，在思想、理智、情绪和行为等方面形成稳定个性，社会容忍力较强，有助于其坚定信念，排除干扰，以独特的方式建立稳定的社会关系，顺利完成自己的人生目标。但是，中年后期，由于体力的逐渐衰减，会出现一系列心理紧张及冲突，如渴望提高工作效率与内耗的矛盾、希望健康与忽视疾病的矛盾等，面对工作、事业、家庭、现实生活中的层层矛盾，中年人若不能正确处理，便会导致焦虑、失望、忧郁、压抑，使心身疾病增多，引起诸多心理问题，产生矛盾而造成心理上的压力，导致心理上的紧张感。

（三）中年人常见的健康问题

1. 躯体健康问题

由于细胞、组织、器官功能的减退和神经、内分泌等各系统变化，中年人易患神经衰弱、慢性消化系统疾病、心脑血管疾病和恶性肿瘤等，这直接影响着中年人的健康及生命。

2. 心理健康问题

激烈的市场竞争使中年人心理压力不断增加，尤其是体力的下降常会使中年人感到心有余而力不足，另外，面临复杂的人际关系，事业、家庭、子女教育矛盾冲突等，可使中年人心理疲劳，感到被遗弃或被欺骗的感觉，易出现自我价值减退或丧失，产生困惑、忧郁、紧张、焦虑、压抑等心理问题，行为表现为头痛、头重、背酸、浑身无力、四肢沉重、反应迟钝、不愿意和别人交谈、懒得动或冲动、神经过敏、厌食、挑食等。

二、中年人的保健护理

（一）中年人的饮食保健

1. 中年期的营养与膳食原则

合理膳食、适当能量、荤素搭配、营养平衡。

2. 适当的热量摄入

中年人由于代谢的降低及活动量的减少，摄入的热量也应适当地减少。一般从 25 岁开始，人的基础代谢率每 10 年减少 2%，到 40～50 岁时，热量的摄入应逐渐减少 6% 左右。糖类是易吸收的高热量食物，要严格限制糖类的摄入，脂肪及薯类食物的热量较高，特别是脂肪类的食物供给的热量比等量的蛋白质及糖类要高 1 倍。因此，中年人要限制高脂肪食物的摄入，以防热量摄入过多使身体肥胖，导致许多与肥胖有关的疾病发生。

3. 营养素合理搭配

糖类、脂肪、蛋白质、维生素、矿物质、水及纤维素达到平衡，如钙、铁、磷、镁、锌等微量元素的摄入，防止贫血，增加骨骼密度，增加免疫力，并且要经常调换品种，正常情况下，人体内 pH 值为 7.35～7.45，绝大多数蔬菜、水果、豆类、奶制品、海藻类都属于碱性食品，而谷类、糖、肉、鱼、蛋、禽等动物食品则属于酸性食品。血液偏酸还会使黏稠度增加，从而容易在中年期出现神经痛、高血压、动脉硬化、胃溃疡、便秘等与酸性食品有关的疾病或症状。因此，中年期的饮食应适当偏碱性。

4. 健康的饮食习惯

饮食中注意尽量使用植物油，要低盐、低脂肪、低热量、富含维生素、矿物质的饮食，一日三餐平衡，尽量做到细嚼慢咽，避免暴饮暴食，要保持良好的情绪进餐，保持合理的体重，中年期较为肥胖者，避免使用迅速降低体重的食物或药物，以免损害健康。奶、动物肝脏、维生素、谷类、豆类、蔬菜、海藻及水果等，具有防癌作用。

（二）中年人休息与睡眠保健

一般需要每日睡眠 7～8 h，劳逸结合。但是要预防中年期睡眠呼吸暂停综合征，即睡眠时每小时有 5 次以上的呼吸暂停，每次持续 10 s 以上者，其主要临床表现为，白天的睡眠时间增加，夜间睡眠易醒、失眠、打鼾，清晨头痛，智力下降，血压增高，心律异常等。社区护士应帮助中年人预防睡眠窒息症，如果出现了上述症状，应及时就医，查明原因，并采取相应的治疗措施。

（三）中年期的运动保健护理

1. 运动保健护理目的

促进新陈代谢，增加免疫力，保持合适的体重，改善呼吸功能，有利于食物的消化和吸收，加强中年人的心脏功能，防治高血脂，增加肌力，延缓骨质疏松，保持心理健康。

2. 适合中年人的运动项目

走路、跑步、骑自行车、划船、游泳、做健身操、打太极拳、进行有氧负重运动等。这些运动可消耗体内的糖原和脂肪，减缓静息状态下的心率并使心肌收缩力增强，促进血液循环，降低血脂。

3. 中年人运动锻炼的要求

选择活动的时间、地点，最好在室外锻炼，锻炼时要使身体的多个部位都参加为宜；一般来说，每次运动的时间至少在 20 min。

（四）中年人的自我保健和护理

1. 提高中年人的自我保健意识

自我保健是人们解决健康问题的途径之一。它包括自我健康预防、自我症状观察、自我护理、自我健康的维护等。社区护士可采用多种方法提供有关的保健信息并积极进行健康教育，从而提高社区中年人的保健意识。

2. 坚持定期体检

定期健康体检是指在一定的时间内（一般为一年）进行一次全面的体检。定期体检可掌握健康状态的动态变化，促进有效的自我健康管理。例如：定期测血脂、血压，40 岁后每年至少测量一次血压；检查眼底，尤其是患有高血压、冠心病、糖尿病及过度肥胖者；进行心电图、胸透、尿化验、妇科检查等。

3. 自我护理技术的培训

护理技术是恢复并保持人体肌体健康的重要技能。社区护士在中年人的自我护理健康教育中，应该使他们掌握简易、常用的护理技术，如体温、脉搏的测量方法等。例如：当感到胸闷、呼吸困难时，应知道检查呼吸、脉搏是否规则，有无异常，糖尿病患者应学会血糖、尿糖的测定方法等。

4. 纠正不良的行为习惯

社区护士应向吸烟及饮酒的中年人宣传吸烟对人体的危害及吸烟与疾病的关系，如酗酒会使脑组织提前衰老，并影响胃肠道的功能，容易发生肝脏功能的损害及胃部的损伤。

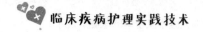

（五）中年人的心理保健护理

社区护士要积极地引导中年人注意自己的心理健康，并学会调节自己的心理状态及行为以维护自己的健康。

1. 提高认知

根据中年人的心理特点，提高心理健康意识，做好心理的自我保健及护理，尽量减少各种客观环境对其心理的不良刺激，帮助中年人在面对心理压力时，学会宣泄。

2. 增强适应能力

鼓励中年人主动参与社会活动，建立良好的人际关系；同时，要学会正确处理婚姻、家庭、亲子、工作亲属等各种人际关系。注意转换自己的思维角度，从对方的观点来观察事物，客观地评价矛盾，解决矛盾。将自己的目标同客观现实联系起来，面对现实，尽量适应生活环境中的各种变化。

3. 加强自我心理修养，培养业余爱好

良好的心理素质及豁达的胸怀是保持心理平衡的基本要素。中年人由于面对的问题复杂而繁多，极易产生心理矛盾，需要从多方面加强心理修养，学会控制自己，保持良好的心境。同时，要增加个人的爱好，如听音乐、游泳等，调整情绪，以减轻自身的心理压力。

第四节　社区老年人的健康保健与护理

一、老年人的概述

（一）老年人的年龄划分

我国以 60 岁及以上为老年人；老年分期按 45～59 岁为老年前期（中老年人），60～89 岁为老年期（老年人），90 岁及以上为长寿期（长寿老人）。

（二）人的寿命

1. 平均期望寿命

平均期望寿命简称平均寿命，是指通过回顾性死因统计和其他统计学方法，计算出一定年龄组的人群能生存的平均年数。

2. 健康期望寿命

个人在良好状态下的平均生存年数。其终点是日常生活自理能力的丧失。

（三）人口老龄化的影响

社会人口老龄化所带来的问题，不仅是老年人自身的问题，它还牵涉到政治、经济、文化和社会发展等多方面的一系列问题。

1. 社会负担加重，老年人口负担系数增高。另外，国家支付退休金也逐年增加。

2. 社会文化福利事业的发展与人口老龄化不适应，国家在经济不发达的基础上，社会福利及社会保障体系尚不完善，远远不能满足老龄化社会中老年人日益增长的需求。

3. 家庭养老功能减弱，随着人口老龄化、高龄化，家庭的小型化，传统的家庭养老功能日趋削弱，养老负担越来越多地依赖于社会，能否解决好老年人口问题关系到整个社会的发展与稳定。

4. 老年人对医疗保健、生活服务的需求突出，老年人发病率、患病率均高，生活不能自理的比重高，老年病又多为慢性病，如肿瘤、心脑血管病、糖尿病、老年精神障碍等，花费大，消耗卫生资源多。给国家和家庭造成了极大的负担，医疗保健护理系统先迎接了挑战。预计不久的将来，医务人员约有一半的时间用于老年人。

（四）老年人对生活质量提高的要求

健康老龄化不仅表现为老年人生命的延长，更重要的是生活质量的提高。

1. **身体健康，生活能够自理**

一般身体健康的老年人均能够保持自己的独立人格及独立生活方式，同时也不受病痛的折磨，易于保持情绪平静，对生活充满信心、乐趣和希望。

2. **生活安定**

生活安定是维持一定生活水平的起码条件，也是影响生活满足感与生活质量的重要因素。安定的生活包括住房、经济、家庭、人际关系等方面的稳定。单纯的经济收入的高低并不能与老年人的生活质量成正比。

3. **家庭关系和睦**

在老年人的生活范围内，家庭关系和睦，与配偶相互理解、体贴、关心、照顾及鼓励，可以增加老年人的生活信心及情趣，帮助老年人应付各种不良的刺激，维护老年人良好的心理状态。

4. **自我概念良好**

人的自我概念包括生理自我、社会自我、心理自我、家庭自我、道德伦理自我、自我认同、自我满意、自我行为及自我总体知觉等。自我概念是人格的基础，是人对自己的知觉和评价。老年人自我概念水平的高低对老年人的心理健康具有明显不同的影响。

5. **人际关系及社会适应能力良好**

老年期生活环境发生了很大的变化，但如果仍然具有良好的人际关系，能够及时调节自己的精神及物质生活，使自己的生活内容丰富多彩，并很好地适应社会环境的变化，则会具有良好的生活质量。例如，老年人在退休后居住环境中熟人多，而且有志趣相投的朋友，根据个人爱好参加一些文娱活动或社会工作等。

6. 心理上有满意感及幸福感

人心理上的主观幸福感及满意感包括三个方面的内容：一是认知评价，即对生活质量的总体认知评价；二是正性情感，感觉生活有意义，精神饱满，心情愉快；三是负性情感，有焦虑、抑郁、悲伤、孤独、厌烦等。老年人心理上的主观幸福感是生活质量的重要标志之一。老年人的主观幸福感主要受个性、婚姻质量、兴趣的广泛性等因素的影响。

（五）影响老年人健康的主要因素

1. 婚姻状况

婚姻状况是人们正常生活的必要条件，是家庭的基础。老年人的婚姻状况存在有配偶率低、丧偶率高的现象，随着老年人年龄的增高，这会给老年人带来更加明显的心理创伤。

2. 家庭结构和家庭关系

老年人离退休后，从社会转向家庭，家庭就成为老年人物质支持、精神安慰和生活照料的主要依托。当代的老年人都比较传统，家庭观念较强，喜欢居家养老，不喜欢老人机构。现在，家庭结构的小型化正在一定程度上削弱家庭养老的作用，社会养老，尤其是社区养老将是发展趋势。家庭成员之间的关系也会对老年人的心理产生较大的影响。

3. 文化程度

文化程度、道德伦理观念、理想与信仰等都会影响老年人生活条件和健康状况。我国老年人的文化程度具有明显的年龄、性别和地区差异。文化水平高、信念坚定、事业心强有利于良好心理的形成，推迟老化，并保持身体健康。老年人文化程度的高低还直接影响其再就业，或者参加社会活动的能力，对老年人的社会交往和精神生活产生重要影响。

4. 经济收入减少

老年人的经济收入通常较低，老年人再就业就是补助经济不足的重要方式，经济收入低下严重影响老年人的营养、生活条件、医疗保健等，从而影响其健康状况。

5. 社会关系和社会交往

由于社会地位的改变，可使一些老年人发生种种心理上的变化而出现无用、失落、孤独感、自卑、抑郁、烦躁等情绪，却很少有人向社会求助。这种现象一方面说明了中国传统的文化风俗对老年人的影响，另一方面也反映了我国老年人社会保障体系有待进一步完善。从目前情况看，老年人参加社会活动的比例低，这在很大程度上影响了老年人的生活质量。其实，老年人的生活也可以是丰富多彩的。

二、社区老年人的保健与护理

老年人生活在社区，尤其老年人慢性病多，需要在社区或家庭中对老年人进行医疗、护理、预防、保健、康复、健康教育以促进健康。

（一）老年人保健的概念

世界卫生组织老年卫生规划项目认为，老年人保健是指在平等享用卫生资源的基础上，充分利用现有的人力、物力，以维护和促进老年人健康为目的，发展老年人保健事业，使老年人得到基本的医疗、护理、康复、保健等服务的活动。

（二）联合国老年人保健原则

1. 独立性原则

（1）老年人应该能够通过提供收入、家庭和社会支持以及自助，享有足够的食物、水、住房、衣着和保健。

（2）老年人应该有机会继续参加工作或其他创造收入的事业。

（3）老年人应该能够参与决定何时退出劳动力队伍的时间。

（4）老年人应该参与适宜的教育和培训。

（5）老年人应能生活在安全且适合个人爱好和能力变化以及丰富多彩的环境中。

（6）老年人应尽可能长期在家居住。

2. 参与性原则

（1）老年人应该始终融入社会，积极参与制定和执行直接影响其福祉的政策，并与年轻人分享其知识和技能。

（2）老年人应当能够寻求为社会服务的机会，应以志愿工作者身份担任与其兴趣相称的职务。

（3）老年人应当能够形成自己的协会或组织。

3. 照顾性原则

（1）老年人应当按照社会的文化价值体系，享有家庭和社区的照顾和保护。

（2）老年人应该享有卫生保健服务，使其身体、智力和情绪达到最佳水平并预防或延缓疾病的发生。

（3）老年人应当获得各种社会和法律服务，以加强其自治性、权利保障和照顾。

（4）老年人居住在任何住所、安养院或治疗所时，均享有人权和基本自由。

（5）老年人应该能够利用适宜的服务机构，在一个有人情味和安全的环境中获得政府提供的保障、康复、心理和社会性服务及精神支持。

4. 自我实现或自我成就原则

（1）老年人应当能够寻求充分发挥自己潜力的机会。

（2）老年人应当能够享用社会的教育、文艺、精神和文娱资源。

5. 尊严性原则

（1）老年人应当能够生活在尊严和安全中，有保障且不受剥削和身心虐待。

（2）老年人不论其年龄、性别、种族背景、残疾或其他状况，都应当受到公平对待，不论其经济贡献大小均应受到尊重。

（三）社区老年保健护理的重点人群

1. 高龄老年人。高龄老年人是体质脆弱的人群，随着年龄的提高，老年人的健康状况不断退化，对医疗、护理、健康保健等方面的需求加大。

2. 独居老年人。老年人单独生活健康有问题时很难外出看病，对医疗保健的社区服务需求量增加。因此，帮助老年人提供健康咨询或开展社区老年人保健具有重要意义。

3. 丧偶老年人。丧偶常会使老年人感到生活无望、乏味，尤其是近期丧偶者，常导致原有疾病的复发或积郁成疾。因此，需要社区护士对他们进行健康服务。

4. 患病老年人。老年人患病后，身体状况差、生活自理能力下降、经济负担加重会延误病情。因此，应做好老年人的健康检查、健康教育、保健咨询，并配合医生治疗，促进老年人的康复。

5. 新近出院老年人。近期出院的老年人因疾病未完全恢复，需要继续治疗和及时调整治疗方案，否则疾病极易复发甚至导致死亡。因此，从事社区医疗保健的人员应根据老年人患者的情况，定期随访。

6. 精神障碍老年人。老年人中的精神障碍者主要是阿尔茨海默病患者，他们生活失去规律，并且不能自理，常伴有营养障碍，从而加重原有的躯体疾病。因此，老人需要的医疗和护理服务明显高于其他人群，应引起全社会的重视。

（四）老年人社区护理措施

1. 社区健康老年人的保健指导

（1）保持心理健康

心理压力过大会削弱人体免疫系统从而容易使人患病，老年人要学会应付和减轻心理压力，遇到不顺心或不愉快的事能泰然处之，善于调整自己的情绪，避免过激反应，保持稳定乐观的心境，即知足常乐，豁达、超脱；积极参加各种社会活动，广交朋友；要培养广泛的兴趣爱好，提高自信心，经常换位思考，量力而行，制定合理的目标，注意劳逸结合。

（2）养成良好的生活方式

保持口腔清洁，尤其佩戴义齿者晚上睡前应将义齿取出刷洗干净；勤洗澡、勤换衣服，保持皮肤的清洁，洗浴时，避免过热的水和刺激性大的香皂或浴液，秋冬季气候干燥时，涂抹润肤霜；保持头发清洁无异味，发质干燥者选用中性洗发液，洗头次数不宜过多；老年人应养成每天定时排便的习惯，保持大便通畅，出现便秘及时处理，避免滥用缓泻剂；前列腺增生致排尿困难的要及时就医，避免影响休息或诱发其他疾病；老年人要改变不良的行为习惯，如吸烟、酗酒等，可根据身体情况适当饮用低度酒，促进血液循环；养成良好的睡眠习惯，睡前要避免过饱或过饥，避免饮浓茶、咖啡，避免剧烈活动。睡前可采用热水泡脚等有利于促进睡眠的措施。

随着年龄的增长，老年人消化功能减退，所以要保持老年人身体健康，必须有充足适当的营养摄入，以维护老年人的健康需要。老年人的饮食以清淡、品种多样、易消化为宜，如新鲜蔬菜、水果、豆制品等；老年人饮食要定时定量、冷热适宜、少吃多餐、细嚼慢咽，并适当增加饮水量。70 岁以上的老年人所需热能仅约为青壮年的 70%，要低热量饮食，以糖类为主，其中果糖比葡萄糖更适合老年人；老年人易出现负氮平衡，因此，老年人需要摄入丰富且质量高的优质蛋白质，如大豆、乳类、鱼类、瘦肉和蛋等，摄入量为每日 1.0～1.2g/kg，总量不应少于 60 g。老年人饮食中适当限制脂肪，脂肪的摄入占总热能的 17%～20% 为宜，少吃动物内脏、肥肉、油炸食品等，多吃豆类等植物性脂肪或鱼类等不饱和脂肪酸丰富的食物。限制盐的摄入，老年人应低盐饮食，每日摄入量不应超过6 g。

（3）适量的运动与活动

运动对老年人来说至关重要，坚持适量运动可以改善老年人的肌体组织状态和身体功能，减缓老化的速度，改善健康状况，根据老年人的不同爱好和体质状态、不同环境和设备条件，以简便易学、易于坚持、活动量容易控制、动作缓慢柔和为原则。选择适宜的运动项目，如健身步行、健身跑、游泳、门球、打太极拳、练气功等；根据个人生活习惯、体能和运动项目，恰当安排运动时间与运动量，如早晨空气新鲜，运动后呼吸加深加快，换气量增加，是适应大多数人运动的好时机。饭前饭后不宜进行剧烈运动，运动量不足达不到锻炼的效果，运动量过大则可能出现器官系统结构与功能受损。老年人锻炼前要有预备动作，一定要结合具体情况来确定运动量，要坚持循序渐进、持之以恒的运动原则，进行自我运动量监测，即以运动后略微发热、出汗、自觉精力充沛、轻松舒畅、睡眠与食欲改善为佳，或者计算最大心率等于 170 减去年龄。

（4）指导老年人注意安全

老年人因年老力衰，行动迟缓，反应较慢或部分老年人因对自己的体力估计不足，不服老，不愿过多地麻烦他人，在独处或外出时容易发生意外，如跌倒等，严重影响老年人的生活质量和生活自理能力，给家庭和社会带来负担。因此，老年人及其家属要创造安全的生活环境，防止摔伤或意外事故。安排居室内物品摆放整齐，位置固定，地面干燥，浴室、楼梯、走廊过道应有扶手，光线良好。老年人洗浴时，浴室门不可反锁以免突然发生意外时家人无法救助。

（5）指导性生活

适度的性生活是老年人正常的生理需要。适度的性生活应以自然、无不适感、不影响睡眠及次日的日常活动和精神状况为原则。老年人对性生活应有正确的认识，性生活还是老年人精神和信心的兴奋剂，老年人的性活动应该基于自己的生理基础，拥抱、表达感情、相互爱抚等都是性活动的重要内容。指导老年人，不能过度压抑性要求，也不能纵欲过度，压抑和放纵都有害健康。

（6）定期健康检查

对老年人定期进行健康检查，以发现可导致疾病发生的高危因素，或者早期发现疾病，及时给予治疗和保健指导，并建立老年人体检档案。

（7）开设老年人健康教育

通过开展健康教育，使老年人获得相关的健康知识和技能，建立良好的生活方式，增强自我保健和自我照顾能力，提高生活质量。

2. 虚弱老人的社区护理

虚弱老人是指患有慢性病而无明显残障的老年人，如患高血压、冠心病、慢性阻塞性肺部疾病、消化性溃疡、糖尿病、肾脏病的老年人；社区护理的重点是增强老年人的自我照顾能力，预防疾病和损伤，减少病伤对老年人健康的伤害，提高老年人的健康水平。

（1）提供医疗保健护理服务。社区门诊和保健护理服务人员要及时发现老人患病情况，并给予及时的治疗与护理，叮嘱老人按时服药。定期进行食品卫生与营养指导，使其获得均衡的营养，以保持良好的身体状态。

（2）联系社区家政服务。家政服务可协助老人独立生活，减轻老人生活负担，有效减少意外的发生。家政服务内容包括清洁卫生、整理房屋、购物和理床、清洗餐具等，对虚弱老人很有必要。

（3）提供社区安全服务。老人须外出办事时，提供及时、方便、安全的交通服务，如乘车。遇紧急情况或虚弱老人病情有变化时，应实施家庭安全服务，它能快速启动有效的报警系统，使老人得到及时有效的救助。

（4）指导老人适当参加活动。社区护士应鼓励和指导老人适当参加老年协会或老年活动中心的活动。此外，日常生活指导及运动锻炼指导，对保持老人自理和减轻虚弱也很有好处。

3. 功能受限老人的社区护理

老人功能受限主要是由慢性病、疾病后遗症、损伤及衰老改变所致，其功能受限的程度和普遍性随年龄的增大而增加，表现为生活自理能力降低或丧失，产生无能或无价值感等消极的心理反应。功能受限的老人多数生活在家庭，少数生活在社区养老保健机构里，其护理方式也多种多样。

（1）家庭访视

功能受限老人是依靠其家庭成员来照顾的，但随着家庭结构的改变，核心家庭的增多，以及家庭成员的工作地点或工作性质等原因，无法承担照顾老人的全部任务，通常经济状况较好的家庭能把老人送至医院、疗养院或请专人在家照顾，经济状况较差的家庭则只好把老人独自留在家中，使其得不到应有的照料及护理。因此，国际上如美国、日本等国家很早就开展了家庭访视护理。中国的家庭访视护理现已成为社区护理必不可少的内容。家庭访视护理的服务范围包括医疗护理服务、精神支持、康复护理、营养咨询、对家庭成员的指导等。

（2）家庭照顾服务

家庭照顾服务有日间照顾、夜间照顾、计时照顾、送餐上门等多种形式。其服务内容较广，除了提供老人所需的医疗保健服务外，还提供护理人员到老人家进行护理照护。对于那些长期住在家中，但因行动不便，生活不能自理的老人，社区机构也会提供相关的生活护理员或社会工作者到老人家中进行家庭照顾护理。

（3）老年护理院或养老机构

在医院资源有限和家庭财力、物力、人力不济的情况下，功能受限的老人，如患有半身不遂、神经肌肉疾病、截肢、帕金森病、阿尔茨海默病等，为了能得到较好的医疗保健及康复护理，老年护理院或养老机构起着重要的作用。老人在护理院里有自己的卧室，床位齐全，设施完整，除此之外，护理员还会设置物理治疗室、休息室、手工室、图书室、烹饪室、园艺及温水游泳池等活动场所，护理院及养老机构的工作人员，包括经验丰富的老年科医师、护理人员、社会工作人员、药剂师、物理治疗师等，其工作职责是定期评估老人的生理、心理状况，给予必要的医疗及护理措施，协助老人按时服药、调理饮食，提供健康检查，定期安排老人的康复训练、健康教育等活动，并允许家属或志愿者经常来探望老人。

（4）日间照护服务

对于愿意留在家中但又无人照顾的功能受限老人，均可接受日间照护服务。老人日间在服务机构得到照顾，晚间由家人提供照护。现今日间照护的内容包括简单的医疗护理检查处置服务、餐饮服务、娱乐服务、康复护理等，这种形式是由家庭与社区共同担负照顾老人的，它既可使老人享有住在家中的好处，又能免除因照顾老人而带来的多种问题。一些国家已有配套的适合老年人日间照护需要的护理服务中心，其工作人员的职责是提供多种与健康相关的支持性活动，维持老人的现有功能，避免退化，指导或协助老人自理其日常生活，指导老人家属了解正确的照护方式。

4. 患病老人的社区护理

患病老人是指患有急性疾病或慢性病急性发作的老年人。社区医疗机构对这类老人提供服务。

（1）院前急救护理

院前急救护理适用于因疾病发作而不能活动或行动不便的老人。社区医护人员是距离患者发病现场最近、受过专门培训的医务人员，因此，应立即上门服务并实施院前急救护理，使患者能在最短时间内接受较为专业的生命支持、诊治及护理，目的是提高社区内现场的救护质量和救护水平，及时挽救患者的生命，减少伤残和死亡的发生。

（2）转诊服务

适用于须专科治疗护理的严重患者。对一些病情危急、病因复杂的患者，社区医护人员在为患者进行及时、正确的初步救护时，尽可能在保证病情稳定的同时，协助家属联系急救中心或医院，做好转诊准备工作，使患者尽早得到治疗和护理。

（3）社区门诊或医院的治疗护理

社区门诊或医院的治疗护理适用于需要适当治疗护理或康复护理的老人。要求社区护理人员熟练地掌握相关的专业知识，具备敏锐的观察能力和准确的判断能力，能够及时发现老年患者的健康问题及各种细微的变化，及早采取正确、有效的措施，尽快恢复老人健康。

参考文献

［1］张国欣，张莉，柳朝晴．消化内科常见疾病治疗与护理［M］．北京：中国纺织出版社，2021．

［2］于红，刘英，徐惠丽．临床护理技术与专科实践［M］．成都：四川科学技术出版社，2021．

［3］马雨霞．临床呼吸系统疾病诊疗规范［M］．北京：中国纺织出版社，2021．

［4］杨丽，杨锟．实用老年疾病诊治护理及对策［M］．北京：中国纺织出版社，2021．

［5］胡雪，刘雪莲，黄英．新生儿专科护理服务能力与管理指引［M］．辽宁科学技术出版社有限责任公司，2021．

［6］王玉玲．中西医结合护理与康复指南［M］．天津：天津科学技术翻译出版有限公司，2021．

［7］叶丹．临床护理常用技术与规范［M］．上海：上海交通大学出版社，2020．

［8］尹玉梅．实用临床常见疾病护理常规［M］．青岛：中国海洋大学出版社，2020．

［9］陈洪芳．现代常见疾病护理基础与临床实践［M］．长春：吉林科学技术出版社，2020．

［10］赵安芝．新编临床护理理论与实践［M］．北京：中国纺织出版社，2020．

［11］刘涛．临床常见病护理基础实践［M］．哈尔滨：黑龙江科学技术出版社，2020．

［12］程娟．临床专科护理理论与实践［M］．开封：河南大学出版社，2020．

［13］吕巧英．医学临床护理实践［M］．开封：河南大学出版社，2020．

［14］雷颖．基础护理技术与专科护理实践［M］．开封：河南大学出版社，2020．

［15］杨志敏．临床护理探索与实践［M］．长春：吉林科学技术出版社，2020．

［16］王婷婷．临床护理实践精要［M］．北京：科学技术文献出版社，2020．

［17］万霞．现代专科护理及护理实践［M］．开封：河南大学出版社，2020．

［18］王虹．实用临床护理指南［M］．天津：天津科学技术出版社，2020．

［19］王艳．常见病护理实践与操作常规［M］．长春：吉林科学技术出版社，2020．

［20］陈玉琳．临床疾病护理实践技术［M］．长春：吉林科学技术出版社，2019．

［21］李双．临床常见疾病诊治与护理［M］．长春：吉林科学技术出版社，2019．

［22］赵玉洁．常见疾病护理实践［M］．北京：科学技术文献出版社，2019．

[23] 仇立云. 血液系统疾病临床护理实践 [M]. 长春：吉林科学技术出版社, 2019.

[24] 魏敏. 现代疾病临床护理要点 [M]. 合肥：安徽科学技术出版社, 2019.

[25] 桂莉. 现代临床常见疾病护理 [M]. 北京：中国纺织出版社, 2019.

[26] 崔萍等. 新编临床疾病规范化护理指南 [M]. 长春：吉林科学技术出版社, 2019.

[27] 潘桂兰. 精编常见疾病护理思维 [M]. 汕头：汕头大学出版社, 2019.

[28] 孙红. 实用肾内科疾病护理思维与实践 [M]. 汕头：汕头大学出版社, 2019.

[29] 杜亚娜. 实用临床护理技术与实践 [M]. 北京：科学技术文献出版社, 2019.

[30] 张文燕, 冯英, 柳国芳. 护理临床实践 [M]. 青岛：中国海洋大学出版社, 2019.

[31] 赵风琴. 现代临床内科护理与实践 [M]. 汕头：汕头大学出版社, 2019.

[32] 陈月琴, 刘淑霞. 临床护理实践技能 [M]. 郑州：河南科学技术出版社, 2019.

[33] 明艳. 临床护理实践 [M]. 北京：科学技术文献出版社, 2019.

[34] 张莹莹. 儿童呼吸疾病诊疗护理实践 [M]. 汕头：汕头大学出版社, 2019.

[35] 夏五妹. 现代基础护理技术与临床实践 [M]. 开封：河南大学出版社, 2019.

[36] 孙淑华. 现代临床护理规范 [M]. 北京：科学技术文献出版社, 2019.

[37] 李红霞, 石多莲. 急诊急救护理 [M]. 北京：中国医药科技出版社, 2019.

[38] 李文锦. 新编护理理论与临床实践 [M]. 长春：吉林科学技术出版社, 2019.